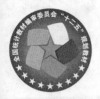

全国统计教材编审委员会"十二五"规划教材

医院统计学

医学院校基础课教材

新 编

U0323777

◎徐天和　吴清平　主编

中国统计出版社
China Statistics Press

图书在版编目(CIP)数据

医院统计学 / 徐天和,吴清平主编. —— 北京:中国统计出版社,2014.1(2021.7重印)

全国统计教材编审委员会"十二五"规划教材

ISBN 978-7-5037-7042-5

Ⅰ.①医… Ⅱ.①徐… ②吴… Ⅲ.①医学统计—教材 Ⅳ.①R195.1

中国版本图书馆 CIP 数据核字(2013)第 308123 号

医院统计学

作　　者/徐天和　吴清平

责任编辑/梁　超

封面设计/上智博文

出版发行/中国统计出版社

通信地址/北京市丰台区西三环南路甲 6 号　邮政编码/100073

电　　话/邮购(010)63376909　书店(010)68783171

网　　址/http://csp.stats.gov.cn

印　　刷/三河市双峰印刷装订有限公司

经　　销/新华书店

开　　本/710×1000mm　1/16

字　　数/450 千字

印　　张/25

印　　数/3001—4200 册

版　　别/2014 年 1 月第 1 版

版　　次/2021 年 7 月第 2 次印刷

定　　价/48.00 元

国家统计局
全国统计教材编审委员会

《医院统计学》编委会

主　　编　　徐天和　吴清平

编　　者　　(按姓氏笔划排序)

马先莹　刘冬生　朱岁松

严吉祥　吴晓云　吴清平

张　丹　林爱华　柳　青

徐天和　袁世新　郭志武

曹秀堂　韩春蕾　赖伏虎

学术秘书　郭志武　吴晓云

出 版 说 明

　　全国统计教材编审委员会是国家统计局领导下的、全国统计教材建设工作的最高指导机构和咨询机构,自 1988 年成立以来,分别组织编写和出版了"七五"至"十一五"全国统计规划教材。

　　"十二五"时期,是我国全面实施素质教育,全面提高高等教育质量,深化教育体制改革,推动教育事业科学发展,提高教育现代化水平的时期。"十二五"伊始,统计学迎来了历史性的重大变革和飞跃。2011 年 2 月,在国务院学位委员会第 28 次会议通过的新的《学位授予和人才培养学科目录(2011)》(以下简称"学科目录")中,统计学从数学和经济学中独立出来,成为一级学科。这一变革和飞跃将对中国统计教育事业产生巨大而深远的影响,中国统计教育事业将在"十二五"时期发生积极变化。

　　正是在这一背景下,全国统计教材编审委员会制定了《"十二五"全国统计教材建设规划》(以下简称"规划")。根据"学科目录"在统计学下设有数理统计学,社会经济统计学,生物卫生统计学,金融统计、风险管理与精算学,应用统计 5 个二级学科的构架,"规划"对"十二五"全国统计规划教材建设作了全面部署,具有以下特点:

　　第一,打破以往统计规划教材出版学科单一的格局。全面发展数理统计学,社会经济统计学,生物卫生统计学,金融统计、风险管理与精算学,应用统计 5 个二级学科规划教材的出版,使"十二五"全国统计规划教材涵盖 5 个二级学科,形成学科全面并平衡发展的出版局面。

　　第二,打破以往统计规划教材出版层次单一的格局。在编写出版好各学科本科生教材的基础上,对研究生教材出版进行深入研究,出版一批高水平高层次的研究生教材,为我国研究生教育、尤其是应用统计研究生教育提供教学服务。同时,积极重视统计专科教材出版,联合各专科院校,组织编写和出版适应统计专科教学和学习的优秀教材。

第三，打破以往统计规划教材出版品种单一的格局。鼓励内容创新，联系统计实践，具有教学内容和教学方法特色的、各高校自编的相同内容选题的精品教材出版，促进统计教学向创新性、创造性和多样性发展。

第四，重视非统计专业的统计教材出版。探讨对非统计专业学生的统计教学问题，为非统计专业学生组织编写和出版概念准确、叙述简练、深入浅出、表达方式活泼、练习题贴近社会生活的统计教材，使统计思想和统计理念深入非统计专业学生，以达到统计教学的最大效果。

第五，重视配合教师教学使用的电子课件和辅助学生学习使用的电子产品的配套出版，促进高校统计教学电子化建设，以期最后能形成系统，提高统计教育现代化水平。

第六，重视对已经出版的统计规划教材的培育和提高，本着去粗存精、去旧加新、与时俱进的原则，继续优化已经出版的统计教材的内容和写作，强化配套课件和习题解答，使它们成为精品，最后锤炼成为经典。

"十二五"期间，编审委员会将本着"重质量，求创新，出精品，育经典"的宗旨，组织我国统计教育界专家学者，编写和编辑出版好本轮教材。本轮教材出版后，将能够形成学科齐全、层次分明、品种多样、配套系统的高质量立体式结构，使我国统计规划教材建设再上新台阶，这将对推动我国统计教育和统计教材改革，推动我国统计教育事业科学发展，提高我国统计教育现代化水平产生积极意义。

让教师的教学和学生的学习事半功倍，并使学生在毕业之后能够学以致用的统计教材，是本轮教材的追求。编审委员会将努力使本轮教材好教、好学、好用，尽力使它们在内容上和形式上都向国外先进统计教材看齐。限于水平和经验，在教材的编写和编辑出版过程中仍会有不足，恳请广大师生和社会读者提出批评和建议，我们将虚心接受，并诚挚感谢！

国家统计局
全国统计教材编审委员会
2012 年 7 月

前　言

　　医院统计学是以医院信息管理为基础，以统计学为工具，研究医院信息应用的一门实用科学。它为临床业务工作提供关键数据分析和信息反馈，及时发现问题及其原因；它为医院领导和医院管理职能部门从事组织、计划、协调、监控、决策等提供重要的依据；同时它还为卫生主管部门在卫生资源分配、医院管理决策制定、流行病学监测、公共卫生工作等方面提供着重要的信息。

　　医院统计学成为一门学科，时间并不太长。在我国，早期的医院统计只是作为卫生行政管理的一部分工作。20世纪80年代开始，医院统计逐渐受到重视，各省市陆续发布《医院统计工作规范》。1985至1986年间，在中国卫生统计学会的推动下，在西安第四军医大学召开了一系列关于建立全国医院统计指标体系及其软件的座谈会和研讨会。医院统计工作开始了规范化、科学化、信息化的进程。1992年，在泰山医学院举办了第一次全国医院统计研讨会，就筹备成立医院统计学会、《中国医院统计》杂志创刊和开展学术交流活动进行了广泛的交流。1994年，《中国医院统计》杂志在山东省滨州医学院创刊，标志着医院统计学作为一门独立的学科，跻身于应用学科的行列。随后学会筹委会暨《中国医院统计》杂志社每年举办医院统计学术交流会议和培训班，为医院统计工作的发展、人员培训搭建了国家级交流的平台。2003年，中国卫生统计学会医院统计专业委员会在山东青岛成立（2004年更名为"中国卫生信息学会医院统计专业委员会"）。多年来，正是医院统计工作者不断地探索与研究，医院统计的学科氛围逐渐建立与发展起来，也推动着我国医院统计工作蓬勃发展。医院工作规范从粗放式转变为系统化、精细化；统计人员从兼职转变为专职、专业化；工作方式从手工转变为信息化；工作报表从年报转变为月报、实时报；工作内涵从简单记录、数据上报转变为统计分析、决策支持。经过长期的积累与沉淀，医院统计学已发展成为了一门内涵丰富、理论与实践并重的交叉学科。因此,中国统计出版社把本书纳入全国统计教材编审委员会"十二五"规划,成为医学院校基础课教材。它的出版填补了我国医院统计学学科规划教材的空白。

医院统计学是一门实践性很强的学科,与医院管理、卫生统计、计算机技术以及信息科学等学科联系紧密。教材共十三章,第一章至第四章为基础篇,主要介绍医院统计工作的基本内容;第五章至第十章为专题分析篇,主要介绍医院统计分析与专题应用的实践内容;第十一章至第十三章为医院统计信息技术篇,主要介绍信息技术在医院统计工作中的实际应用。

《医院统计学》由 15 名编著者历经近二年时间编撰而成。第一章由徐天和、吴清平编写;第二章由吴晓云、吴清平编写;第三章由郭志武、严吉祥编写;第四章由吴晓云、马先莹编写;第五章由徐天和、郭志武编写;第六章由吴清平、郭志武编写;第七章由吴清平、韩春蕾编写;第八章由张丹、吴清平编写;第九章由林爱华、袁世新编写;第十章由柳青、林爱华编写;第十一章由刘冬生、朱岁松编写;第十二章由朱岁松、吴晓云编写;第十三章由曹秀堂、赖伏虎编写。编著者主要来自于各类医院,大多具有卫生统计学或医学信息学专业背景以及硕士或博士学位,长期从事医院统计工作,在多年工作实践与探索研究中获得了丰富的经验。教材编著者的学术与专业背景恰好满足教材编写的要求,从而保证编写工作的顺利进行,也保证了教材的专业水准和学术权威性。

本教材可作为医学院校统计学专业、卫生信息专业、卫生管理专业等相关专业的本科生、研究生的专业教材使用,可以作为医学院校的基础课教材,也可供从事医院统计及相关工作的专业人员以及医院管理人员参考。

由于时间仓促以及编者水平局限,教材中难免存在不足之处,期望广大读者与同行们不吝批评指正。

徐天和　吴清平

2013 年 12 月

目　录

第一章 绪 论

§1.1 医院统计学基本概念

统计学是对所研究的对象从事数字资料的搜集、整理、分析、推断和解释,进而表现其规律或特征的一门学科。就其性质而言,它是一种方法论,内容包括统计原理和统计技术两个方面。统计原理主要是用数学的方法证明统计学中所用方法、公式的正确性。而统计技术主要是具体统计方法在搜集、整理、分析、解释统计数据的应用。统计技术的应用,最终目的在于以揭示事物本质为目的获得对于事物的认识的一种手段或科学方法。

医院统计学是统计学分支的一门应用学科,是在医院工作中对搜集和积累的各种数据资料进行处理,获得各种反映医院工作的统计指标,评价和分析医院工作的质量与效果,为指导医院管理与决策提供统计信息与支持。医院统计是医院管理科学中必不可少的重要工作,它为医院上级主管部门、医院领导和医院管理职能部门从事组织、计划、协调、指挥、监控、决策提供重要的依据。同时医院统计学也包含了在基础医学和临床医学研究中的应用,为医疗工作的经验总结、医疗技术的前沿研究提供统计学的支持。

§1.2 医院统计学的研究内容

《中华人民共和国统计法》规定:"统计的基本任务是对经济社会发展情况进行统计调查、统计分析,提供统计资料和统计咨询意见,实行统计监督。"这是医院统计工作的任务,如何高质量地完成这些任务,就是医院统计学研究的主要内容。

早期的医院统计工作仅仅是简单地收集一些基础数据,并根据报表要求按时上报即可。但随着医疗卫生事业的发展,医院统计工作的内容越来越丰富,要求也越来越高。除了基本的报表工作,深入的数据分析和数据挖掘已成为必不可少的工作内容,医院统计信息化也成为统计人员必须了解的发展方向。

1.2.1 医院统计工作制度与统计工作规范

1.2.1.1 医院统计工作制度

《中华人民共和国统计法》明确了统计工作的权利和责任,完善的制度则是医院统计工作顺利开展的保证。医院统计工作不仅仅是统计部门的工作,它还涉及其他多个部门,必须得到各部门的配合支持,才能做好统计工作。因此,统计制度并不仅针对统计部门,而是对所有部门都有约束力。

1.2.1.2 医院统计工作规范

相对于统计制度而言,统计工作规范更多的是对医院统计人员和统计工作的要求。从国家、卫生系统、各级卫生管理部门到基层医疗机构,各个层面都有对医院统计工作的要求,在法律和制度的指导下建立严格而切实可行的工作规范是医院统计学研究的首要内容。

医院统计工作规范的内容一般包括:

1. 对医院统计人员的要求

现代医院统计学对医院统计人员的素质提出了更高的要求。医院统计人员不仅要有强烈的事业心、科学严谨的工作态度,更要具有医院管理、医学专业、统计学及计算机专业等多方面的知识。为保证医院统计队伍的稳定和专业素质,必须对医院统计人员提出要求并列入规范,如人员配置、专业学习经历、上岗培训、业务培训等。

2. 岗位职责

不同级别的卫生机构、不同级别的医院统计工作人员在医院统计工作中承担着不同的工作职责,需要在规范中明确基本的职责,以便各司其职。

3. 工作流程

医院统计工作头绪多,时效性要求强,因此根据各医院的工作特点,合理制定工作流程非常重要。流程中应对各工作环节及环节之间的衔接有详细明确的要求。

4. 数据来源与管理

没有规范、没有标准的统计数据就没有可比性,也无法共享。上级主管部门对统计指标的规定往往是大方向的,比较粗略。在具体基层工作中,就需要从每一个基础的统计指标入手,制定统计规范、明确指标口径、统一数据标准,以及在信息化形势下确定统计指标的口径变化,使各指标涵义容易理解、便于执行,这是医院统计学研究的重要内容。

1.2.2   医院统计数据的收集与展现

1.2.2.1   医院统计数据的采集、整理与加工

医院统计报表来源于医院医疗业务与管理工作所生成的原始数据。原始数据的采集是医院统计工作的基础。早期的医院统计工作采用手工填报方式收集数据,有时还需要以抽查方式获得数据。随着医院信息系统的普及与应用,数据采集

向自动化、系统化方向发展。目前,完整的数据采集仍有赖于几种方式的结合使用,从而获得全面的统计数据。

对于采集的原始数据,还需要经过数据审核、质量检查、逻辑关系判断、清洗与转换等工作,使之符合统计规范。在数据的整理与加工中,国际疾病分类(International Classification of Diseases,ICD)是一项基础的工作。ICD 是一种疾病分类方法,它是公认的疾病分类的国际标准。目前我国采用的是 ICD - 10 修订版,中文译名为"国际疾病与有关健康问题的统计分类"。ICD 通过对疾病、手术操作进行编码和分类,为病种分析以及衍生出来的其他统计分析提供了依据。

1.2.2.2 医院统计数据的展现

医院统计数据经过收集、整理、加工后,可以采用各种方式来展现,为医院管理与决策提供统计信息。

1. 统计报表

统计报表是统计数据展现的最主要的一种形式。准确、及时地完成国家法定报表和上级部门要求的报表是医院统计工作的最基本内容。医院统计学的最基本要求就是认识各类报表,了解报表中的各类统计指标及其数据来源、统计口径、计算方法和统计意义等。

2. 统计图形

统计图形能以一种更直观的方式来展现统计数据。这要求医院统计工作者掌握各种统计图形的制作与适用条件。

3. 统计年鉴与资料汇编

统计年鉴是将年度医院业务与管理工作的各个方面的情况进行集中展示。资料汇编是将若干年的统计资料分门别类地编辑成册。这是医院统计工作的进一步要求。

1. 2. 3 医院统计数据分析

医院的统计信息工作是医院管理的重要组成部分,医院要充分利用统计信息,对医院工作进行分析和评价,为医院领导的决策提供科学依据。信息化时代的医院统计工作已不能满足于完成统计报表和数据积累,而是要用更先进的技术手段高效地管理数据,还要能从海量数据中发现问题,使用统计学方法对数据进行分析,找出规律,挖掘出隐藏在数据中的信息,并且去粗取精,将统计结果迅速、直观地表达出来,帮助管理者理解数据、准确掌握信息,协助改进医疗质量,改善医院管理,这才是医院统计工作的最终目的,也是医学统计学需要研究的最重要的内容。

1.2.3.1 基本统计分析

基本医院统计分析是最常用到的内容,也是其他分析的基础。它包括医院业务量的分析、病床与人员等医疗资源的分析、医疗费用的分析、病种分析等。这些分析可以进行横向、纵向对比,也可以使用单因素、多因素统计分析方法。特别需要注意的是要统一基本统计指标的口径,明确数据来源,理解指标涵义,才能保证数据的可比性,恰当地应用各项指标进行综合分析。

1.2.3.2　专题研究分析

1. 时间序列分析

医疗行业的很多数据都是时间序列,常常需要进行统计预测分析,如建立工作目标、设定资源配置、制定采购计划等,因此在医院统计工作中掌握时间序列分析非常重要。而时间序列分析的方法很多,各有优缺点,需要根据实际的条件选用不同的方法。

2. 医院绩效分析

不同的医院之间、相同医院内部的不同科室之间,常常需要进行绩效的对比、考核。但由于规模不同、级别不同、技术力量不同、专业侧重不同等原因,若用基础的统计指标进行直接对比,往往难以得出客观合理的结论。综合评价方法是在医院绩效分析常用的一种分析评价方法。

3. 临床药物应用分析

药物使用是临床治疗的重要方法,药品费用也是医疗费用中最受关注的一部分。药物使用是否合理,是否存在药物滥用,不同药物的成本和疗效对比,甚至医生的用药习惯,可以通过临床药物应用分析和经济学评价进行研究。

4. 医疗质量管理和统计质量控制

医疗质量管理是一个倍受重视的主题。近年来,卫生部推行医院评审,旨在提高医疗质量的持续改进。进行统计质量控制是不断改进医疗工作流程、提高医疗质量的重要手段,也是获得准确数据的保障。统计质量控制的工具很多,在不同情况下选择合适的统计质量工具,将对发现问题、提出合理化建议发挥重要作用。

1.2.4　医院统计调查与试验设计

调查是医院统计数据的来源之一,临床试验则是施加临床干预措施的医学研究,二者都是医院统计学的高级应用。

统计调查在医院统计工作中的应用十分广泛。各类法定统计报表就是国家对医院工作情况的调查,由此衍生出的医院各类数据收集与分析都是统计调查的范畴。可以说医院统计工作基本上都建立在调查的基础之上。医院统计工作中的统计调查有全面调查(如门诊人次、住院人次的调查)、抽样调查(如病人满意度调查)。各类调查都会应用到统计调查的方法,如周密制定计划,合理设计表格,适当抽取样本,科学分析数据等,并且要将统计学知识综合运用其中,才能准确高效地完成调查工作。

临床试验的特点是要对受试对象施加干预措施,除了医学和统计学的知识,还涉及伦理学问题。临床试验设计和实施在方法上要求比统计调查更为严格。

1.2.5　医院统计信息化

传统的医院统计工作主要依赖纸笔、直尺以及计算器,数据表格的绘制、原始数据的记录、各类工作量的计数、汇总、报送等等,几乎都是手工完成。因此,早期的医院统计工作十分繁重却又效率低下,大量时间和人力都消耗在原始数据的搜集和积累上,不但统计的时效性差,而且统计的范围也十分局限,深入的统计分析很少见。

计算机的广泛应用使医院统计工作发生了巨大改变,医院信息化发展革新了医院统计工作。卫生信息平台和数字化医院的建设可以在瞬息之间准确地搜集和处理大量医疗卫生信息,网络的建设使传输数据变得更为快捷,医院管理工作者对及时获取信息、深度分析信息的需求与日俱增。因此,医院统计工作者要由传统的以制作和完成医院统计工作报表为主,转向以数据挖掘、统计分析为主,找出医院运行中存在的问题及其规律性,为医院领导制定政策、加强医院管理提供依据。

1.2.5.1　医院信息化对医院统计工作的影响

医院信息化对医院统计工作产生的深刻影响体现于整个工作流程。

1. 在数据收集阶段,手工登记、手工填报的方式被医院信息系统(HIS)的电子数据搜索、传输所取代,数据数量成倍增加,分类更加细化。每天从医疗业务中产生的海量数据都存储在 HIS 中,从中调取需要的数据并通过网络传输成为主要的数据收集方式,如门诊、住院工作日志,手术、医技业务工作量,病人基本信息及医疗费用等。以 HIS 的数据为基础,建立数据仓库,将医院业务数据与统计数据隔离,彼此互不干扰,使医院数据安全高效运行。

2. 在数据整理分析阶段,先进的数据查询软件、统计分析软件帮助统计人员进行数据挖掘,而不仅仅是计算总量、率、比,掌握多方面的信息使分析更为全面,软件的熟练使用使分析结果的呈现更为直观、多样而美观。甚至可以自行开发应用程序,使常规分析实现自动化。

3. 在数据交换、报告、发布阶段,网络建设的逐渐成熟使"无纸化"成为现实。各级统计部门建立了网络直报平台,构成了统计信息网络的基本框架,使数据上报更为迅速,同时可进行自动化数据审核、上报反馈,对上报数据进行质量控制。与HIS 之间建立的数据交换平台则可以直接从各基层医疗机构取用数据,极大提高数据的时效性和真实性。在医院内部则通过医院的办公系统或 HIS 系统,进行交互式数据发布,使统计服务实现网络化。

医院信息化发展促进了医院统计信息化的发展。但由于基层机构对医院统计的重视不足,统计人员的知识结构不理想,因此医院统计信息化还相对滞后。怎样加快医院统计信息化建设,改变医院统计的工作模式,同时保证数据安全,包括数据的完整性、保密性,也是医院统计学需要研究的重要内容。

1.2.5.2　医院统计信息化的应用和实现

1. 数据管理和数据仓库

医院统计工作信息化不仅仅是将统计数据存入电脑,而是更重视应用数据库手段将统计数据结构化。在不影响医院正常业务的情况下,对数据进行高效的管理,自动生成常规报表,迅速获取任何非常规的数据。统计人员从日常的报表工作中解放出来,投入更多精力进行深入的统计分析。

2. 医院统计决策支持系统

面向医院管理的统计决策支持系统是医院统计工作信息化的最佳实例,使用者无须掌握太多医院统计学知识,就能在非常友好的界面中完成基本的医院统计工作,而且还能按照使用者的需求定制修改。该系统的建立主要依赖于电脑系统工程师,但如果没有统计人员的协助,系统中的数据采集和结果呈现都可能偏离方向。因此,统计人员应参与到系统建立的过程中,将医院统计学知识和实际医院统计工作的经验加入到系统中,并跟进后续的不断更新。这样才能建立起高效可靠的医院统计决策支持系统。

§1.3　医院统计工作基本步骤

医院统计工作贯穿于医院工作的全部过程,并渗透到医院的各个科室。因此医院统计工作就是要全面、系统地收集医院各项业务活动的信息资料,包括医疗活动的各项记录、人员设备的配置、药品材料的消耗、资金的流动等方方面面,并对各项数据进行审核、整理、积累、分析,按照统计法规的要求及时上报各类报表,完成各类统计分析报告,为管理者提供反映医院建设、发展趋势及存在问题的可靠依据。

医院统计学在医院工作中的应用一般分为三个基本步骤:收集资料、整理资料和分析资料。第一步骤收集资料最为重要,应按照要求及时收集准确而完整的原始资料。这一步骤是统计工作的前提与基础。第二步骤是将收集来的原始资料有目的、有计划地进行科学加工,即分组、归纳、汇总和列表,使之系统化、条理化,以便进行统计分析。第三步骤是将统计整理后所得到的结果进一步计算出相应的统计指标,结合实际情况,运用科学的统计方法进行评价和综合分析,阐明事物的规律以便指导工作。这三个步骤是紧密联系的,任何一个环节有了差错都会影响统计结果的正确性。

1.3.1 医院统计资料的收集

医院统计资料的收集要有目的,盲目地收集资料既浪费资源,又降低统计工作效率。因此收集资料前要先做好设计,再按照设计收集资料。

1.3.1.1 设计要求

1. 首先明确目的

对被观察事物有一定的了解,借助以往的工作经验和参考文献,或通过试查和预备试验,掌握较多信息。

2. 全面考虑工作的全过程

如:根据目的需要搜集哪些资料? 人力、财力和客观条件是否能办到? 用什么方式和方法收取原始资料(包括拟定调查表格,实验纪录等)? 如何整理汇总原始资料(如分组要求和拟定整理表等)? 如何对汇总资料进一步计算有关统计指标? 预期说明什么问题? ……对上述问题均需周密考虑,明确回答,根据实际情况,做出科学细致的安排。

1.3.1.2 医院统计资料的来源

1. 日常医疗工作原始记录和各种报告卡片

包括门诊、住院的病案,门诊、病室、科室的工作日志,医技、辅助科室的各种检查、治疗的原始登记簿以及人员、物资、设备、费用等资料。这些资料既是各科室必要的日常工作记录,又是统计资料的主要来源。各种传染病报告卡,出生、死亡报告卡,肿瘤、职业病等专用报告卡,也是统计工作的基本资料。因此,这些资料的内容设计、使用和保管,都要与统计室共同研究决定。

2. 统计报表

统计报表是用表格形式,按照规定时间、程序,系统地收集统计资料的一种方法。报表一般可分为日报表、月报表。日报表有病室工作日志,门(急)诊工作日志等,月报表有医院工作动态表以及医技、辅助科室、财经、设备、物资供应部门用来反映每月的工作数量和工作质量的统计表。还有一些需要每隔一定时期作一次性调查的资料,也属报表范畴之内。统计室根据以上各类报表,综合整理出全院的月报表、季报表和年度报表。报送上级卫生行政机关及本院领导作为管理医院的参考资料。

3. 医院信息系统(HIS)

医院管理信息化后,大量的日常医疗工作原始记录和报告卡片都可以通过HIS系统记录的各项业务发生情况方便得到。常规的日报表、月报表等统计报表也可以通过 HIS 系统直接汇总。特殊的报告,如传染病、肿瘤等报告卡也能在 HIS 中设置,实现无纸上报。采用电子病历以后,病案信息的生成、存储均可以通过系统完成。因此,医院信息系统成为统计数据的重要来源。但是各类数据在 HIS 中呈现的形式、表格设计等工作,都需要统计人员参与。

4. 专题调查

专题调查是根据工作需要所进行的专题调查研究,是统计资料收集的一种特殊方式。例如:某疾病死亡调查表、某种治疗方法的疗效调查和远期疗效的专题随访等。在进行专题调查时,应严格按照事先制订的调查计划执行,实事求是地填写各种调查项目,并认真检查和核实。否则,会影响统计资料的质量,得不到正确的结果。

上述各种原始资料的内容与格式要注意设计合理,既要满足统计工作的要求又要便于调查人员的填写。同时要教育调查人员认识原始资料的重要性,认真填写。另外,还要建立健全资料的检查和保管制度,以确保统计资料的正确性和完整性。

1.3.2　医院统计资料的整理

医院统计资料的整理是将收集到的大量的、分散的各种原始资料,进行科学的加工和综合,将原始资料系统化、条理化的过程,也就是科学地分组归纳的过程,使之成为系统的能够使用的资料。整理资料的步骤和注意事项如下:

1. 仔细检查与核对原始资料,观察是否有重复、遗漏,以及登记项目是否准确无误。实际工作中常使用逻辑性审查和计算性审查。

1)逻辑性审查:即审查资料各项目之间的关系是否合乎逻辑,有无自相矛盾的地方。如疾病的诊断与患者的年龄、性别以及治疗效果有否矛盾。如慢性支气管炎患者共 10 例,治愈 9 例,其平均住院天数仅 2 天;又如某胃溃疡患者,年龄为 1 岁。在逻辑审查时,如发现有问题或疑点时,应立即与有关部门进行复查与核实,并及时予以更正。

2)计算性审查:即审查资料中各相关栏目合计有无差错,纵横关系是否平衡,计算出的指标是否正确等等。

2. 根据资料性质或数量特征进行分组设计与整理。分组、汇总和编制各种报表都是整理资料的具体方法和过程。任何一种原始资料不进行科学的整理,就不可能进行科学的分析。

3. 原始资料和整理资料都要妥善保管,以便随时进行检查、核对。

1.3.3　医院统计资料的分析

通过收集来的原始资料和经过整理过的统计资料只能说明某现象的状况"是

什么"而不能回答"为什么"。所以,仅仅有了统计数据还不能反映问题的实质,还必须通过统计分析,观察和研究事物的动态和差异,从中找出规律,才能指导我们的实际工作。

1.3.3.1　医院统计分析的基本内容与方法

医院统计工作要认真分析研究各项业务活动的工作数量和质量情况,为总结医院工作的经验,找出问题与差距,并提出相应的改进措施。所以,医院统计工作不能仅停留在统计报表的数字填报上,还必须认真做好统计分析工作。

1. 医院统计分析的基本内容

1)分析事物的内部构成:是认识事物的内在联系,掌握事物构成因素和特点,分析事物的规律性及其变化原因的有效方法。

例如:医院各类人员的构成,可以看出人员结构是否合理;各科门诊人次的构成和时间分布,可以大致分析出各科门诊的忙闲程度,有利于解决门诊时间的安排和各科室门诊人员的配备等。

2)分析事物之间的相互联系:客观事物都有着相互联系,相互依存,相互制约的关系,只有了解各事物之间的相互关系,才能掌握做好各项工作的主动权。例如:分析外科的工作情况,必须了解外科的门诊工作及病床的使用;了解手术室、麻醉科的设备条件、技术力量及血库的供应;了解医技、辅助科室的配合和临床医生的技能等问题。只有通过对上述诸因素的综合分析,才能从中发现问题,最终解决问题。

3)分析计划指标完成情况:医院的任何一项工作,事先都应制定出计划和要求。在新的一年开始时,要依据资源配置状况、往年的指标完成情况和本年度的设想,并与有关科室、部门讨论后,制定出合理计划指标,作为新的一年的奋斗目标。然后,在新的一年中逐月进行监督和分析其计划完成情况,为今后制定计划提供依据。同时体现了"统计监督和参谋"的作用。

4)综合对比分析:这是分析一个时期(季度、年度)总的情况的一种方法。它可以使用全部的医疗指标或重点选用某些指标来说明这一时期内的总成绩和总问题。

2. 医院统计分析的基本方法

统计分析是信息反馈过程中的重要环节之一,统计分析方法从逻辑思维方面可以概括为两种:一种是归纳法,包括平均分析、相对分析、回归分析、相关分析、时间序列分析以及综合分析等;一种是演绎法,包括有统计推断、统计预测、统计决策以及质量管理等。

统计分析方法的选择依据有二:研究目的和资料性质。研究目的在设计中已经确定,根据收集资料的目的作相应分析:

一般情况分析（即一般水平的概括印象）——平均分析或相对分析。

动态分析,观察动态变化趋势和规律——动态数列和时间序列分析。

探讨有关因素间的作用——相关与回归分析。

研究受多因素影响的复杂现象——综合分析或多元分析方法。

了解某项特殊问题——专题抽样调查进行统计推断。

统计推断常是在确定概率的基础上进行,但实际情况常是不确定性的,这时须进行判断——统计预测和决策。

根据决策,具体制定规划或计划,在计划执行进程中需要加以管理和控制——质量控制。

还有分析地区城乡人口分布及健康水平;分析卫生保健服务的资源及利用情况;分析卫生事业发展计划的执行情况等。

正确运用统计方法也是我们从传统的经验管理向现代科学计划管理迈进的起点。在统计资料的处理中,资料性质不同必须用不同的统计方法,首先依据资料性质分类,再选用相关的统计指标和分析方法。

1.3.3.2 医院统计分析的形式

一般可分为定期的综合分析和不定期的专题分析。

定期的综合分析:是按照报告期(月、季、半年、全年)的医院工作报表或住院病人的疾病分类等报表的内容,进行全面的综合分析,及时地反映成绩,同时研究存在的问题,找出原因并提出解决方法的建议。定期的综合分析报告,既有利于院领导及时全面地了解医院各项业务活动的概况,同时还有利于各科室之间的相互了解和相互促进。

不定期的专题分析:是依照定期综合分析中发现的问题,进一步深入系统地观察和集中研究,找出问题的根源和提出具体的解决办法。所以,专题分析是综合分析的发展和补充。

医院统计分析,可以是定期的综合分析,也可以是不定期的专题分析,或者两种方法结合使用。总之,只有把统计数字用"活",才能真正发挥其"参谋、助手"的作用。

1.3.3.3 医院统计分析的基本要求

为了做好医院的统计分析工作,必须抓住事物的主要矛盾,突出重点,在全面分析的同时,进行典型调查。在统计分析时要注意分析事物的内部结构,分析事物的发展动态以及各事物之间的相互关系。做好统计分析工作,不仅要掌握有关的统计资料,还要深入基层,和病房科室的工作人员一起进行认真细致的调查研究。做到理论与实践相结合,统计分析才能发挥其应有的作用。

§1.4　医院统计学在医院管理工作中的应用

医院统计学在医院管理中的应用可分为两个方面：描述统计和推断统计。

描述统计包括资料的搜集、整理和分析。搜集资料包括调查与实验的设计，以及控制或减少资料的偏性、误差和无反应性等；整理和分析是资料的表达过程，运用统计表、统计图、统计指标来描述资料的分布、构成及趋势（集中的、离散的、发展的），进而拟合适度的数学模型反映其规律，而且用曲线、表格、图表反映数据更加容易理解。简单地说，就是通过收集医院的各项业务活动的原始数据，积累统计资料，用统计学的方法整理、分析，发现问题，找出规律，用报表、简报、报告等的形式全面反映医院收治患者、医疗质量、医院运营等各方面的情况。

推断统计是由部分数据推测全体而进行的统计处理，对医院管理人员在医疗质量管理、绩效评价、预测预报、决策支持方面非常有用。医院统计工作必须通过调查研究，运用各种统计方法分析事物变化的规律，如应用时间序列分析方法研究发展的趋势，使用综合评价法来评价医院工作质量，利用多元分析法预测卫生人力资源的发展和卫生服务需求，以及医院投入与产出的分析等。写出分析报告，便于领导制订计划与措施、检查落实程度与效果、预测发展趋势与决策。

§1.5　学习医院统计学应注意的问题

医院统计学是一门多专业交叉的学科。在医院统计学的学习中，不仅要掌握医院统计学本身的理论知识，也要掌握与医院统计学有关的学科知识，如医院管理学、卫生统计学、卫生经济学、计算机与信息技术等学科的专业知识。只有具备了这些基础理论知识和有关技能，才能更好地结合医院统计学的理论知识运用于医院统计工作实践。其中重要的有两方面：一是卫生统计学的原理和思想，这是开展医院统计学研究和实践工作的理论基础；二是计算机应用技能，如数据获取和报表展现、Excel 应用与操作等，这是开展医院统计工作的必备技能。对于这两方面的专业知识与技能，必须认真掌握。

医院统计学也是一门实践性很强的学科。在医院统计学的学习中，不仅要注意将医院统计学的专业知识不断运用到实际工作中，解决医院管理中的实际问题；还要针对医院管理中的具体需求拿出切实可行的计划，针对存在的问题提出科学、合理的应对之策和解决方案。从而最大限度地发挥医院统计人员"发现问题、响应问题、解决问题"的专业特点，为医院管理与决策提供有力的支持。

　　医院统计学的理论并不复杂，所涉及的专业知识和方法也不难理解和掌握。因此，脚踏实地、活学活用是正确的学习态度。医院统计学的各章节也是相对独立的，学习者可以根据自己的需要灵活安排，重点学习对自己最有价值的内容。

本章小结

　　医院统计学是统计学的一个分支，所使用的基本统计方法是相同的，但又有着自己的特点。本章从医院统计学的起源、发展历史到研究的主要内容、基本的研究方法和步骤等方面进行了总体性的介绍，为进一步的学习做一个铺垫。

思考与练习题

1. 医院统计资料的来源有哪些？
2. 医院统计数据可以通过哪些形式展现出来？
3. 如何对医院统计数据进行审查？
4. 简述医院统计分析的基本内容、方法和形式？

第二章 医院统计基础工作

§2.1 医院统计工作规范

2.1.1 制定医院统计工作规范的依据

医院统计工作规范是为了规范医院统计工作行为、统一各类统计指标口径而制定的标准,是统计相关法规的具体细化,也是各医疗机构开展统计工作必须遵守的规定。制定医院统计工作规范的依据主要是《中华人民共和国统计法》及其实施细则、《全国卫生统计工作管理办法》、《统计从业资格认定办法》、《部门统计调查项目管理暂行办法》、《统计调查项目审批管理规定》、《统计执法检查规定》等。

《国家卫生统计调查制度》是卫生部根据《全国卫生统计工作管理办法》制定的,随着卫生事业的发展与改革进行了多次修订,名称也经历了几番变迁,分别有《全国卫生统计工作制度》(1956年)、《全国卫生统计报表制度》(1996年)、《中国卫生统计调查制度》(2002年)等。现行使用《国家卫生统计调查制度》是2012年11月颁布的版本。

《国家卫生统计调查制度》包括《全国卫生资源与医疗服务调查制度》、《全国卫生监督调查制度》、《全国疾病控制调查制度》、《全国妇幼卫生调查制度》以及《全国新型农村合作医疗调查制度》等五大部分。医院统计工作的主要内容就是在《全国卫生资源与医疗服务调查制度》的框架指导下开展的。

2.1.2 医院统计工作规范包含的主要内容

医院统计工作专业性较强,涉及的内容广泛,指标繁多,工作规范的内容也比较丰富。而各医疗机构的工作流程不尽相同,因此需要根据自身特点制定具体执行的统计工作规范。其中有些内容具有共性,如人员要求、指标口径等;有些内容具有个性,如工作流程、数据采集方式等。在不同层面的医院统计工作规范中,应包含各方面的内容,但又有所侧重。一般而言,规范应该包含有以下内容:

2.1.2.1 医院统计机构设置和人员配备

为保障医院统计工作的顺利开展,医院必须设立独立的统计部门,并配备专职统计人员。统计规范中必须明确这一点。

统计人员的配备数量并无统一标准,不同地区要求不同,一般来说会根据医院的规模进行配备。随着医院信息化程度的不断提高,对统计人员的数量要求逐渐降低,而对人员素质的要求则不断提高,更加注重统计人员的专业素养和综合素质,如统计专业的学习经历、统计执业的资格以及其他相关知识的积累,如医院管理、医学科学、计算机、数据库、ICD 疾病分类、综合分析等。在规范中有必要明确提出对人员的要求,以便在人员引进、人员培训等方面有的放矢。

2.1.2.2   统计岗位职责

不同级别的卫生机构、不同级别的统计工作人员在统计工作中承担着不同的工作职责,需要在规范中明确基本的职责,以便各司其职。

1. 机构的统计岗位职责

1)卫生行政管理机构的统计工作职责:主要负责制定本辖区卫生统计工作的制度和发展规划,指导、监督、检查卫生统计工作,收集、审核、汇总基层医疗卫生机构的统计报表,按时上报,确保国家卫生统计调查工作的顺利开展。完成本地区的卫生统计年鉴,统一管理、提供本地区的卫生统计信息,开展卫生统计分析。建立和完善本地区卫生统计信息自动化,组织卫生统计业务培训及对外交流。

2)医院统计工作职责:根据上级的制度与规范,制定本单位的统计工作制度和规范。按时完成各类卫生统计报表和统计调查任务,确保统计数据准确无误。妥善保管各类原始数据、统计报表,完成本单位的卫生统计资料汇编,通过统计简报等形式进行统计咨询及信息反馈,开展本单位的综合或专题统计分析,推动本单位的统计信息化建设。

2. 统计工作人员的岗位职责

1)统计室主任:制定统计室规章制度、发展规划和年度计划,优化工作流程;负责与各部门的工作协调,确保法定报表及时上报和统计室各项工作的顺利开展;负责统计数据的安全管理,组织编制年度统计资料汇编,统计信息的咨询与反馈,组织综合统计分析;组织协助医务人员的科研设计和数据分析;负责推动医院统计工作的信息化;负责统计人员的培训和业务指导,人才梯队培养。

2)统计师:对各科室数据的登记与统计进行质量检查和业务指导,负责原始记录表格和院内报表的设计、制定、修改和解释;及时准确上报各类法定报表;安全管理统计数据,建立健全统计台账,编制年度统计资料汇编;为各级部门和领导提供统计调查和查询,对全院综合数据进行分析和利用,撰写阶段性和专题性统计分析报告;协助医务人员的科研设计和数据分析;承担实习生、进修生的统计专业技术培训,指导培养初中级统计专业人才。

3)统计员:负责医疗业务量的采集、整理和初步统计;遵照统计制度和统计方法的规定正确填报报表,及时准确上报各类法定报表;安全管理统计数据,按照要求绘制各类统计表格,编制年度统计资料汇编;按照要求实施统计调查和查询,对业务运营进行基础调查并进行初步统计分析。

2.1.2.3 医院统计工作流程

医院统计工作头绪多,时效性要求强,因此根据各医院的工作特点,合理制定工作流程非常重要。流程中对各工作环节及环节之间的衔接应有详细明确的要求(见图2.1)。

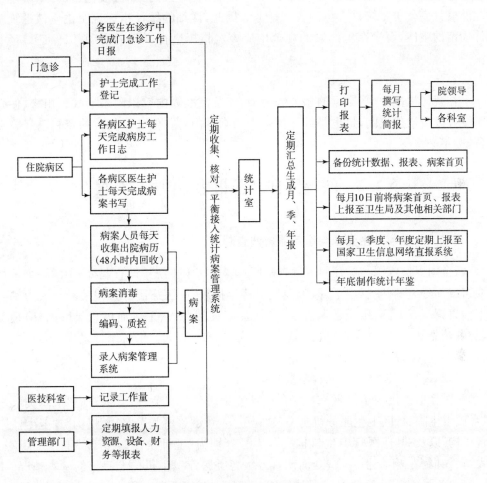

图 2.1 医院统计工作流程图

2.1.2.4 统计指标说明与数据管理

统一指标口径,数据才具有同质性,做出的分析才具有可比性。因此不管具体的规范如何不同,规范中的指标口径一定要一致。原则上统计口径应该在全国范围内统一,但由于《国家卫生统计调查制度》仅仅列出了部分指标的大致说明,并没有给出详细的口径解释,而在实际工作中的情况十分复杂,仅靠指标的大致说明不容易统一,可能导致统计数据产生很大差异。特别是在医院信息化建设之后,很多数据的采集方式发生了改变,指标涵义也发生了微妙的变化,传统的统计口径并不完全适应新的方式。因此,以传统指标口径为基础,根据新的变化修订指标口径,从数据产生的源头进行规范管理,让不同医疗机构统计部门都在统一的规范下开展工作,是各卫生行政管理部门都十分重视的工作。同时,掌握规范、及时了解规范的修订变化也是统计人员的首要任务。因此,详细的统计指标说明也应该是统计规范的主体,至少在地区级的规范中应该对指标进行详细的说明,以保证口径统一。

2.1.2.5 相关法规、制度及标准

在统计规范中,将国家的相关法规、制度及标准等内容以附录形式列出来,便于统计人员快速查阅,这也是统计规范中的常见内容。但如果相关的资料已经齐备,则不必赘述。

§2.2 医院统计基础报表、年鉴及简报

2.2.1 全国卫生资源与医疗服务调查制度

《全国卫生资源与医疗服务调查制度》是《国家卫生统计调查制度》中的一个重要组成部分,该制度制定了《医疗卫生机构年报表》《医疗服务月报表》)、《人力基本信息调查表》、《医用设备调查表》、《住院病案首页》、《采供血信息年(月、日)报表》、《药品网上采购年(月)报表》等,共6大类18种报表。医院统计工作主要负责的是前4大类报表。

2.2.1.1 《医疗卫生机构年报表》

《医疗卫生机构年报表》表号为"卫计统1表",共有7种,分别对应"医院类"、"乡镇卫生院、社区卫生服务机构类"、"村卫生室"、"诊所类"、"急救机构"、"卫生监督机构"以及"其他医疗卫生机构类",表号分别为"卫计统1-1表"至"卫计统1-7表"。该报表一年上报一次,全面调查各级各类医疗卫生机构上一年的基本情况、医疗业务服务及运营情况。卫计统1-1表(医院类)(详见附录1)包括的主要内容有:

1. 机构基本情况

主要包括机构名称、代码、属性、地址、级别、临床重点专科情况、住院医师规范化培训基地情况、医保定点情况、信息系统建设情况等。

2. 年末人员数

主要是年末时的人员总数和人员结构。人员结构从在岗职工和退休人员两个

方面填报,重点是在岗职工,主要根据从事专业进行分类,分卫生技术人员、其他技术人员、管理人员和工勤技能人员。另外还需填报职工的培训情况。

3. 年末床位数

需填报编制床位数和实有床位数,包括对床位的使用情况,如实际开放总床日数、实际占用总床日数、出院者占用总床日数等。

4. 房屋及基本建设

主要内容是年末时机构的房屋面积(包括建筑面积和租房面积)、年内基建项目(包括新批准的项目个数、建筑面积,实际完成的投资额,房屋竣工面积,新增固定资产等)。

5. 年末设备数

包括医疗设备、后勤设备等在内的全部万元以上的设备,从设备总价值和设备台数两方面进行填报。

6. 本年度收入与费用

这部分内容的指标解释在不同的医疗机构参照的标准有所不同:非营利性医院与 2010 年印发的《医院会计制度》一致;营利性医院与《企业会计制度》一致;基层医疗卫生机构与 2010 年印发的《基层医疗卫生机构会计制度》一致;其他医疗卫生机构与《事业单位会计制度》、《民间非营利组织会计制度》一致。

卫计统 1 表的该部分内容都是从收入和费用(或称支出)两方面分别填报,卫计统1-1 表(医院类)是卫计统 1 表中最全面的。收入划分为医疗收入、财政补助收入、科教项目收入、其他收入四大部分。其中的医疗收入是填报重点,并区分门诊收入与住院收入,按照收入的不同类别分别填报,如诊察收入、检查收入、化验收入、治疗收入、手术收入、护理收入、卫生材料收入、药品收入等。

费用(或支出)主要分为五大类:医疗业务成本、财政项目补助支出、科教项目支出、管理费用、其他支出。

在“本年度收入与费用”中有两个涉及基本药物的项目:“基本药物收入”和“基本药物支出”。其中的基本药物是指被收入“基本药物目录”的药品种类,有国家级、省级、市级等不同级别的药物目录,都应包括进来。

7. 年末资产与负债

主要包括流动资产(负债)和非流动资产(负债),以及净资产。

8. 本年度医疗服务量

主要从门诊、住院两方面的人次数反映医疗服务量,门诊部分包括门急诊人次、观察室留观数及体检人数;住院部分则用入出院人数、手术人数反映。另外报告处方数量、肾透析人数、药物不良反应例数及临床用血总量。

除此之外,对医疗纠纷进行了较为详细的报告,从纠纷例数、金额两个方面分别填报,并需要报告不同解决途径的例数和鉴定为不同级别医疗事故的例数。

9. 基本公共卫生服务

该部分限定由政府确定为提供基本公共卫生服务的医疗机构(主要是社区服务中心)填报,有关指标解释与《国家基本公共卫生服务项目》一致。填报内容主要是基本公共卫生服务的项目,如年末服务(常住)人口数、居民健康档案累计建档人数、各类人群的健康管理人数及各类监测慢性病的规范管理人数等。

10. 分科情况

主要填报医院内各专科的实有床位数、门急诊诊疗人次和出院人数。

11. 中医特色指标

该部分仅限中医医院、中西医结合医院、民族医医院填报。主要内容是中医治疗的人数、中医技术的总数、中药制剂室面积、中药制剂品种数、部分中医诊疗设备数等。

2.2.1.2 《医疗服务月报表》

《医疗服务月报表》(详见附录2)表号为"卫统1-8表",要求每月上报,主要用于调查医疗服务的动态情况,不区分医疗卫生机构的类别。填报的内容比前述年报表要简单,包括的内容有:

1. 月末人员及床位数

人员数仅需要填报卫生技术人员,其中的人员结构也涉及执业(助理)医师和注册护士,没有区分医师的执业类别以及药师、技师等。床位相关指标则与年报基本相同。

2. 本月收入与支出

该部分主要填报医疗收入与支出,其中的分类需填报药品收入与支出。

3. 本月医疗卫生服务量

主要用门急诊诊疗人次和出院人数简单反映医疗服务量。

4. 卫生局指定机构代报项目

卫生局代报基层卫生机构的服务量,主要是诊所、村卫生室及社区卫生服务站的诊疗人次。

5. 公立医院填报项目

该部分主要为了解公立医院改革的情况,从药品加成、建立理事会等法人治理机构、实行同级医疗机构检查互认等方面了解情况。

2.2.1.3 《卫生人力基本信息调查表》

《卫生人力基本信息调查表》有两种,分别为"卫计统2-1表"和"卫计统2-2表",前者适用于大多数医疗卫生机构,后者的调查对象为村卫生室人员。该报表需要填报每一个卫生人员的信息,用于卫生人力资源的统计和分析。该报表早期更新频率很低,要求也不高,后来逐步规范,从年度更新、半年更新、季度更新、每月更新,发展到现在的实时更新,并且要求该报表的统计结果与《医疗服务月报表》中卫生技术人员统计数基本一致,各类人员数据相差不超过3%。以卫计统 2-1 表(详见附录 3)为例,简要介绍该报表包括的主要内容:

1. 人员基本信息

主要包括姓名、性别、民族、身份证件信息、联系电话等。

2. 人员从业信息

主要包括所在科室、从事专业类别(类别代码统一要求),医师还需填写执业证书的编码和执业范围等。

3. 人员职称学历信息

主要包括专业技术资格和职务、学历学位及所学专业等。

4. 人员流动情况

主要指人员调入前、调出后的单位、调动时间等。全科医生需填写取得培训合格证书的情况。

2.2.1.4 《医用设备调查表》

同《卫生人力基本信息调查表》一样,《医用设备调查表》(详见附录 4)也经历了更新频率逐渐提高的过程,目前也要求实时更新。该报表用于调查部分大型、特殊医用设备的购置及使用情况,并根据机构类别不同,上报的设备有所不同,医院、妇幼保健院、专科疾病防治院需要上报的设备种类最多,包括 X 线诊断机、X 线电子计算机断层扫描装置(CT)、医用磁共振成像设备(核磁)、B 型超声诊断仪、高压氧仓、全自动生化分析仪、人工肾透析装置等大约 25 种,以及"其他单价在 500 万元以上的医用设备"。

该报表包括的内容主要有:设备名称、产地和厂家、购买日期、购买价格、理论设计寿命及是否启用等。

2.2.1.5 《住院病案首页》

《住院病案首页》是对住院病人诊疗过程的摘要记录,以前仅作为住院病案的一部分进行管理。在 2012 年修订的《全国卫生资源及医疗服务调查制度》中,第一次将《住院病案首页》作为"卫计统 4 表"纳入卫生统计工作制度,综合医院及专科医院填报《住院病案首页》"卫计统 4-1 表",中医医院、中西医结合医院、民族医医院填报《中医住院病案首页》"卫计统 4-2 表",每季度上报一次,取代以前的《出院病人调查表》。

作为基础报表"卫计统 4 表"的《住院病案首页》是 2010 年卫生部发布的新版住院病案首页,该版本在 2001 年下发的住院病案首页基础上进行了大量的修订。很多使用多年的统计指标被取消或修订，如"出院情况"（"治愈"、"好转"等）被"离院方式"（"医嘱离院"、"医嘱转院"等）所替代，删除了"医院感染名称"、"入院时情况"、"入院诊断"、"入院后确诊日期"等，增加了"入院途径"、"临床路径"、"是否有出院31天内再住院计划"等。最大的改变是对住院费用的统计项目进行了彻底的调整，与2011年版的《医院会计制度》保持一致。这些修订的优点主要在于减少了主观指标，增加了客观指标，数据的可靠性和准确性大大提高，而且很多内容与时俱进，使病案首页的信息量更丰富，更符合当前以及未来的使用需求。修订后的问题主要在于新旧首页的部分指标无法衔接，转换首页的前后一段时间内，无法进行同期对比，部分数据的查询也会受影响，必须分段查询；而且修订后的首页内容更多，版面拥挤，填写首页会更为繁琐，容易出错。

以下以《住院病案首页"卫计统4-1表"》为例，介绍病案首页包括的主要内容（详见附录5）：

1. 患者基本信息

主要包括患者姓名、性别、年龄、身份证号码、婚姻状况、职业、各类地址（出生地、现住地、户口所在地、工作单位地址等）及联系人、联系电话等。该部分数据可用于患者的各类构成分析（如年龄构成、性别构成、职业构成、异地患者构成等）。

2. 住院时间及科室

包括入、出院及转科的时间、科室、病房等。可用于统计各专科工作量。

3. 诊断及编码

诊断及编码是病案首页的重点之一，患者的疾病信息都在此处体现。包括门（急）诊诊断、出院诊断和病理诊断，并进行ICD-10编码。其中出院诊断是重点，当有多个出院诊断时，要求填写"主要诊断"和"其他诊断"，对于"其他诊断"的填写数量没有硬性规定，尽量全部填报。

4. 手术及操作名称与编码

手术及操作名称与编码也是病案首页的重点，包括手术及操作的实施日期、名称、ICD-9-CM-3编码、实施医师（主要手术者，第一、二助手）、切口与愈合的等级、麻醉方式等。

5. 离院方式

旧版首页对疾病诊断需填写"出院情况"，即治愈、好转、未愈、死亡或其他。新版则去除了这样的内容，代之以更为客观的"离院方式"。用患者离院是遵医嘱离院或转院，还是自行离院或死亡等项目分类来反映患者的治疗结果。

6. 医师及质控者签名

医师签名包括科主任、主任(副主任)医师、主治医师和住院医师,其他如有进修医师、实习医师等,也可签名。病案质量控制的签名有质控医师、质控护士。

7. 住院费用

住院费用是新版病案首页改动最大的一部分,费用的分类结构进行了彻底的改变。目前主要分为 10 类:综合医疗服务类、诊断类、治疗类、康复类、中医类、西药类、中药类、血液和血液制品类、耗材类、其他类。

8、其他

首页中还包括一些与患者诊疗有关的项目,如过敏药物、血型、是否有出院 31 天再住院计划、颅脑损伤患者昏迷时间等。

由于各地对住院病人的信息要求不同,因此允许在《住院病案首页》中添加需要的项目,如产科分娩婴儿记录表(用于填报在医院分娩的婴儿性别、体重、分娩结果、呼吸情况等,是统计活产婴儿数的数据来源),肿瘤治疗专科病人治疗记录表(用于填报肿瘤的分期类型、放疗和化疗的方式、时间等)。但卫生部发布的首页项目不得减少。

2.2.1.6 地方性医院工作报表

《全国卫生资源与医疗服务调查制度》中制定的各类卫计统表是全国统一的定期报表,内容全面但也相对粗略。各地区结合全国卫生资源与医疗服务调查制度,制定了适合本地区的更为详细的报表,一般称之为《医院工作报表》。如广东省统一制定的医院工作报表有(一)《医院工作报表(门诊部分)》;(二)《医院工作报表(住院部分)(1-4)》;(三)《医院收支情况及经济效益分析表(1-3)》等。

2.2.2 医院统计年鉴

依据法律和制度建立的"卫计统表"和《医院工作报表》是医院统计工作必须完成的任务,带有强制性,是不同医院之间具有共性的工作内容。而《卫生统计年鉴》则是各医疗卫生机构的自我总结和积累,是非强制性的,带有鲜明的个性特点。其范围可以是整个地区卫生事业的发展描述,多由地区的卫生行政主管部门组织编写;也可以是单家医院各项工作的记录,由医院的统计部门编写,又称为《统计汇编》。下面就以医院的《统计年鉴》为例进行介绍。

《统计年鉴》以年度为单位,用统计数据、图表对整个医院的情况进行全面、详实的记录,一年一期,并逐年积累,如同书写医院的发展历史,是医院的宝贵资料。其涵盖的内容十分广泛,包括医疗资源(如人员、建筑、设备、收入等)、医疗服务(如门诊、住院、医技等)、工作效率、医疗质量、医疗收费、科研教学等方方面面,并根据收编的内容分为不同章节,各章开篇简要介绍本章主要内容、资料来源、历史变动情况等。每章具体内容均为统计数据,并根据数据性质展示以统计表、统计图等不同形式,辅以简洁文字说明,图文并茂,清晰明了。

2.2.2.1　封面

《统计年鉴》是重要的文献资料,可单独成册,并根据条件制作封面,方便归类长期存放(见图2.2):

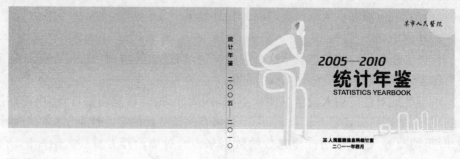

图2.2　统计年鉴封面示例

2.2.2.2　目录

《统计年鉴》内容丰富,篇幅较大,内分章节,需设置目录,便于查阅。目录可视为对年鉴全部内容的简介。如下所示:

目　录

2.2.2.3　具体内容

《统计年鉴》的具体内容是根据各医院自身的特点,收集各个方面的统计数据,分门别类,有条不紊的制作统计图表(见表 2.1—表 2.3,图 2.3—图 2.4):

表 2.1　2005—2010 年某市人民医院建筑设施

房屋建筑面积（平方米）		租房面积（平方米）	本年批准基建项目（个）	本年批准基建项目建筑面积（平方米）	本年实际完成投资额（万元）				本年房屋竣工面积（平方米）	本年新增固定资产（万元）	本年因扩建增加床位（张）
						其中					
计	其中:业务用房面积				计	财政性投资	单位自有资金	银行贷款			
2005 年											
……											
2010 年											

表 2.2　2005—2010 年全院合计各类工作人员基本情况

		卫生技术人员										
	职工总数	合计	执业医师		执业助理医师		注册护士		药剂师（士）	检验技师（士）	影像技师（士）	其他卫生技术人员	其他技术人员	管理人员	工勤技能人员
			计	其中:中医	计	其中:中医	计	其中:助产士							
正式在编	2005 年 …… 2010 年														
临聘、返聘等	2005 年 …… 2010 年														
合计	2005 年 …… 2010 年														

表 2.3　2005—2010 年分科门诊人次(一)

		内科												
	总计	计	心血管内科	神经内科	呼吸内科	肾内科合计			内分泌科	血液内科	风湿免疫	老年病科	消化内科	内科其他
						合计	肾内科	血液净化						
院本部 ……	2005 年													
	2010 年													
分院 ……	2005 年													
	2010 年													
全院合计 ……	2005 年													
	2010 年													

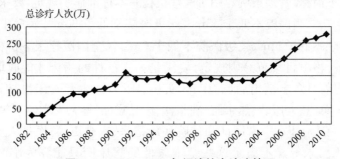

图 2.3　1982—2010 年门诊综合诊疗情况

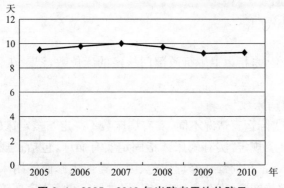

图 2.4　2005—2010 年出院者平均住院日

2.2.3　医院统计简报

以法定统计报表和统计年鉴为基础,选择最受关注的内容编写统计简报,每天、每周或每月定期发布,可为医院领导层及时掌握医疗服务动态快速提供信息。统计简报的重点在于简洁、及时,因此不要求内容全面,只要能包括主要指标即可,如常见的门急诊诊疗人次、体检人次、出院人数、手术人数、病床使用情况等。一般来说,发布周期越短,统计指标越精简。如果人力充足或信息化程度高,也可以包含更多内容。

§2.3　医院资源统计

2.3.1　床位统计

医院病床数是医院统计中最受关注的指标之一,因为该指标体现了医院的规模,人员设备的配置也都以此为依据,其相关指标反映了住院病区的运营情况。由于配备的设施不同,医院病床也有不同等级,对应不同的收费标准。《医疗机构管理条例》(以下简称《管理条例》)中对医疗机构基本标准作了规定,要求综合医院每床建筑面积一、二级医院不低于 $45m^2$,三级医院不低于 $60m^2$;病房中每床净使用面积二级医院不低于 $5m^2$、三级医院不低于 $6m^2$。《全国医疗服务价格项目规范》(以下简称《价格项目规范》)则规定,要满足一定条件的病床才能收取床位费用。这些条件包括:日常生活用品(病床、床头柜、座椅(或木凳)、床垫、棉褥、棉被(或毯)、枕头、床单、病人服装、热水瓶、洗脸盆、废品袋(或篓)、大小便器等);病房环境的清洁消毒;病人基本生命体征和住院病历记录、衣被更换;医护人员查房、护送等;房间面积要求等。不满足这些基本条件的病床则只能算为临时加床,不能收费。

2.3.1.1　床位指标

1. 核定床位

又称编制床位,是指由卫生行政部门核定的床位数,记录在《医疗机构执业许可证》上。

2. 期末实有病床数

由于医院的实际运营情况不同,实有病床数不一定与核定床位数一致。《中国卫生统计调查制度》规定"实有病床数指固定实有病床,包括正规床、简易床、监护床、超过半年加床、正在消毒和修理床位、因扩建或大修而停用床位。不包括产科新生儿床、接产室待产床、库存床、观察床、临时加床和病人家属陪侍床"。

3. 实际开放病床数

指可以收治病人的固定病床数,不论该床是否被病人占用,都应计算在内。与实有病床数的不同之处在于,实际开放病床数不包括因病房扩建或大修而停用的病床。因此,实有病床数体现了医院的规模和实力,而实际开放病床数则表现出当时医院容纳病人的能力。

在实际工作中,如何界定实际开放病床并不是很容易的事。如果床位数的多少涉及到病区的成本分摊、病床使用率的高低涉及到奖金分配,可能使人们倾向于少报实际开放病床数;如果希望使医院表现出容纳力很大,则有可能多报实际开放病床数。根据《管理条例》和《价格项目规范》对标准床位的规定,可以采用一种透明的、相对公平而且容易操作的方法,即将收费床位计为实际开放病床,不收费的病床计入加床,以此统计实际开放病床数。

4. 加床

在病房中,每张床位都有一个编号,一般是从数字 1 开始,顺序递增。超过核定床位数的病床,往往被编号为加 1,加 2,…(或写为＋1,＋2,…)。这些编号带"加(或＋)"的病床被临床医护人员称为加床。这样的加床仅仅是名字叫加床,可能具有《管理条例》和《价格项目规范》中规定的病床相关条件,是固定的床位,也可能不具备相关条件,只是临时摆放,用于病人很多时周转一下。

但对医院统计人员来说,加床涉及到是否应该计入实际开放病床之中的问题,也由此涉及到病床使用率、病床周转次数等指标的数值,因此加床还有更复杂的意义。前面的"实有病床"和"实际开放病床"提到共同的一点:包括超过半年以上的加床。所以,长期摆放的固定加床,具备相配套的设施和条件,仅仅因为超过核定床位数而称为加床的,在医院统计中并不是真正意义的加床,而应计入"实有病床"和"实际开放病床"。只有不具备相关设施和条件、仅临时摆放的床位才是统计意义上的加床。在实际工作中,这种意义上的加床必须亲临现场进行判断,而且需要每天到场观察,才可能做出准确判断。这是非常难做到的。可以采用与实际开放病床数相同的统计口径,即加床也根据是否收取床位费进行判断,不收费的病床计入加床。

5. 新生儿床

产科和新生儿科都有新生儿床,但产科的新生儿床不计入实有病床,这与产科的新生儿没有住院号是一致的。新生儿科的病床则同普通病床一样应计入实有病床。

6. 实际开放总床日数

指期内医院各科每日夜晚 12 点钟实际开放病床数之和。该指标结合了实际开放病床与时间两个因素。对具体一天来说,实际开放总床日数就是当天的实际开放病床数。在工作中,此指标值为"病房工作日志"中期内每天的床位数之和。

7. 平均开放床位数

该指标的计算公式为:期内实际开放总床日数/本期日历日数。

8. 实际占用总床日数

指医院各科每日夜晚 12 点实际占用病床数(即每日夜晚 12 点住院病人)总和。包括实际占用的临时加床在内。病人入院后于当晚 12 点前死亡或因故出院的病人,作为实际占用床位 1 天进行统计,同时亦统计"出院者占用总床日数"1天,入院及出院人数各 1 人。对具体一天来说,实际占用床日数就是当时的在院病人数+当天入院并且当天出院或死亡的病人数。

9. 出院者占用总床日数

即某时段出院者的住院天数总和。该指标与"实际占用总床日数"不同,前者可用于计算出院者平均住院日,从病人的角度反映工作效率;后者可用于计算病床使用率,从病床的角度反映工作负荷。

2.3.1.2　派生指标

1. 病床使用率

该指标反映了医院床位的利用情况或者说负荷程度。其计算公式为:实际占用总床日数/实际开放总床日数×100%。虽然病床使用率越高,表示床位的负荷越大,但这并不表明工作量就越大,因为病人有可能是因为没有及时出院而占住了床位,俗称"压床",这样反而降低了病床的周转。所以考核病床利用情况,应该要结合病床使用率、病床工作日、病床周转次数以及出院者平均住院日等指标,而不能单看病床使用率一项。

2. 病床工作日

又称平均病床工作日,指平均每张病床在期内工作的天数。其计算公式为:实际占用总床日数/平均开放病床数。从相关公式推导可以发现:

病床工作日=实际占用总床日数/平均开放病床数

　　　　　=(病床使用率×实际开放总床日数)/(实际开放总床日数/期内日历日数)

　　　　　=病床使用率×期内日历日数

病床使用率=病床工作日/期内日历日数

因此,当病床使用率>100%时,病床工作日>期内日历日数。但是长期来看,固定床位的平均工作日不可能超过实有的天数,因此,长期的病床使用率如果超过100%,必定有数据不正常。

3. 病床周转次数

该指标是指在一段时期内,平均每张病床收治过多少病人,体现了病床利用的效率。其计算公式为:全院=出院病人数/平均开放病床数;科室=(出院病人数+转往他科人数)/平均开放病床数。病床周转次数不仅受出院病人数影响,也受到病人住院时间长短影响,住院时间越长,病床周转越慢。

4. 出院者平均住院日

其计算公式为:出院者占用总床日数/出院人数。病人住院时间的长短受很多因素的影响,通常情况下,病情越重、病种越复杂、治疗难度越大,住院的时间会越长。在相同病种、病情的条件下,加强管理、积极安排检查治疗以及科室之间的协调,可以缩短住院时间,这不但减轻了患者负担,也可以加快病床周转,节省医疗资源,同时还体现了医疗水平和医院管理水平。

需要注意的是,平均住院日也不是越低越好。过低的平均住院日有可能是牺牲了病人的必要治疗和护理,造成治愈率下降、非计划重入院率升高,还可能造成推诿病情重、病程长的病人。因此,不同级别医院、不同专科科室之间进行平均住院日的比较并不科学,单纯以平均住院日的降低来考核医院管理、医疗质量还可能产生不良诱导。在保障医疗质量、医疗安全和医疗技术的基础上降低平均住院日才有意义。

2.3.2　人力资源统计

人力资源信息主要是通过卫计统 2 表《卫生人力基本信息调查表》获得。卫计统 2 表对人力资源信息的收集和填报是针对每一个在岗职工进行的,全部人员都按照卫计统 2 表的要求填报信息后,即可录入电脑,建立人力资源数据库,以后的人员变动在该库基础上更新。由于卫计统 2 表需要通过网络直接上报卫生部,因此直报的过程也就是建立人力资源库的过程。常见的变动情况有:新近人员(需填写卫计统 2 表并补入人力资源库);离职或退休人员(需在人力资源库中删除或选择相应内容进行标记);科室、学历及职务职称等变动(在人力资源库中作相应更改)。

利用人力资源库中的信息,可以从很多个角度对人力资源进行统计和分析。

2.3.2.1　人力资源统计指标

医院人力资源统计中,有总量指标和比例指标,分别体现了医院的规模和人员结构。

1. 总量指标

1)编制人数:编制人员与核定床位类似,指取得机构编制管理部门的编制手续的人员。对编制人员来说,不仅仅有人数的规定,还有类别、岗位设置、职数及人员结构比例等方面的要求。编制人数是由上级部门根据医院的规模进行核算后给出的,主要参考指标即核定床位数。目前,我国医院的人员配备,仍然是依据 1978 年卫生部颁布的《综合医院组织编制原则(草案)》进行。

2)在岗职工人数:实际工作中,医院的实有床位与核定床位往往不相同。根据《综合医院组织编制原则(草案)》的指导意见,需要按照实有床位配备实际的工作人员,这与编制人数往往也不相等。因此统计医院人数时,采用在岗职工人数更具有实际意义。在岗职工人数是指统计时点在单位工作并由单位支付工资的人员,包括在编及合同制人员、返聘人员、临聘人员,不包括离退休人员、退职人员、离开本单位仍保留劳动关系人员。

总量指标还有人员各种分类总数,如专业分类、学历分类、职称分类等。其中专业分类是统计、管理的难点,主要是因为医院人力专业结构十分复杂,必须统一各专业归类的口径。按工作专业分类,医院工作人员分为四大类:卫生技术人员、其他技术人员、管理人员、工勤技能人员。表2.4列出了专业分类情况。

表2.4　医院人力资源专业类别表

人力资源专业分类	具体专业人员
卫生技术人员	执业(助理)医师、注册护士、助产士、药师(士)、检验技师(士)、影像技师(士)、卫生监督员和见习医(药、护、技)师(士)等卫生专业人员
其他技术人员	指从事医疗器械修配、卫生宣传、科研、教学、图书情报、电脑工程等技术工作(从事与临床和医技不直接相关并取得与岗位相关职业资格证)的非卫生专业人员,包括实验人员、技术人员、经济人员、会计人员、统计人员和研究实习人员等。
管理人员	指担负领导职责或管理任务的工作人员。包括从事医疗保健、疾病控制、卫生监督、医学科研与教学等业务管理工作的人员;主要从事党政、人事、财务、信息、安全保卫等行政管理工作的人员
工勤技能人员	指承担技能操作和维护、后勤保障、服务等职责的工作人员。分为技术工和普通工,技术工包括护理员(工)、药剂员(工)、检验员、收费员、挂号员等;普通工包括登记员、导医、划价人员、保安、司机、行政办公服务人员(打字员、复印、接待、话务员、收发人员等)、保洁员、食堂工作人员、水电工、电梯工、花工、搬运工、仓管员等。

2. 结构指标

从不同角度可对医院人力资源进行分类,并且统计不同类别的人员总数和结构比例(见表2.5)。

表 2.5 某年某医院人员分类统计表

科别	总计	卫生技术人员																				其他技术人员	行政管理人员	工勤技能人员
		合计	主任										副主任	中级		初级									
			合计	西医师	中医师	护师	西药师	中药师	技师	其他	……	……		合计	……	西医士	中医士	护士	西药士	中药士	技士	其他			
全院																									
内科																									
……																									

3. 负荷指标

负荷指标用于粗略体现医院人员的工作量负荷,也体现了人员的工作效率。主要有平均每职工诊疗人次、平均每医生诊疗人次、平均每医生占用床日数等。

1)平均每职工诊疗人次、平均每医生诊疗人次:该指标通过门诊工作量(用门诊总诊疗人次表示)与职工总数或医生总数的比来反映工作量负荷。由于门诊总诊疗人次一般是取一个时期,因此,职工总数或医生总数也应取同时期的平均数。具体公式如下:

平均每职工(医生)诊疗人次＝期内门诊总诊疗人次/期内平均职工(医生)数

期内平均职工(医生)数＝(期初职工(医生)数＋期末职工(医生)数)/2

2)平均每医生占用床日数:该指标通过住院工作量(用实际占用总床日数表示)与职工总数或医生总数的比来反映工作量负荷。

2.3.2.2　人力资源管理与统计信息化

传统的人力资源管理与统计都是依靠手工填写的信息表进行,数据收集、核实困难,而且难以掌握变动情况,往往出现某医生退休或病逝多年,却仍然统计为在岗职工之一。医院信息系统建立完善后,这种情况将得到根本性的改变。整个医院的人力资源管理和统计可作为 HIS 的一个子系统,每个工作人员的详细信息被整合在一起,建立起数据库,各相关部门数据共享,据此开通各项工作权限,如开医嘱、安排手术、院内通行卡、人员统计等等。入职、离职都一次性记录,而不必各个科室签字确认。这样既简化了管理流程,又不会数出多门,能保证数据的准确性和统一性。

2.3.3　仪器设备配置统计

医院的仪器设备很多,设备的种类、数量、金额、在各科室中的分布情况,设备是否得到充分利用,医院能否尽快收回成本,这都需要通过仪器设备的使用统计来了解。

卫计统 3 表《医用设备调查表》只是针对部分医疗设备进行的。因此对医院设备的统计仅仅取用卫计统 3 表的数据是不够的。目前来说,要获得比较全面的设备信息,还可通过财务科、设备科及其他相关科室获取。

仪器设备的统计可从以下几个方面入手:

2.3.3.1　设备分类统计(见表 2.6)

表 2.6　设备分类统计表

分类角度	分类名称	数量	金额
是否医疗设备	医疗设备		
	非医疗设备		
是否进口设备	进口设备		
	国产设备		
设备金额分类	＜500 元		
	500～1000		
	1001～5000		
	5001～10000		
	10001～50000		
	……		
设备专业分类	核磁共振		
	CT		
	B 超		
	X 光机		
	……		

2.3.3.2　设备使用统计

每台设备都会有使用寿命,设备的价值也在不断折旧。因此从经济学的角度来看,设备要尽可能多地使用,才能尽快收回成本。但对医疗设备又不能仅从经济学角度看,不能为了收回成本实现盈利而滥用。所以对医疗设备的使用统计主要从以下两个方面入手:

1. 设备使用量

主要从设备使用的人数、人次、部位数、开机时数等数量指标进行统计,以此体现设备的利用率。

2. 设备使用效果统计

主要通过统计设备使用阳性率、诊断符合率等比例指标,来反映使用设备的必要性。这里需要注意的是,对设备使用阳性率的计算,选用检查部位数计算还是检查人数计算,差别会很大。可能某病人检查 5 个部位,仅一个部位为阳性,阳性率是 1/5＝0.2,还是 1/1＝1? 采用不同口径计算都有其合理性,但在对不同数据进行对比时,必须采用统一的口径。

§2.4 门、急诊业务统计

2.4.1 门急诊人次统计

对门急诊工作而言,最重要的统计指标就是门急诊诊疗人次。

2.4.1.1 定义

1. 门诊诊疗人次

指有门诊实际诊疗过程的人次数。包括初诊、复诊、在门诊进行的孕期、产后检查、预约手术、局部(单科)健康检查及验光等,不包括医师以外的其他卫生技术人员根据医嘱进行的各项检查、治疗、处置(如透视、摄片、注射、检验等)人次数。在诊疗的同时做的检查、处置及门诊小手术等不能重复计算。

2. 急诊诊疗人次

指在急诊室或急诊时间进行诊疗的人次数。

2.4.1.2 统计方法

统计门急诊人次的传统方法是每日清点挂号票,并记录在表格中,每月汇总。随着医院信息化的发展,门诊医生工作站不断完善,门急诊诊疗信息的记录更加全面而精确,每个病人的就诊过程都清晰保存,HIS 能保存并调用病人的基本信息、诊断信息、处方情况,甚至诊疗每个步骤的时间点,因此医院统计工作能找到更高效、更准确的方式来统计这项指标。目前,统计门急诊人次的方法主要有:

1. 清点挂号票

即医生接诊一位病人时收取一张挂号票,工作结束时将挂号票交于护士,由护士每日清点票数,并填写日报表(见表 2.7),以此来反映门急诊诊疗人次。在医院信息化发展不成熟的情况下,这种方式还是可行的。但其缺点也很明显:手工清点效率低下,人力消耗大,还容易出错,而且存在病人就诊不挂号的现象,医生也可能丢失挂号票,因此漏记现象较严重。

表 2.7   某月门诊诊疗人次日报表

日期	科室	医生工号	医生姓名	医生职称	工时	诊疗人次
4月1日	内科	001	医生甲	正高	7	46
4月1日	内科	002	医生乙	副高	7	30
......						

有些地区对急诊工作登记的信息要求不必很细,则可以采用较为简单的格式,见表2.8。

表 2.8   某月急诊逐日工作登记表

日期	内科			外科			......
	医生数	工时数	急诊人次	医生数	工时数	急诊人次	
1							
2							
......							

2.“三同”法

即同一天、同一病人、同一个医生发生的门诊诊疗作为一个门诊人次。“三同”法的实现是在 HIS 中利用程序进行自动判别,依据为病人挂号的时间、门诊号及医生登录 HIS门诊工作站的用户名来确定。

3.门诊医生诊疗日志记录

该方法是在门诊医生的诊疗过程中增加一个“书写”门诊日志的步骤,该步骤会记录病人的门诊号、姓名等基本信息和就诊时间、疾病诊断及处方等诊疗信息,是非常全面的门诊信息记录。门诊诊疗人次就根据医生的门诊日志记录进行统计。

这种统计门诊诊疗人次的方法最符合实际、最为客观准确。而且由于记录的信息全面,还能进行门诊病人的详细分析,如年龄、性别、来源等,也可以分析就诊人次随季节、时间的变动趋势和规律。对门诊诊断名称进行规范及结合 ICD 编码后,甚至可以分析门诊疾病,这是其他统计方法所没有的优点。

在医院工作实现信息化之后,在 HIS 门诊工作站中,病人的基本信息都可以从挂号处或分诊台直接获取,诊疗和处方信息则是医生必须记录的内容,因此医生只需要少量输入即能完成门诊日志,而不会增加过多负担(见图 2.5)。

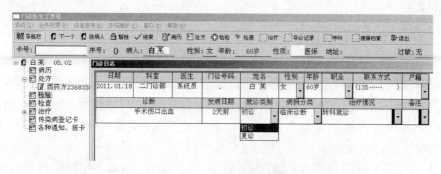

图 2.5 门诊医生日志界面

2.4.2 观察室人次统计

观察室人次即期内出观察室的病人数。观察室的工作流程与住院病房非常近似，入室病人也有观察室病历，只是病人的病情严重程度不足以住院，留院观察即可。所以很多医院的 HIS 将观察室作为一个住院病区来设置。观察室的人员流动记录与病房的工作日志也很相似，都有期初人数、进入人数、离开人数、期末人数、死亡人数等项目(见表2.9)。统计观察室人次的传统的方法是清点手工登记，在信息化建设之后则可按照住院病房的方式进行管理和统计。

表 2.9 某月观察室逐日登记表

日期	观察室床位数	原有病人数	入室病人数	出室病人数 计	出室病人数 其中:死亡	抢救病人数	抢救成功数	现有人数	出室病人占用床日数	实际占用总床日数
1										
2										
……										
31										
合计										

2.4.3 门急诊疾病统计

目前,大多数医院的门急诊疾病诊断信息主要依靠医生手工填写,疾病名称难以规范,而且由于病人多,几乎无法实现门诊疾病的 ICD 编码,因此门急诊的病种统计十分困难。可以考虑在门诊医生工作站中,设立常见疾病诊断库,让医生主要通过选择诊断库中的疾病名称,少量手工填写,以此统一疾病名称,才有可能实现门急诊的病种统计。

2.4.4　门急诊手术统计

由于场地、设备、人员及消毒、抢救等条件限制,门急诊不会开展大型手术,往往是操作类的手术比较常见。随着技术的进步和条件的改善,以前很多必须在住院部手术室完成的手术在门诊也能开展了。因此明确门急诊手术的统计范围,统一口径,统计数据才能全面反映门诊手术的情况,在不同医院之间也才有可比性。

门诊手术的统计范围:以治疗为目的,在门诊利用手术或动用器械对组织和器官进行切开、缝合、整复、割除、烧灼等均为门诊手术;在门诊手术室利用器械进行的一些深部内腔检查如宫腔镜、膀胱镜、肠镜、胃镜、气管镜等检查,以及计划生育等均应列入门诊手术统计。在门诊诊室内进行的拔牙、齿龈切除、骨折手法复位小夹板固定等,也应列入门诊手术。

传统的统计方式仍然是靠门诊手术室或门诊科室的手术登记,或者清点门急诊手术单。但由于不同科室对"手术"的理解不同,往往会漏报。医院信息化之后,通过 HIS 中的项目查询,可以很方便的统计到门急诊手术例数,只需要明确哪些项目属于手术。在对项目进行梳理的过程中,甚至可以区分手术和操作、普通手术和微创手术、内镜检查等类别,以此满足不同的统计要求。但如果要进行不同医院之间的比较,则必须统一标准,否则将毫无意义。

§2.5　住院业务统计

2.5.1　出入院人数统计

2.5.1.1　定义

1. 入院人数

经医生同意住院,签发住院证,并办理入院手续入院分配床位的人数。由于病人病情危急,虽经门、急诊签证住院,但来不及办理入院手续已先进入病房或手术室者,均作为住院人数统计(不以住院是否满 24 小时做标准);由外院转来者应作为入院人数统计。

2. 出院人数

指住院后出院的病人和非病人的人数总和。非病人包括正常分娩及未产出院的产妇、经检查无病出院者、未治出院及健康人进行人工流产或绝育手术后正常出院者。

住院业务中,乃至医院业务中,最重要、最客观的统计指标就是出院人数。特别是在住院病案管理步入规范化以后，出院人数就成为最可靠的业务统计指标。因为每一个出院病人必定对应一份出院病案，也有相应的病房工作日志记录，经过了多个环节的反复核对，出错的概率非常非常低。

3. 离院方式

在2011年修订的住院病案首页中，将以往沿用多年的"出院情况"（治愈、好转、未愈、死亡、其他）取消了，改为"离院方式"（医嘱离院、医嘱转院、医嘱转社区卫生服务机构/乡镇卫生院、非医嘱离院、死亡、其他）。这样的修订使住院业务信息更为客观。因为"出院情况"的填写并没有客观的标准，不同医生的要求不同，填写结果就可能不同，只有"死亡"是客观的。所以，由此统计而来的"治愈率"、"好转率"并没有很大参考价值。"离院方式"则完全摒弃了主观判断，使医生能明确选择，而不容易出现有争议的结果。不仅如此，不同离院方式反映了治疗的效果，对医疗水平的统计具有积极意义。

2.5.1.2 统计方法

统计出入院人数最重要的一点，就是明确出入院时间，因为这影响到病人的出入院应该计入哪一天，甚至影响到病人是否算出入院。严格来说，出入院时间应该与住院病案的体温单记录一致，因为这是与住院流程相对应的：一旦入院，首先就会检测基本生命体征，包括体温、脉搏、血压等，而且每天会定时检测并记录；一旦出院（不论是医生下医嘱出院还是自行离院），相应的检测即不再进行，而且会在体温单上做"医嘱出院"或"自行离院"的记录。可以说，体温单就是确定出入院时间的金标准。

具体来说，出入院人数的统计是通过病房工作日志（见表2.10）来完成的。传统日志的填写由护士参照记录本手工完成。医院信息化之后，日志的填写可以在HIS的住院护士工作站完成，内容与手工填报一致，但不必再一个个填写、计算，HIS可以根据出入院的办理时间抓取数据，护士核对无误即可。

表 2.10 病房工作日志

原有人数	入院人数	他科转入	他区转入	出院人数		转往他科	转往他区	现有人数
				计	其中:死亡			
住院号	姓名	转自科室	是否急诊	住院号		姓名	转往科室	是否死亡
……	病人甲			……		病人丙		
……	病人乙			……		病人丁		
……	……			……		……		

但是电子化的病房工作日志仍然可能出错。主要的原因就是未能确定以什么时间作为出入院时间。在结构化的电子病历实现之前,体温单的数据无法抓取,因为都是护士手工记录的。因此必须找到一个最为接近的时间。入院时间不能取在住院登记处办理入院的时间,因为多种原因(最常见的是没有床位),很多人办理了手续并不入住或不会马上入住;最为接近的时间是到了病房分配床位的时间。出院时间不能取在住院登记处办理费用结算的时间,因为存在欠款的问题,有病人长期并不结算;最为接近的时间是护士录入"出院"医嘱的时间。

这些时间在护士工作站进行操作时都有所记录,因此轻易可以获得,也是最接近于体温单的时间。当然,实现了结构化的电子病历后,将会有更为准确的时间可以取用。但在这之前,可以参考上述做法。

2.5.2   住院疾病统计

疾病统计是医院统计重要的内容之一。了解疾病的数量、构成、疗效、费用等,能为配置卫生资源、医院管理、防病治病、医学科研等方面提供重要依据。由于住院病人有完整的病历记录,出院诊断有统一的 ICD 编码,因此对住院病人可以进行准确的疾病统计。2012 年启用"ICD -国标版",全国各医疗机构使用完全统一的 ICD 系统,病种统计更具有可比性。不过对病种统计的准确性仍然取决于 ICD 编码的准确性,特别是编码人员对 ICD 的理解和掌握上。详情参见第四章国际疾病分类(ICD - 10)简介。

2.5.3   住院手术及操作统计

2.5.3.1   住院手术统计

住院手术一般是指在手术室进行、有专业麻醉医师参与、严格消毒的大型手术。这样的手术体现的技术含量、医疗水平都远高于门急诊手术,均按手术台数来统计。

住院手术的数据来源于手术安排:科室提交手术申请单(见表 2.11),经手术室确定好具体手术间和时间后,通知医生。手术完成后进行登记,临时取消的手术则取消之前的安排,不登记。

传统的手术情况统计工作就是根据手术安排通知书和手术登记的内容手工完成的。信息化的住院手术统计则改变了原来靠手工登记的方式:在 HIS 中建立手术麻醉子系统,手术安排、管理、统计都通过电子化实现,不但可统计手术台数,还能统计麻醉例数,以及按主刀医生、助手等分别进行统计(见表 2.12—表 2.13)。结合 ICD 编码,可对手术类别进行统计。同时可加入手术分级标准,使分级自动化,可避免不同医生或医院分级标准不统一的问题。

表 2.11 某医院手术通知单

通知日期：　　　　　　　　　　　　　　　　　申请单号：
手术日期：　　　　　　　　　　　　　　　　　手术编号：

住院号码		患者姓名		性别		年龄	
入院日期		病人科室		病区		床号	
病人来源		费用性质		一日外科		业余手术	
病人血型		凝血四项		输血同意书		手术同意书	
传染病史							
术前诊断							
手术名称							
体位要求							
申请科室		申请医师		手术提交者			
主刀医师		助手一		助手二		助手三	
麻醉方法		麻醉医师		洗手护士		巡回护士	
手术楼层		房间-台次		跟台人员			
特殊器械、设备							
临床实习生、进修生、规培生				麻醉实习生、进修生、规培生			
护理实习				参观人员			
其他							

表 2.12 手术室手术情况统计

科室名称	手术例数	特大手术	大型手术	中型手术	小型手术	择期手术	急诊手术	一类手术	二类手术	三类手术	手术费用
肝胆外科											
胃肠外科											
肛肠外科											
甲乳外科											
神经外科											
胸外科											
……											

表 2.13　手术室择期手术情况统计

科室名称	<3 的择期天数	<3 的手术例数	<5 的择期天数	<5 的手术例数	择期天数总计	择期手术总计	5 日内实施率%
肝胆外科							
胃肠外科							
肛肠外科							
甲乳外科							
神经外科							
胸外科							
……							

2.5.3.2　住院手术操作统计

住院病人除了在手术室完成大型手术外,在病房往往会进行一些操作类检查和治疗。特别是内镜手术和介入手术等微创手术的开展和成熟,很多以往需要在手术室完成的高难度手术也能在科室内部完成了。这时,仅统计手术室的手术量显然是无法满足需要的。如何准确统计手术操作,成为新的问题。

虽然有部分学者认为非手术室完成的大型手术不应计入手术范畴,但是不可否认手术操作与药物治疗或仪器检查等是有区别的,技术含量更高。而微创手术作为新兴的医疗技术,也是多方关注的焦点。因此手术操作的统计越发显得意义非凡。

因为病案首页记录有手术操作的时间及名称,包括了各类手术及操作,并且有对应的 ICD 编码(目前我国统一使用 ICD-9-CM-3),因此通过首页的电子管理即能快速统计手术操作。《医院工作报表(住院部分)》中也有相应的内容,可统计手术总次数、手术人数,还能根据切口类别及愈合情况、手术分级、择期手术与否分别进行统计。利用 ICD 编码,还能在病案首页管理系统中对特定手术进行统计。

另外也可以参考前文所述门急诊手术统计的方法,直接在 HIS 中统计手术操作的项目。

2.5.3.3　医疗技术分类与手术分级

手术和操作属于具有较大风险的医疗技术,一直是医疗安全和医疗质量关注的重点。为加强手术和操作的管理,各地专家学者都在研究如何建立手术准入和管理分级制度。2009 年,卫生部印发了《医疗技术临床应用管理办法》,其中对医疗技术的分类和手术分级进行了原则性的划分。

1. 医疗技术分为三类:

第一类医疗技术是指安全性、有效性确切,医疗机构通过常规管理在临床应用中能确保其安全性、有效性的技术。

第二类医疗技术是指安全性、有效性确切,涉及一定伦理问题或者风险较高,卫生行政部门应当加以控制管理的医疗技术。

第三类医疗技术是指具有下列情形之一,需要卫生行政部门加以严格控制管理的医疗技术:

1)涉及重大伦理问题;

2)高风险;

3)安全性、有效性尚需经规范的临床试验研究进一步验证;

4)需要使用稀缺资源;

5)卫生部规定的其他需要特殊管理的医疗技术。

第一类医疗技术临床应用由医疗机构根据功能、任务、技术能力实施严格管理。第二类、第三类医疗技术的临床应用管理工作分别由省级卫生行政部门和卫生部负责,其对应的医疗技术目录也分别由省级卫生行政部门和卫生部制定公布。

2. 手术分级

根据风险性和难易程度不同,手术分为四级:

一级手术是指风险较低、过程简单、技术难度低的普通手术;

二级手术是指有一定风险、过程复杂程度一般、有一定技术难度的手术;

三级手术是指风险较高、过程较复杂、难度较大的手术;

四级手术是指风险高、过程复杂、难度大的重大手术。

由于《医疗技术临床应用管理办法》对于手术分级仅做了大范围的划分,而且均为主观描述,具体如何实施,每种手术的级别如何界定,并没有做出详细客观的规定。部分地区在该管理办法的框架下制定了更为详细的手术分级管理规范。在实际工作中,为便于操作和统计,越来越多的医院将手术操作的ICD编码进行分级标注,从而实现在手术操作编码时自动分级。需要注意的是,在对ICD编码进行标注的过程中,对《医疗技术临床应用管理办法》的手术分级规范要有准确把握和统一认识,否则可能出现在不同医院或不同地区之间,同一个手术分级不一致的问题。

§2.6 医技辅助科室业务统计

传统的医技辅助科室的业务统计方法是由业务科室人员手工登记,定期清点后,在统计部门设计的报表中填写统计数据,再报送统计部门。

2.6.1 医技科室业务报表设计

由于科室多、项目多、工作量差别悬殊、计量单位不统一,因此对医技辅助科室的业务统计容易显得杂乱。这需要统计人员与业务科室反复沟通,熟悉科室业务,合理设计数据表,尽量反映各科工作特点。一般来说,医技科室业务报表的要求与统计表基本一致,应包括标题、表格、备注三个内容:标题应写明时间、科室、主要内容;表格应特别注意表头的设计,要简洁明了,表格线条可比普通统计表多,以免填错行;备注需写明填报时间或统计口径等注意事项,便于填报者操作。

如表 2.14 放疗科各项治疗的数据收集表设计。

表 2.14　201__年__月份放疗科治疗工作量情况

项目		人次	野	收入(元)
高能加速	常规放射治疗			
	调强治疗			
低能加速器	常规放射治疗			
	调强治疗			
物理计划				
模拟定位				
模室				
后装				
射频热疗				

注:请于每月 3 日前报送至统计室。

相关数据收集之后,需要建立台账,并用不同颜色区分月份、季度及年度数据,以便数据保存、核对及分析,如表 2.15。

表 2.15　201__年放疗科治疗项目工作情况

月份	高能加速				低能加速器				物理计划	模拟定位	模室	后装	射频热疗	合计				其他(人次)
	常规放射治疗		调强治疗		常规放射治疗		调强治疗							常规放射治疗		调强治疗		
	人次	野	人次	野	人次	野	人次	野	人次	人次	人次	人次	人次	人次	野数	人次	野数	
1																		
2																		
3																		
一季度																		
4																		
5																		
6																		
二季度																		
上半年																		
......																		
下半年																		
全年																		

虽然各科的项目各不相同,难以进行直接的对比,但可以通过各科的收入对比,简化问题,见表 2.16。

表 2.16　201__年放疗科治疗项目收入情况　　　　　　　单位:元

月份	高能加速	低能加速器	物理计划	模拟定位	模室	后装	射频热疗	合计
1								
2								
……								

对部分医技辅助科室的工作,除了工作量的统计,还应做质量统计。如对一些大型设备检查的诊断符合率统计、放射科照片的甲片率、检验科的检验结果一致性分析等(见表 2.17)。

表 2.17　201__年病理切片染色及诊断情况

月份	病理腊块总数	病理切片			特殊染色			常规切片			冰冻切片		
		切片总数	优片数	优片率%	特殊染色	免疫组化	合格总数	合格率%	诊断总数	符合数	符合率%	诊断总数	符合数	符合率%
1													
2													
……													

2.6.2　医技科室业务报表信息化

建立基于 B/S 结构(Browser/Server,浏览器/服务器模式)的网络报表系统,可以让各业务科室在电脑客户端填写报表,数据直接接入服务器的数据库,自动生成台账或其他对比报表。这样不但减少了院内报送数据的人力,更可以避免数据的多次重复录入,大大提高工作效率。而且通过客户端与服务器数据库的数据交互,科室可随时查看报送的数据,便于核查数据。

医院信息化之后,医技辅助科室的业务统计应该尽量通过 HIS 的业务流程记录汇总统计,这样不但能减轻各科登记的负担,而且数据来源于业务发生的记录,避免了手工登记可能出现的失误,业务变更后也容易重新汇总统计,比手工登记更为准确。统计人员应参与 HIS 的建设过程,将统计需求形成自动化报表,同时可自定义组合搜索查询,以便灵活统计各类业务。

§2.7 社区健康服务中心(随访)业务统计

社区健康服务中心(以下简称"社康")是国家公共卫生工作的重要组成部份,是为了实现"人人享有初级卫生保健"目标而设立的基层卫生服务机构,融"预防、保健、康复、健康教育、计划生育和医疗"为一体(即六位一体)。其工作对象是以社区为范围,以家庭为单位,以妇女、儿童、老人、慢性病人、残疾人等人群为重点,对疾病的诊疗,除了利用药物外,往往通过分析和干预个人的各种不良因素达到对疾病控制的目的。

2.7.1 社区健康服务中心业务工作统计

社康的工作内容除了门急诊、计划免疫、儿童体检等之外,还有建立健康档案、健康宣教、孕产妇及慢性病的随访等工作,因此简单地用门急诊人次、计划免疫人次等指标不足以反映社康的业务工作量。需要针对社康的工作,设置特殊报表,以便全面反映其工作。

如某市区社康服务的年度报表项目有:站名、服务人口、已建健康档案、健教橱窗(栏)、举办健教讲座、印发健教宣传资料、发放健教处方、体检人数、计划免疫预防接种对象、人数、传染病报告例数、卫生指导、孕产妇管理人数、产后访视人数、0~3岁儿童系统管理人数、60岁以上老年建册人数、老年特殊人群、慢性病管理人数、残疾人专案管理人数、疾病诊疗情况、经济情况、人员情况、全年装修改善硬件情况等。

2.7.2 社区健康服务中心随访工作统计

随访是指与治疗后的病人建立联系,为其提供后续的护理或康复指导,促进其完全康复、减少复发率,同时了解疾病的发展、预后及转归,为积累医学知识、提高医疗水平收集信息。

社康的随访工作主要针对慢性病管理、儿童保健、妇女保健、残疾人及精神病管理等方面。其中,慢性病管理随访主要包括高血压、冠心病、糖尿病、脑卒中、恶性肿瘤等五种疾病;儿童保健随访主要包括新生儿家庭访视、儿童贫血、佝偻病等;妇女保健随访有产前随访、产后访视等。

对不同类型的情况进行分类登记,电脑管理,便于统计。《国家基本公共卫生服务规范》中给出了部分随访服务记录表的格式,慢性病的随访比较常见,如《高血压患者随访服务记录表》(详见附录6),高血压患者的每次随访,都记录时间、症状、体征、用药情况、药物不良反应等,并给予生活方式指导。孕妇分娩后的访视也是重要内容之一,如《产后访视记录表》(详见附录7),主要记录分娩后身体、心理状况,特别是产科相关的身体恢复情况,并给予卫生及营养指导。

对随访的工作还可以统计慢性病患者的建档率和建档合格率、随访人数和规范管理率、社区人群慢性病防治知识知晓率、生活方式改变率、慢性病控制率、社区医务人员的培训及培训合格率等,以此考核随访工作的质量。

§2.8　医疗费用统计

2.8.1　医疗费用主要统计指标

"每诊疗人次医药费用"和"出院者人均医药费用"分别反映门诊诊疗和住院治疗对病人的经济负担。由于各地区的物价水平不同,同一地区、不同级别医院的收费标准不同,因此各地的医药费用不适宜直接对比。

每诊疗人次医药费用(门诊病人次均医药费用)=(医疗门诊收入+药品门诊收入)/总诊疗人次数

在计算每诊疗人次医药费用时,需要注意:由于总诊疗人次数不包括健康检查,但健康检查的费用往往计入门诊费用,因此分子分母的统计口径可能不一致,会造成每诊疗人次医药费用比真实情况偏高。为了避免这个问题,可采用将健康检查费用从门诊费用中剔除的方法。

出院者人均医药费用(住院病人人均医药费用)=(医疗住院收入+药品住院收入)/出院人数

出院者平均每日住院医药费=(医疗住院收入+药品住院收入)/出院者占用总床日数

对平均费用的统计,仅仅能看出总量的情况,加上时间因素也仅能分析总量的变化趋势。要进一步分析费用内部情况,寻找费用变化的原因,必须对费用结构进行统计分析。

由于2011年7月份开始全国实行医疗财务制度改革,改革前后费用结构发生了根本性的改变,因此建议费用结构分析按此时间划分为两个时段,分别分析。另外,2011版住院病案首页中对费用结构也做了大刀阔斧的修改,这前后的住院费用也无法进行结构对比。

2.8.2　不同报表经济数据的差异及合理使用

医院信息系统(HIS)建立以后,医院的业务收入数据都由该系统录入和管理,各类经济类报表的数据都取自于该系统。但由于统计口径、统计时点和部分内容等方面不同,各类报表反映的经济收入数据会出现差异。在实际运用各类报表的

数据时,需要对此有所了解。下面以住院部分的业务收入为例进行介绍:

2.8.2.1   常见的经济收入报表

1. 财务科报表

根据每日 HIS 的记录进行财务核算后得出财务数据,其数据分"在院结算"和"出院结算"两部分。"在院结算"指病人当期(一般以"月份"为期)发生各项业务产生的费用,在该月结束时,病人仍在院;"出院结算"指病人出院时结算其住院期间发生的各项业务费用,时间从入院算到出院。如果病人住院时间有跨月,则"出院结算"的费用中要冲减上月的"在院结算"之后才入账。因此,财务科报表反映了当月的业务收入,也即当月医院对住院的病人提供各项医疗服务所应得到的收入。由于需要进行财务核算,因此财务科报表的数据具有时间延迟性。

2. 病案收入报表

由电脑工程师制作数据接口,使 HIS 系统的数据对应下载至病案系统,其中的费用数据可用于生成《医院各科(区)经济收入报表》(各地名称可能不同,简称病案收入报表)。该报表反映当月出院病人的总费用,出院病人数与病案系统中当月的《住院工作报表》一致,每一条收入的记录与每一份出院病案对应,不论该费用的产生是在什么时间,体现了医院对该住院病人提供的所有医疗服务费用。

3. HIS 系统打印报表

HIS 系统的报表根据业务发生的时间作记录,汇总报表可精确指定时间。HIS 系统可打印两种报表:

1)结算实收报表(以下称 HIS 结算报表):反映当月结算病人费用,与病人是否出院以及出院时间无关,即包括以前出院当月结算的费用、当月仍在住院而中途结算的病人费用、当月出院当月结算的费用,不包括当月出院但以后结算的费用、当月出院但以前结算过的费用。该报表体现了当月医院完成结算的费用,即当月实际收到钱的数目,因此不包括欠费。部分病人进行中途结算,即住院全程分多次结算,该病人的费用则会分在多次结算报表中。

2)业务收入报表(以下称 HIS 业务报表):反映当月各项业务产生的费用,即当月医院对住院病人提供各项医疗服务所应得到的收入,与病人出院时间、结算时间以及是否欠费无关。

2.8.2.2   其他需要注意的问题

1. 现金处方

反映病人现金交易的业务,比如不能记账的自费药物、门诊病人到住院部缴费、住院病人使用高额药物先缴费再购药等。这部分收入在交易时可能不会关联病人住院信息,在报表中就可能无法划分到具体病人,因此现金处方可能不会在病案收入报表中体现,但会包括在其他报表中。

2. 病人欠费

由于各种原因带来的欠费在 HIS 结算报表中都不会反映,因为该报表只反映实际收到的金额,但体现业务的报表都会包括欠费的金额。

3. 系统数据接口的更新

由于 HIS 和病案管理系统的开发往往是不同公司,需要通过数据接口传输,以便 HIS 系统的数据能下载至病案系统。如果 HIS 中的项目进行了调整修改,而数据接口未及时更新的话,也会造成病案收入报表数据产生偏差。

4. 数据变更

由于种种原因,病人出院结算后可能取消结算或重新结算,这会引起 HIS 数据库的数据变更。财务科对这种情况可以通过延迟入账或冲减的方法进行更改。但病案系统从 HIS 下载数据往往是一次性的,不会重复下载同一个病人同一次住院的记录,因此病案系统对下载数据后出现的数据变更无法同步更新,导致病案收入报表与实际情况会产生一定差异。HIS 的业务报表和结算报表在不同时间汇总也会因该问题而有所不同。

医院每天产生各种数据几十万余条,由此汇总的各类报表内容也不同,虽然数据是准确可靠的,但不合理的使用就不能保证统计结果的高质量。因此单用一种报表反映医院的经济运行是不全面的,用一个报表的内容概括所有的经济情况也并不合适。建议在分析不同情况时采用不同的报表。如:反映全院业务情况可参考 HIS 业务报表和财务科报表,了解全院实际收入可参考 HIS 结算报表,观察出院病人人均费用则取病案收入报表更合适。

本章小结

医院统计基础工作是医院统计人员必须掌握的内容,是医院统计工作的立足点,也是各种深入分析的基础。由于这些基础工作涉及的内容很多,项目繁杂,时效性要求又高,因此需要系统学习、灵活安排,才能做到忙而不乱。本章从国家统计调查制度、统计规范等宏观层面以及具体统计工作流程、主要统计指标、数据来源及统计方法等微观层面对医院统计的基础工作进行了比较全面系统的介绍。各地对具体指标的统计口径可能存在差异,因此更详细的指标解释还需参考具体报表制度。

思考与练习题

1. 怎样才能准确统计门诊诊疗人次?
2. 如何确定实际开放床位数?
3. 医院统计工作要求快捷、准确地获取数据,如何做到这一点?

第三章   医院统计基础分析

通过医院统计的基础工作,产出了常规的医院统计工作报表和各项统计指标。医院统计报表中的统计指标众多,可以简单地归纳为绝对数和相对数两类。绝对数是计算各种统计指标的基础数据,可以派生出很多相对指标。统计报表中的相对数一般是统计分析中重点关注的指标,是反映医院业务情况的具有代表性的指标,一般包括率、构成比、相对比以及反映增长趋势的同比、环比等指标。在实际工作中,可以根据统计数据的特性以及分析目的来选择合适的相对数。为了满足医院临床、管理与决策方面的需要,还要进一步针对某个专项工作进行深入的分析,这需要统计人员从业务需求的角度出发,利用适宜的统计分析技术和方法来完成。

§3.1   统计分析技术与方法

3.1.1   数据的可比性及处理方法

统计数据只有经过比较才能发现问题,说明问题。但两个数据进行比较需要注意它们之间有无可比性。对于不具备可比性的统计数据简单进行对比,往往会得出错误的结论。

统计数据的可比性是指统计数据在时间上和空间上的可比程度,体现在以下几方面:

1. 指标含义是否相同

由于统计报表体系和统计制度方法的改革,不同时期的统计指标名称看似相同,实际的含义却相差甚远。比如卫生部基层单位综合统计报表(卫统 1 表)中的医师数,在 2000 年改为执业医师数,两者的指标含义、口径及计算方法是完全不同的。此外,总诊疗人次、门诊人次、门急诊人次三个指标在含义上是不同的,但实际运用中经常会混淆使用,这样会造成结果混乱。因此,只有在确切地了解指标的含义和内容后,方可用来比较。

2. 统计口径是否一致

由于制度变迁和形势变化,一些统计数据口径范围作过调整。比如,在卫统 1 表中,现行的报表制度将原属"卫生技术人员"的药剂员、检验员计入了"工勤技能人员"。对于这些口径范围经过调整的数据,不能简单地进行对比。

3. 计算方法是否相同

同一个统计指标,采用不同的计算方法,得出的统计数据是有差异的。

4. 统计时期是否一致

如果统计时期不一致,直接进行对比是不合适的。比如半年的数据与全年数据对比,月份数据与年度数据对比等等。此外,医院统计指标常常受到季节因素的影响,不同季节的数据简单对比是不恰当的。

5. 统计调查方法是否相同

调查方法主要有普查、全面报表制度、抽样调查、重点调查、典型调查、科学估算等。采取不同的调查方法,得出的统计数据也就不尽相同,直接拿来比较是不合适的。

6. 调查对象内部结构是否相同

比如比较两组人群的患病率,若两组的年龄、性别等构成不同,则影响总的患病率,必须进行标准化处理后才能比较。

对于数据的可比性问题,在统计分析中必须加以重视,避免直接将不具有可比性的数据进行对比分析。在某些情况下,不具有可比性的统计数据,可以采用一定的方法进行调整,使之尽量具有可比性。处理方法有:

1. 率的标准化法

在两组资料内部构成有明显不同的情况下,直接比较两组的合计率是不合理的,因为其内部构成不同,往往影响合计率的大小。为了获得正确的比较结果,必须先将两组资料的内部构成按照统一标准进行校正,然后计算标准化率再进行比较,这种方法称为标准化法。采用标准化法,可以消除内部构成不同对合计率的影响,使合计率具有可比性。

2. 目标值(标准值)标化法

由于进行比较的对象自身的性质不同,针对某一指标直接进行比较是不合适的。但可以将每个对象的指标分别用各自的目标值或标准值进行标化,然后再进行比较。例如,临床各科室平均住院日的比较,可对各科室分别制定目标值,然后比较各科室达标的情况。

3. 季节调整

受季节变动影响的统计数据往往不具有可比性,必须采用合适的方法进行调整,消除季节因素的影响,这个过程称为季节调整。常用的季节调整方法有季节比率法、移动平均法、X-12法、TRAMO/SEATS法等等。

4. 平均法

在某些情况下,可以采用平均法来处理数据的可比性问题。比如,2月份是短月份,日历日数比3月份少3天(闰年少2天),如果要比较两个月份的工作量指标,可以采取按日历日数或工作日数平均的方法来进行调整。

需要指出的是,并不是所有不可比的情况都有办法进行处理,并且以上处理方法也具有一定的局限性,有一定的适用条件。

3.1.2   常用的统计分析方法

3.1.2.1   比较分析法

1. 横向比较法

即在同类型的单位之间进行比较分析,如同类医院、同类科室、同类人员之间比较,对比分析各单位之间在某个统计指标上的差异与位置。

2. 纵向比较法

即将某个分析对象现阶段的情况与过去同期的水平进行比较分析,了解分析对象的发展趋势和变化。

3. 标准比较法

即与某种标准或目标、计划进行比较,了解分析对象在某个指标上的达标情况、完成目标或计划的情况。

3.1.2.2   多元统计分析

采用多元统计的方法,对评价对象的影响因素进行分析。通常采用多元线性回归、logistic 回归、聚类分析、因子分析、主成分分析、判别分析等方法。

3.1.2.3   时间序列分析

通过对某个变量的时间序列分析,了解该变量的发展趋势,通过建立分析模型,并采用季节调整等分析技术,分析时间序列的各项影响因素,并对时间序列进行短期预测。有关内容参见第五章。

3.1.2.4   综合评价法

通过建立评价指标体系,对评价对象进行系统评价,从而了解各评价对象的总体水平。如对医院各科室医疗质量进行评价,可先建立质量评价指标体系,并给每个指标赋予权重,然后采用一种综合评价方法计算各科室的评价得分,从而衡量各科室的医疗质量水平。

常用的综合评价方法有综合指数法、层次分析法、秩和比法、TOPSIS 法、主成分分析法、数据包络分析等。有关内容参见第六章。

3.1.2.5   因素分析法

因素分析法(Factor Analysis Approach),又称指数因素分析法,是依据分析指标与其影响因素的关系,利用统计指数体系,从数量上分析确定各因素对分析指标影响方向和影响程度的一种统计分析方法。因素分析法是现代统计学中一种重要而实用的方法,它是多元统计分析的一个分支。因素分析法能把一组反映事物性质、状态、特点等的变量简化为少数几个能够反映出事物内在联系的、固有的、决定事物本质特征的因素,运用数学方法对可观测的事物在发展中所表现出的外部特征和联系进行由表及里、由此及彼、去粗取精、去伪存真的处理,从而得出客观事物普遍本质的概括。使用因素分析法可以使复杂的研究课题大为简化,并保持其基本的信息量。

因素分析法的研究对象是受多因素影响的总量指标,其可以分解为若干因素的乘积,其中每个因素发生变化都会使总量指标发生变化。因素分析法既可以全面分析各因素对总量指标的影响,又可以单独分析某个因素对总量指标的影响。医院统计报表中有相当多的这种总量指标,可以进行分解,从而进行因素分析,例如:

门诊业务收入=门诊人次×门诊人次平均费用

住院业务收入=出院人数×出院者平均费用=出院人数×平均住院日×出院者平均人日费用

出院者占用总床日数=出院人数×平均住院日

因素分析法常用的有连环替代法、差额分析法、指标分解法、定基替代法等,这里主要介绍连环替代法和另外一种更有效的全增量因素分析法。

1. 连环替代法

连环替代法的思想是:假定一个或数个因素没有变动(报告期和基期相等),从而测定另外一个因素的影响方向和程度。至于是将数据假定在基期还是报告期,要根据实际情况来选择。通常,分析质量指标的影响时,将数量指标固定在报告期;分析数量指标影响时,将质量指标固定在基期。当分析指标是多因素乘积关系时,应按"先数量因素,后质量因素;先外延,后内涵;先主后次;先实物后价值"的原则进行因素分析,计算时先替代前面的因素,再替代后面的因素,并注意相邻因素相乘后要有明确的经济含义。

运用连环替代法的步骤是:

1)确定需要分析的指标;

2)根据该指标形成的过程,确定影响该指标的各因素,并根据指标与各因素的内在关系建立计算公式,最常见的是乘积关系,也可以是其他关系;

3)将各因素按照数量指标在前、质量指标在后的顺序排列,并依次进行因素替换,以计算各因素变动对指标的影响程度。在分析第一个指标时,将后面的指标固定在基期;在分析第二个指标时,其前面的指标固定在报告期,其后面的指标仍固定在基期;依此类推。

下面通过一个例子来介绍连环替代法的具体应用。

例 3.1 对某医院 2010 年住院业务收入情况进行因素分析,统计数据见表 3.1。

表 3.1　某医院 2010 年住院业务收入因素分析

住院业务收入(元)		出院人数 (工作量)		平均住院日 (疗程)		平均人日费用(元) (单位费用)	
报告期	基期	报告期	基期	报告期	基期	报告期	基期
$u_1=x_1y_1z_1$	$u_0=x_0y_0z_0$	x_1	x_0	y_1	y_0	z_1	z_0
147939081	135173465	13534	12759	11.63	11.94	939.89	887.30

注:2010 年为报告期,2009 年为基期。

在分析工作量因素时,将疗程和单位费用两个因素固定在基期;在分析疗程因素时,将工作量固定在报告期,单位费用固定在基期;在分析单位费用因素时,将工作量和疗程两个因素固定在报告期。

1)住院业务收入指数:

$$\frac{x_1y_1z_1}{x_0y_0z_0}=\frac{147939081}{135173465}=109.44\%$$

实际增加额:

$$x_1y_1z_1-x_0y_0z_0=147939081-135173465=12765616$$

2)工作量影响指数:

$$\frac{x_1y_0z_0}{x_0y_0z_0}=\frac{13534\times11.94\times887.30}{12759\times11.94\times887.30}=\frac{143384095}{135173465}=106.07\%$$

工作量对业务收入实际影响:

$$x_1y_0z_0-x_0y_0z_0=143384095-135173465=8210630$$

3)疗程影响指数:

$$\frac{x_1y_1z_0}{x_1y_0z_0}=\frac{13534\times11.63\times887.30}{13534\times11.94\times887.30}=\frac{139661393}{143384095}=97.40\%$$

疗程对业务收入的实际影响:

$$x_1y_1z_0-x_1y_0z_0=139661393-143384095=-3722702$$

4)单位费用影响指数

$$\frac{x_1y_1z_1}{x_1y_1z_0}=\frac{13534\times11.63\times939.89}{13534\times11.63\times887.30}=\frac{147939081}{139661393}=105.93\%$$

单位费用对业务收入实际影响:

$$x_1y_1z_0-x_1y_1z_0=147939081-139661393=8277688$$

从以上分析结果可以看到,总量指标(住院业务收入)可以分解为三个因素(出院人数、平均住院日、平均人日费用),通过因素分析,可以很清楚地看到每个因素对总量指标变动的贡献。工作量因素(出院人数)使得业务收入增加 8210630 元,疗程因素(平均住院日)使得业务收入减少 3722702 元,而单位费用因素(平均人日费用)使得业务收入减少 8277688 元。三项因素的共同作用使得业务收入增加 12765616 元。

对因素分析的结果,用绝对数表示为:
$$12765616 = 8210630 - 3722702 + 8277688$$

用相对数表示为:
$$109.44\% = 106.07\% \times 97.40\% \times 105.93\%$$

进一步分析,在三个因素中,工作量因素和单位费用因素是正向影响因素,而疗程因素是负向影响因素。从绝对值来看,单位费用因素>工作量因素>疗程因素,总的影响是增加。

2. 全增量因素分析法

连环替代法有一个比较突出的缺陷:有时会出现相对数分析结果与绝对数不一致的情况,从而使得分析结果自相矛盾。如上例,从相对数来看,工作量因素的影响最大,但从绝对数来看,却是单位费用因素的影响最大。在这种情况下,可以采用多元函数全增量因素分析法。

在数学分析中,对于二元函数 $z = f(x, y)$ 的全增量可表示为:
$$\Delta z = \frac{\partial z}{\partial x} \Delta x + \frac{\partial z}{\partial y} \Delta y + o(\rho) \tag{3.1}$$

可见,增量 Δz 分为三部分:

$\dfrac{\partial z}{\partial x} \Delta x$ 表示由于 x 的单独变动对总体 z 的影响值;

$\dfrac{\partial z}{\partial y} \Delta y$ 表示由于 y 的单独变动对总体 z 的影响值;

$o(\rho)$ 表示由于 x 和 y 同时变动对总体 z 的影响值。
$$o(\rho) = \Delta z - \left(\frac{\partial z}{\partial x} \Delta x + \frac{\partial z}{\partial y} \Delta y \right) \tag{3.2}$$

对于最常见的二元函数 $z = xy$,通过数学推导可以得出:
$$\Delta z = y_0 \Delta x + x_0 \Delta y + \Delta x \Delta y \tag{3.3}$$
$$或 \quad x_1 y_1 - x_0 y_0 = y_0(x_1 - x_0) + x_0(y_1 - y_0) + (x_1 - x_0)(y_1 - y_0) \tag{3.4}$$

同理,对于三元函数 $u = f(x, y, z)$,其全增量可表示为:
$$\Delta u = \frac{\partial u}{\partial x} \Delta x + \frac{\partial u}{\partial y} \Delta y + \frac{\partial u}{\partial z} \Delta z + o(\rho) \tag{3.5}$$

若 $u = xyz$,则
$$\Delta u = y_0 z_0 \Delta x + x_0 z_0 \Delta y + x_0 y_0 \Delta z + o(\rho) \tag{3.6}$$

或
$$x_1 y_1 z_1 - x_0 y_0 z_0 = y_0 z_0(x_1 - x_0) + x_0 z_0(y_1 - y_0) + x_0 y_0(z_1 - z_0) + o(\rho) \tag{3.7}$$

$$o(\rho)=\Delta u-(y_0z_0\Delta x+x_0z_0\Delta y+x_0y_0\Delta z) \tag{3.8}$$

例 3.2   下面仍以表 3.1 的数据为例,采用全增量因素分析法进行分析。

1)住院业务收入的实际增加额:

$$\Delta u=u_1-u_0=x_1y_1z_1-x_0y_0z_0=12765616$$

相对数为:$\dfrac{\Delta u}{x_0y_0z_0}=\dfrac{12765616}{135173456}=9.44\%$

2)出院人数(工作量)增加额:

$$\Delta u_x=y_0z_0(x_1-x_0)=11.94\times887.30\times(13534-12759)=8210631$$

相对数为:$\dfrac{\Delta u_x}{x_0y_0z_0}=\dfrac{8210630}{135173456}=6.07\%$

3)平均住院日(疗程)增加额:

$$\Delta u_y=x_0z_0(y_1-y_0)=13534\times887.30\times(11.63-11.94)=-3509529$$

相对数为:$\dfrac{\Delta u_y}{x_0y_0z_0}=\dfrac{-3509529}{135173456}=-2.60\%$

4)平均人日费用(单位费用)增加额:

$$\Delta u_z=x_0y_0(z_1-z_0)=13534\times11.94\times(939.89-887.30)=8011690$$

相对数为:$\dfrac{\Delta u_z}{x_0y_0z_0}=\dfrac{8011690}{135173456}=5.93\%$

5)三个因素综合影响增加额:

$$\Delta u_{xyz}=\Delta u-(\Delta u_x+\Delta u_y+\Delta u_z)=52824$$

相对数为:$\dfrac{\Delta u_{xyz}}{x_0y_0z_0}=\dfrac{52824}{135173456}=0.04\%$

上述分析结果可表示为:

增加额:12765616=8210631+(-3509529)+8011690+52824

相对数:9.44%=6.07%+(-2.60%)+5.93%+0.04%

可见,从绝对数(增加额)来看,对住院业务收入影响最大的是工作量因素,它使业务收入增加了 8210631 元;从相对数来看,同样也是工作量因素影响最大,它使业务收入增加了 6.07%。因此,绝对数与相对数的分析结果达到了一致。

§3.2   医院资源分析

医院资源主要包括医院的床位、人员、设备、房屋等等,其反映的是医院的规模与设施。对医院资源分析的主要目的就是评估医院资源的配置情况与发展状况,评估医院的各项设施与医院的定位是否适应、能否满足医疗业务工作的需要;各类人员的构成比例是否合理；各部门人员配备是否符合规范要求及实际工作需要等等，从而对医院科学制定发展规划和目标任务提供可靠的依据。

3.2.1 床位分析

床位是医院规模的计量单位。通过对床位数的现状与动态分析，可以评估医院发展状况，以及是否符合有关标准和规范。可以从以下几方面进行分析：

3.2.1.1 与标准和规范的比较

评估床位数是否符合国家和地方的有关标准，若不达标则需制定床位发展规划。

1989年卫生部颁布的《综合医院分级管理标准》（试行草案）规定：一级医院病床数不得少于20张，二级医院病床数不少于100张，三级医院病床数不少于500张。

2011年卫生部发布的《三级综合医院评审标准》及《三级综合医院评审标准实施细则》并未对床位规模做出明确的规定，而只是规定"医院符合卫生行政部门规定三级医院设置标准"。

3.2.1.2 床位的动态分析

主要是分析医院规模动态变化，计算发展速度与增长速度，以及若干年来的平均发展速度和平均增长速度。

3.2.1.3 床位的构成分析

分析医院各科床位的构成比例，评估各科床位配置的合理性。

评估可以依据有关规范和标准，例如，2011年卫生部发布的《三级综合医院评审标准实施细则》规定：重症医学床位占总床位比例至少达到2%；住院特需床位所占比例不高于7%。卫生部发布的各专科医院评审标准实施细则中也有不同的规定。

3.2.2 人力资源分析

主要是分析医院人员的构成比例，评价其结构是否合理，是否能与工作任务相适应等。

3.2.2.1 床位与人员比

床位与人员比是反映一个医院编制的基本指标。通过分析全院及各科医护人员总数与床位数之比，按有关标准来评估，并根据实际工作量等情况判断床位数与医护人员数的配备是否恰当，从而为医院资源的合理配置提供依据。评估可以参照国家有关标准。表3.2是《综合医院分级管理标准》（1989）中的有关规定。

表 3.2　各级综合医院床位数床位与人员比标准

医院等级	床位数	床位与人员比
三级	不少于 500 张	1：(1.5～1.8)
二级	不少于 100 张	1：(1.3～1.5)
一级	20 张以上	1：(1～1.4)

此外,《综合医院分级管理标准》(1989)还规定:医学院校附属医院及承担国家教学、科研任务的医院可适当增加人员比例。医学院校附属医院和教学医院可另增加编制 12%。综合医院病床数与门诊量之比按 1：3 计算,不符合时,按每增减门诊 100 人次,增减 5～7 人。

按照上述标准,可以评估医院的人员情况是否符合标准。

例 3.3　假设有一所医学院校附属医院,开放病床 800 张,现有职工 1500 人,日平均门诊量 3000 人次,试评价其人员情况。

按床位计算,应配置人员 800×1.7＝1360

附属医院应增加人员 1360×12%＝163

应完成的日门诊人次 800×3＝2400

超额门诊量＝3000－2400＝600

超额门诊量应增加人员 600/100×6＝36

医院应配置人员 1360＋163＋36＝1559

医院的人员缺口为 1559－1500＝59

2011 年卫生部发布的《三级综合医院评审标准实施细则》对人员配置也有一些明确规定,如:卫生技术人员与开放床位之比不低于 1.15：1;病房护士与开放床位之比不低于 0.4：1;重症医学科医师人数与床位数之比不低于 0.8：1,护士人数与床位数之比不低于(2.3～3)：1。

3.2.2.2　人员结构分析

1. 各类人员比例

根据国务院《综合医院编制原则(试行草案)》(1978 年 12 月)的规定,各类人员的比例为:行政管理和工勤人员占总编的 28%～30%,其中行政管理人员占总编的 8%～10%;卫生技术人员占总编的 70%～72%,在卫生技术人员中,医师、中医师占 25%,护理人员占 50%,药剂人员占 8%,检验人员占 4.6%,放射人员占 4.4%,其他卫技人员占 8%。

《三级综合医院评审标准实施细则》(2011)规定,在岗护士占卫生技术人员比例不低于 50%;全院工程技术人员占全院技术人员总数的比例不低于 1%。

对照以上标准,可以对医院的人员比例进行分析,评估其配备是否合理,是否符合规定,从而为医院的人力资源管理和人才策略提供科学依据。

2. 人员学历和职称结构分析

通过分析人员的学历和职称结构,可以评价医院的人员总体素质以及人才梯队建设状况。

《综合医院分级管理标准》(1989)规定:三级医院主任医师、副主任医师、主治医师和医师之比为 1∶3∶5∶7,呈"金字塔"结构;护师以上护理人员占护理人员总数>30%。

而《三级综合医院评审标准实施细则》(2011)规定:临床科室主任具有正高职称≥90%;护士中具有大专及以上学历者≥50%;医技科室主任具有正高职称>70%;麻醉科主任具有副高级及以上专业技术职务任职资格,护士长应当具有中级及以上专业技术职务任职资格;急诊科主任由具备副主任医师及以上专业技术职务任职资格的医师担任,急诊科护士长由具备主管护师及以上任职资格和 5 年以上急诊临床护理工作经验的护理人员担任,急诊医师以主治以上职称为主体(在岗≥70%),急诊护理人员以护师以上职称为主体(在岗≥70%)。

因此可按上述规定对人员配置进行分析。

3.2.3 房屋与设备配置分析

房屋与设备也是反映医院规模的具体指标。

房屋分析主要是分析医院建筑总面积、业务用房面积,通过计算每床位的业务用房面积以及每门诊人次门诊建筑面积,参照有关标准来评价医院建筑面积是否满足业务工作量的要求。具体分析指标如下:

1. 平均每床建筑面积 $= \dfrac{业务用房面积}{平均开放病床数}$ (3.9)

2. 每床病室净使用面积 $= \dfrac{病房建筑面积 \times 75\%}{平均开放病床数}$ (3.10)

3. 每门诊人次门诊建筑面积 $= \dfrac{门诊建筑面积 \times 75\%}{日均门诊人次}$ (3.11)

根据《综合医院分级管理标准》(1989)中的规定,各级综合医院建筑面积标准见表 3.3。

表 3.3 各级综合医院建筑面积标准   单位:平方米

医院等级	平均每床建筑面积	每床病室净使用面积	每门诊人次门诊建筑面积
三级	不少于 60	6 以上	不少于 4
二级	不少于 45	5 以上	不少于 3
一级	不少于 45	—	—

设备配置分析主要是分析医院的设备数量及种类是否满足医院的医疗、教学、科研的需要。主要分析指标如下：

1. 平均每床占用专业设备金额 $= \dfrac{\text{年末专业设备总金额}}{\text{平均开放病床数}}$ （3.12）

2. 每百床万元以上医疗设备台件数 $= \dfrac{\text{万元以上医疗设备台件数}}{\text{平均开放病床数}} \times 100$ （3.13）

3.2.4 医疗设备利用情况分析

医疗设备利用情况通常采用设备使用率来分析。设备使用率有两种计算方法：

1. 按服务时间来计算

$$\text{设备使用率} = \dfrac{\text{某设备实际运行时间}}{\text{该设备期望运行时间}} \times 100\%$$ （3.14）

时间的单位可以是天、小时，一般是以法定工作时间来计算。

2. 按服务人次来计算

$$\text{设备使用率} = \dfrac{\text{某设备实际服务人次}}{\text{该设备期望服务人次}} \times 100\%$$ （3.15）

某设备的期望服务人次一般指该设备满负荷状态下所能提供的服务人次。在实际管理中也可以由管理人员根据一定的原则来制定某设备的定额服务量作为其期望服务人次。

具体采用哪种计算方法可根据实际情况而定。

3.2.5 大型医疗设备效益分析

大型医疗设备由于其投资金额大，对医院的综合效益影响较大，因此需要对投资效益进行跟踪分析，以评判决策的合理性，并对设备购置与管理提供参考依据。大型医疗设备效益分析是从经济效益和社会效益两个方面来分析设备的综合效益，以评价设备配置的合理性。

3.2.5.1 投资回收期分析

投资回收期是指某设备需要多少年能收回全部投资。

$$\text{投资回收期} = \dfrac{\text{某设备投资总额}}{\text{该设备年净收入}}$$ （3.16）

年净收入指该设备全年产生的业务收入扣除一切相关费用（包括耗材费、维修费、人员费、水电费、折旧费等）后的净值。

投资回收期分析是一种静态分析，它不考虑货币的时间价值。投资回收期越短，表明该设备的经济效益越好。

3.2.5.2　投资收益率分析

投资收益率是指某设备每年获得的净收入与投资总额的比率。

$$投资收益率=\frac{某设备年净收入}{该设备投资总额}\times100\%　\qquad(3.17)$$

投资收益率越高,表明该设备的经济效益越好。

3.2.5.3　净现值分析

净现值属于动态分析,考虑了投资货币的时间价值。净现值是指一项投资的未来收益的总现值与原投资额的现值之间的差额,若净现值>0,表示该设备投资项目的报酬率大于预定的折现率,表示此项目投资可行;反之,则项目不可行。

净现值可采用以下公式计算:

$$净现值=收益现值总额-投资总额=\sum_{t=1}^{N}\frac{F_t}{(1+i)^t}-投资总额　\quad(3.18)$$

其中,F_t 为第 t 年的净收入,i 为折现率(或称贴现率),N 为设备使用年限。

3.2.5.4　本量利分析

设备的本量利分析是指设备的成本-服务量-利润依存关系分析,分析服务量、收费价格、成本和利润之间的数量关系。确定盈亏临界点,是进行本量利分析的关键。所谓盈亏临界点,就是指使得贡献毛益与固定成本恰好相等时的服务量,此时,刚好达到盈亏平衡。盈亏临界点通常也称为保本服务量。

计算公式为:

$$单位服务量贡献毛益=单位单价-单位可变成本　\qquad(3.19)$$

$$盈亏临界点的服务量=固定成本/单位服务量贡献毛益　\qquad(3.20)$$

3.2.5.5　实例

以下通过一个实例来说明设备效益分析的方法和步骤:

例3.4　某医院拟投资 500 万元购进一台螺旋 CT,现对其进行设备效益分析。

1. 成本分析

1)固定成本:包括设备折旧费用、业务用房折旧费用、维修费用、人力成本等。

设备折旧费用:假定设备使用年限为 6 年,净残值率为 5%,按平均年限法计算折旧,则每年折旧费为 79.17 万元。

业务用房折旧费用:设备占用业务用房面积为 $120m^2$,年折旧费用为 1 万元。

维修费用:年维修费用为设备原值 7%,即 35 万元。

人力成本:假定 CT 工作人员 3 人,每人年收入 10 万元,则每年人力成本为 30 万元。

年固定成本为以上几项合计,即 145.17 万元。

2)变动成本:包括消耗材料成本及水电成本等。

每服务量消耗材料及水电成本为 50 元,预计年检查人次为 10000 人次,则年变动成本为 50 万元。

2. 收入分析

假定 CT 检查平均收费单价为 300 元,按每年检查人次为 10000 人次计算,则年业务收入为 300 万元。

由以上资料,可计算:

1)年净收入＝年业务收入－年固定成本－年变动成本＝300－145.17－50＝104.83(万元)

2)投资回收期＝500/104.83＝4.77(年)

3)投资收益率＝104.83/500×100％＝20.97％

4)净现值分析:假定设备使用期限内每年的服务量保持不变,折现率为5％,则

①年净收益＝104.83(万元)

②6 年的收益现值总额 $= \sum_{t=1}^{6} \frac{104.83}{(1+0.05)^t} = 532.08$(万元)

③净现值＝532.08－500＝32.08(万元)＞0

5)单位服务量贡献毛益＝300－50＝250(元)＝0.025(万元)

6)单位盈亏临界点的服务量＝145.17/0.025＝5807(人次)

需要指出的是,对设备进行效益分析不是单纯进行经济效益分析,而是要全面分析。有些情况下设备的经济效益亏损是属于政策性亏损,比如政府定价的原因等。有的设备是必须配置的,如抢救设备,这不能单纯用经济效益来评价。

§3.3 医疗业务工作情况分析

业务工作是医院的重点工作,其范畴是门急诊、住院、医技、药剂等一系列诊疗活动及辅助支持工作。对业务工作情况的分析主要包括对工作数量、工作效率、工作质量、经济收支、平均费用等方面的分析与评价。

3.3.1 门急诊工作情况分析

对门急诊工作情况的分析主要是对工作量进行分析。反映门急诊工作量的统计指标有:总诊疗人次、门诊人次、急诊人次等。对于工作量的分析与评价,可以从以下几方面来考虑:

3.3.1.1 纵向对比

一般与上年同期进行对比,简称为同比。在医院基本情况未发生显著变化的前提下,同比能比较准确地反映实际变动趋势。也可以对最近几年的情况进行动

态分析,评估几年来的发展状况及趋势。

3.3.1.2　横向对比

即与本地区同级别的医院进行对比,看本院的工作量水平及增长幅度处于一个什么位置,与其他医院的发展方向是否一致。如果存在明显的偏差,则需要进一步分析原因,寻找可能存在的问题。

3.3.1.3　与目标任务对比

如果医院制定了本年度的目标任务,则可以将实际工作量与目标任务进行对比,评价任务完成情况。一般目标任务是整个年度的,为了考核月度指标的完成情况,可根据最近三年的统计数据计算每个月的季节指数,从而将年度的目标任务分解到每个月份。

3.3.2　住院工作情况分析

3.3.2.1　住院工作量分析

主要分析指标有:出院人数、实际占用总床日数等。

与门急诊工作量分析一样,可从纵向对比、横向对比及与目标任务对比三个方面来对住院工作量进行分析与评价。

3.3.2.2　病床利用分析

主要分析指标有:病床使用率、病床周转次数。这两个指标是反映工作效率的指标。

《综合医院分级管理标准》(1989)规定,病床使用率须控制在85%～93%。而《三级综合医院评审标准实施细则》(2011)规定,保持适宜的床位使用率≤93%。因此,一般认为,病床使用率保持在85%～93%为宜。病床使用率过低,说明病床未被充分利用,造成了资源浪费;病床使用率太高,说明病床负担过重,会造成运转困难,产生医疗隐患。

病床周转次数的高低与收容病人的病种、病情轻重、疗程有密切的关系。主要收容急性病人的科室,病人的疗程相对较短,其病床周转次数较高,比如产科、儿科、外科等;而主要收容慢性病人、重症病人的科室,病人的疗程相对较长,其病床周转次数较低。因此不同科室、不同专业的病床周转次数是没有可比性的。对于同级同类医院之间的对比,也要考虑到其专科床位设置在结构上的差异,如果一定要对比,必须按照标准化的原则进行处理。

病床使用率和病床周转次数是评价病床工作效率的两个方面,要全面评价病床工作效率,必须把两个指标结合起来综合评定。理想的状态是:病床使用率较高,病床周转次数也较高。如果在某一方面未达到标准,说明还存在问题需要改进,或者是科室床位设置不合理,造成资源紧张与闲置并存。为了直观评价病床利用情况,可以制作"病床利用分析图"。其方法是:以病床周转次数为横轴、病床使用率为纵轴制作二维坐标图,在横轴上以全院平均病床周转次数画一条直线,在纵轴上分别在 85 和 93 处画一条直线,从而将坐标轴分成 6 个区,分别是高负荷区、优质区、空转区、积压区、平衡区和空置区(见图 3.1)。然后,根据各科室的床位利用情况,把各科室具体定位在坐标图中。

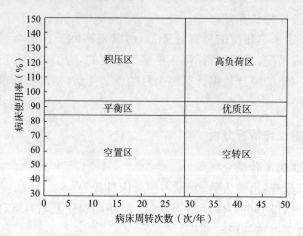

图 3.1　各科室病床利用分析图

图中各区代表的含义:

高负荷区:表明病床周转次数高于平均水平,病床使用率高于控制水平。在该区运行的科室,由于病床使用率偏高,易出现管理混乱、照顾不周、医疗风险以及因病床安排困难而出现病人流失的现象,必要时可考虑适当增加病床和人力。

优质区:优质区是医院质控要求区。表明科室病床使用率及病床周转次数均处于最佳水平,提示病人来源与科室开展床位比较适当,科室处于良性运行状态。

空转区:表明病床周转次数高于平均水平,但病床使用率不高。提示这些科室收治的病人因病种住院时间较短,或者因为病员不足,致使病床使用率偏低。科室有时会处于空转状态。

积压区:表明病床使用率超过控制要求,病床周转次数低于平均水平。处于该区的科室,病人由于病种特殊,住院时间相对较长,呈压床状态,以至病床供小于求。病床使用率太高,病房管理容易混乱,医院经济效益和社会效益也会受影响,宜适当考虑增加病床和加快工作速度、加大治疗力度,促进病员康复。

平衡区:表现为病床使用率符合要求,床位周转次数偏低。

空置区:表现为病床使用率和床位周转次数均处于较低水平。科室床位未得到充分利用,病床和工作人员部分处于空置状态。科室要调整工作方向或适当调整病床。

3.3.2.3 诊疗质量分析

主要分析指标有:入院与出院诊断符合率、入院三日确诊率、病死率、危重病人抢救成功率、手术并发症发生率等。这些指标可以反映医院的诊疗质量,但值得注意的是,这些指标往往变化不大,很不敏感,分析价值有限,分析结果只做为参考。

3.3.2.4 住院时间分析

主要分析指标为出院者平均住院日。该指标是一个比较重要的指标,它可以综合反映诊断、治疗是否及时、明确、有效,从宏观上反映医院的诊疗技术水平和管理水平。平均住院日相对较短,说明医院具有较高的管理水平和运转效率,能充分利用卫生资源,减轻了病人的费用负担,对提高经济效益和社会效益都有明显的好处。

但平均住院日的长短也与收容病人的病种、病情有关。对于大型综合医院来讲,收容危重、疑难病人较多,平均住院日相对较长。对此,可以采取单病种评价的方法来对不同医院的平均住院日进行评估。

对于医院来说,可以对平均住院日进行动态跟踪,观察其变动情况。对于某一时期平均住院日的显著变化,要深入分析其原因,查找可能的原因。

3.3.3 医技辅助科室工作情况分析

3.3.3.1 工作量分析

医技辅助科室包括检验科、放射影像科、超声影像科、病理科等,其工作量分析方法同门急诊和住院。

3.3.3.2 质量评价

主要对医技检查的质量进行评价,常用的分析指标有:X 光摄片甲级片率、CT检查阳性率、MR 检查阳性率、大型 X 光机(500mA)检查阳性率、B 超检查阳性率、病理诊断与临床诊断符合率等等。

3.3.4 财务分析

3.3.4.1 业务收入分析

1. 动态对比分析

对业务收入进行同比、环比分析。

2. 因素分析

对门诊、住院业务收入分别进行因素分析。

3. 构成分析

分析业务收入中药品收入、检查收入、治疗收入、放射收入等构成情况,并进行动态对比,可以看出业务收入的变动情况。由于门诊和住院的情况不同,最好对门诊和住院的业务收入分别进行分析。

药品收入占业务收入比例(以下简称"药占比")是需要重点关注的一个指标。医院应当尽可能地控制"药占比",提高检查、治疗、手术等能体现医院劳务和技术水平的收入所占的比例,从而提高整体效益。从另一方面来讲,合理、规范、适宜的用药对于减轻病人负担、缓解"看病难、看病贵"问题也是一个重要的举措。《综合医院分级管理标准》(1989)对二、三级医院的"药占比"要求控制在45%以下。《三级综合医院评审标准实施细则》(2011)则对此未做具体规定。

3.3.4.2　业务支出分析

1. 动态对比分析

对业务支出进行同比、环比分析。

2. 构成分析

业务支出主要由医疗支出和药品支出构成。医疗支出又可分为卫生材料支出、人员支出等。同样地,可以对业务支出的构成进行分析。

3.3.4.3　业务收支对比分析

1. 业务收支结余:即业务收入减去业务支出后的结余金额,它反映了医院的经营成果。由于公立非营利性医院是差额预算拨款单位,因此总的结余还要算上财政拨款的部分。

2. 业务收支比:即业务收入与业务支出之比,它是从另外一个方面来评价医院的经营水平。业务收支比越大,说明经营管理水平越好。

3. 每百元医疗收入消耗的卫生材料费:该指标用来评价医院在医疗方面的投入产出效率,也从一方面反映了医院成本控制水平。该指标越低,说明成本控制越好,效率也越高。

4. 平均药品加成率:按如下公式计算。

$$平均药品加成率 = \frac{药品收入 - 药品支出}{药品支出} \times 100\% \tag{3.21}$$

该指标反映了药品的平均收益率,也从一个侧面反映了药品管理的水平。如果管理水平较好,避免漏收费,减少药品损耗和流失,平均药品加成率也相应较高。当然,该指标常受到政策性影响,政府规定的加成率以及不定期的指导性调价和限价会引起药品收入的变动。

§3.4　就诊患者疾病分析

疾病分析的主要目的是分析医院收治病人的病种、疗效、疗程及费用情况,主要数据来源于病案首页数据库。

3.4.1 病种及疗效、疗程、费用分析

通过分析近几年的主要病种变化情况,可以为医院制定专科发展战略提供依据。从报表中可以得到几年来医院的出院病人疾病分类的顺位,即按照疾病分类统计的大类由高到低进行排列,然后比较疾病顺位是否有变化。在医院的基本面没有发生大的改变的前提下,如果住院病人的疾病谱发生了显著的变化,则需要对此问题进行深入分析,进一步对医院的专科设置进行评估和调整,以适应新的情况。

需要注意的是,医院住院病人的病种分析实际上是一种构成分析,某类疾病较多只是代表该类疾病在医院病种中的构成较大,并不能据此说明人群的发病率较高。由于不同医院在规模、专科优势、定位等方面具有很大的差别,其收治病种也有很大的区别,因此是不能直接进行对比的。

此外,针对某一具体病种,还可以分析其疗效、疗程和费用的变化情况,可以进行同期对比,也可以进行横向对比(与本地区同级医院对比),但进行对比分析时也要剔除不均衡的因素。

3.4.2 单病种评价

单病种评价是一种质量管理与评价方法。它是以病例作为研究单位,通过严格的筛选标准,纳入具有代表性的病例,利用评价指标体系对评价单位的医疗质量进行评价。通过严格设计,单病种评价能剔除一些影响因素,比较客观地评估医疗质量,从而使评价结果具有可比性。

3.4.2.1 单病种的选择

所选择的单病种应是具有代表性的病种。如本地区的常见病、多发病、疑难病,以及评价单位专攻的学科方向,对其进行了重点投入的医疗特色病种。病种的选择还须考虑到 ICD 编码,即病种能对应一个明确的 ICD 编码或一定的编码范围。

有些情况一般不作为单病种:如放疗、化疗等为特殊情况而住院的病例,如肿瘤晚期等慢性消耗性疾病。

3.4.2.2 单病种病例的纳入及排除

针对每个病种,应制定明确的病例纳入及排除标准。纳入病种的病例应该有明确诊断,出院诊断只有一个,或虽有两个以上诊断,但当次入院只限于主要诊断治疗的病例等。疑诊病例、住院期间曾经转科的病例、入院后 48 小时内死亡的病例、虽已确诊但未完成正常治疗而出院的病例等不应选入。

对于具体病种,可制定详细的标准,以剔除一些干扰因素。

3.4.2.3 单病种评价指标体系

单病种评价要求评价指标既是影响医疗质量的主要因素，又不易受偶然因素影响，因此指标的选择必须科学。一般从诊断水平、治疗效果、医疗费用等方面进行评价。通常，选择平均住院日、平均住院费用、药品费构成比等几个指标。

选定控制指标后，需要对各指标确定一个标准值。标准值的确定可采用以下方法：根据历史数据测定，例如，可以将过去三年的平均水平作为标准值；根据主管部门或行业颁布的标准来确定标准值。

3.4.2.4 评价方法

1. 以医院或科室作为评价单位

对于医院或科室之间的评价，可以用"达标率"作为总体的评价指标，即对于单病种的评价指标制定相应的标准值，评估实际值是否达到标准。

达标率的计算方法为：

$$达标率＝单病种达标指标数/单病种总指标数×100\% \qquad (3.22)$$

达标率可以综合反映评价单位的医疗质量水平，具有较好的可比性。

2. 以医生作为评价单位

单病种评价也可以针对科室内的医生进行。由于具有相同的病种，因此评价对象的均衡性更好。评价结果可以综合反映医生的诊疗水平和医疗质量。

除可仍用达标率进行评价外，更常用 RSR 法（秩和比法，详见第六章）来进行评价。RSR 法是较常用的一种综合评价方法，它具有简单易用、结果可信等优点，并且 RSR 法可以不必制定标准值，直接用原始值进行分析。

例 3.5 某医院单病种评价应用。

根据某医院临床科室的专科特色及疾病谱情况，筛选了 9 个单病种进行质量控制，见表 3.4。

表 3.4 某医院单病种类别

序号	单病种名称	科别	ICD-10 范围	是否手术
1	慢性乙型病毒性肝炎	内科	B18.0 - B18.1	否
2	原发性高血压	内科	I10	否
3	糖尿病	内科	E10 - E14	否
4	肝硬化	内科	K74	否
5	急性阑尾炎	外科	K35	是
6	胆石症	外科	K80	是
7	尿石病	外科	N20 - N23	是
8	异位妊娠	妇科	O00	是
9	支气管肺炎	儿科	J18.0	否

选择治愈好转率、入院与出院诊断符合率、平均住院日、人均费用 4 个指标作为单病种控制指标，以 2006—2008 年三年的平均值作为标准值，见表 3.5。

表 3.5　某医院单病种质量控制指标及标准值

序号	单病种名称	科别	控制指标标准值			
			治愈好转率（%）	入院与出院诊断符合率（%）	平均住院日（天）	人均费用（元）
1	慢性乙型病毒性肝炎	内科	99.19	99.68	17.94	10459
2	原发性高血压	内科	100.00	97.37	11.31	7533
3	糖尿病	内科	98.51	100.00	14.68	9132
4	肝硬化	内科	97.86	99.29	17.41	13263
5	急性阑尾炎	外科	100.00	99.40	6.67	4771
6	胆石症	外科	100.00	98.36	11.66	10623
7	尿石病	外科	98.05	99.05	12.92	9300
8	异位妊娠	妇科	99.61	100.00	8.69	7377
9	支气管肺炎	儿科	98.37	95.93	6.44	2040

搜集有关统计数据，对 10 个单病种 2009 年上半年的质量情况进行评价，结果见表 3.6。

表 3.6　某医院 2009 年上半年单病种质量评价结果

序号	单病种名称	科别	控制指标实际值								达标率（%）
			治愈好转率（%）	达标	入院与出院诊断符合率（%）	达标	平均住院日（天）	达标	人均费用（元）	达标	
1	慢性乙型病毒性肝炎	内科	99.71	√	99.71	√	13.20	√	8596	√	100.0
2	原发性高血压	内科	99.39	√	100.00	√	10.24	√	6589	√	100.0
3	糖尿病	内科	99.62	√	100.00	√	12.18	√	7750	√	100.0
4	肝硬化	内科	98.34	√	99.58	√	15.79	√	12066	√	100.0
5	急性阑尾炎	外科	100.00	√	99.07	×	5.62	√	5453	×	50.0
6	胆石症	外科	100.00	√	100.00	√	10.79	√	11304	×	75.0
7	尿石病	外科	98.30	√	100.00	√	15.00	×	12260	×	50.0
8	异位妊娠	妇科	100.00	√	100.00	√	8.64	√	8576	×	75.0
9	支气管肺炎	儿科	96.70	×	97.80	√	6.48	×	1970	√	50.0

以科室为单位进行单病种评价,结果见表 3.7。可见,内科的达标率最高。

表 3.7　各科单病种评价达标情况

科别	单病种数	指标数	达标数	总达标率(%)
内科	4	16	16	100.0
外科	3	12	7	58.3
妇科	1	4	3	75.0
儿科	1	4	2	50.0

例 3.6　以原发性高血压为例,采用 RSR 法对 4 位医生的单病种质量进行评价,结果见表 3.8。由表 3.8 可见,B 医生的单病种质量最好。

表 3.8　原发性高血压单病种质量评价结果(RSR 法)

医生姓名	治愈好转率(%)	入院与出院诊断符合率(%)	平均住院日(天)	人均费用(元)	RSR	排名
A 医生	99.60(4)	98.16(3)	9.96(3)	6962(1)	0.6875	2
B 医生	98.45(3)	99.53(4)	9.58(4)	6295(2)	0.8125	1
C 医生	97.15(2)	96.09(1)	10.95(1)	6210(3)	0.4375	4
D 医生	95.03(1)	97.21(2)	10.80(2)	5355(4)	0.5625	3

运用单病种评价指标体系进行医疗质量评估具有易操作、评价结果比较客观以及具有可比性等特点,可用于医院之间、科室之间的评价,也可用于科室内医生之间的评价。

单病种评价的局限在于,仍然存在着病例年龄分布、病情轻重等方面均衡性的干扰,从而导致评价的偏差。但对此可进一步进行分层分析,使评价更为客观,如近年来有关病例分型的研究,可很好地弥补单病种评价的缺陷。

本章小结

医院统计分析是医院统计实务工作的重要内容。数据的可比性是统计分析的前提条件,必须加以重视。对于统计报表中的各项数据,在实际分析时应该以动态的思想对重点关注的指标加以分析,从中找出医院业务变动的规律和异常点,从而为管理与决策提供参考依据。

在医院统计分析技术中,因素分析是一种实用性强、运用广泛的方法,全增量因素分析更具有普遍适用性。在医院统计工作中,需要针对医院的资源状况、业务工作情况、疾病和病种情况、社会医疗保险等各方面的工作进行分析,每项工作的分析内容、分析指标和分析方法都有所不同,通过实例可以进一步了解分析步骤和方法。因素分析、大型医疗设备效益分析、病床利用分析、病种分析与评价等是医院统计工作者需要掌握的基本技能。

思考与练习题

1. 何谓数据的可比性? 有哪些处理办法?
2. 试用全增量因素分析法对下表数据进行因素分析。

某医院门诊业务收入情况

门诊业务收入(元)		门诊人次		平均每门诊人次费用(元)	
2011 年	2010 年	2011 年	2010 年	2011 年	2010 年
94037189.20	76034715.60	581194	512536	161.80	148.35

3. 简述大型医疗设备效益分析的方法。
4. 简述病床利用分析的主要内容和分析方法。
5. 简述单病种评价的意义和关键要点。

第四章　疾病与手术操作分类及应用

§4.1　疾病分类简介

国际疾病分类（International Classification of Diseases, ICD）是一种诊断分类的标准，针对流行病学、健康管理和临床目的，主要用于监控疾病和其他健康问题的发病和流行。其重要性在于它为报告和监测疾病提供了一种共同语言，使得不同的医院、地区和国家之间、不同的时期之间都能采用一种稳定而标准的方法对比和分享数据，而且协助收集和存储数据以便分析，并为决策提供依据。但由于 ICD 的分类名称和分类方式与临床诊断有较大区别，因此并不非常适合为临床项目作索引，在经济方面的研究也有一定的局限。

对于疾病诊断的分类系统不止 ICD 一种，但 ICD 是被最多国家和地区采用的，历经百余年的延续发展，因此已经成为世界卫生组织（WHO）推荐的国际标准。

4.1.1　疾病命名与疾病分类

疾病命名是对每一个已知的病症赋予一个独立的名称，不同的疾病或病症应该有不同的名称，以便它与其他疾病或病症能明确的区分开来。

分类是一种归纳概况的方法。疾病的统计分类必须将所有的病症包含于数量有限且互相排斥的类别（或称为"分组"）中，而且这些类别必须有助于疾病的统计研究。每一个疾病或病症在分类列表中都有其明确的位置，即只应该分到某一个类别中，而每一个类别则有可能包含一个或多个疾病或病症。随着研究目的的不同，对疾病的分类方式（或称为"分类轴心"）也有可能不同。

4.1.2　ICD 的起源和发展历史

4.1.2.1　ICD 的起源

18 世纪开始，多位统计学家、方法学家、医生开始研究将疾病进行系统的分类，如弗朗索瓦·博西耶·德拉克鲁瓦（Francois Bossier de Lacroix, 1706—1777）的"系统疾病分类学"、威廉·卡伦（William Cullen, 1710—1790）的"系统疾病分类学概要"等，其中威廉·法尔（William Farr, 1807—1883）在 1855 年第二届国际统计大会上提交的死亡原因分类列表，是按解剖部位作为疾病分类的原则，该原则成为了国际死亡原因列表的基础。虽然该时期的疾病分类还很不完善，而且仅仅是理论性的，并未实际应用，但为 ICD 的诞生奠定了基础。

1893 年在芝加哥国际统计学会会议上，由巴黎市统计处主任雅克·贝蒂荣（Jacques Bertillon，1851—1922）领导的一个委员会提交并通过了《国际死亡原因列表（the International List of Causes of Death）》，即 ICD 的雏形。该分类又被称为"贝蒂荣死因分类"，它采用了法尔建议的分类原则，并综合了巴黎、英国、德国和瑞士使用的分类，为很多国家和城市所采用。

4.1.2.2 ICD 的修订与发展

为了让《国际死亡原因列表》能随着医学的发展而持续发展，并不断补充和完善，贝蒂荣建议每十年对其修订一次。因此，从 1900 年推出该分类的第一个修订版（即 ICD 第一版）之后，每隔 10 年左右即召开一次修订会议，推出 ICD 新的修订版本。前六次修订会均由法国政府主持召开，从第七次修订会开始，由世界卫生组织主持召开。

在 ICD 的第一至五次修订会期间，提出并修订的分类都是以死亡原因分类为主。在第一次修订会曾通过了一个并行的疾病分类（主要针对非致命疾病），ICD 第二次修订本的英文版名为"国际疾病和死亡原因分类"（International Classification of Causes of Sickness and Death），此后也进行过修订。但由于这些疾病分类仅仅是在基础死亡原因列表上进行了有限的扩展，因此并未得到普遍的认可。

加拿大、英国和美国分别在 1936 年和 1944 年发表了自己的疾病和损伤的分类，总的目录都遵循了国际死亡原因列表。鉴于编制与国际死亡原因列表相对应的国际疾病列表的重要性，1938 年的第五次修订会建议组织任命联合委员会，承担编制国际疾病列表的任务。1945 年成立的美国联合死亡原因委员会（United States Committee on Joint Causes of Death）认为，"为了充分利用疾病和死亡原因统计，不仅要使用于两种目的的疾病分类都具有可比性，而且可能的话，应该有一个单一的列表"。因此，该委员会编制了一个"疾病、损伤和死亡原因统计分类提议"（Proposed Statistical Classification of Diseases，Injuries and Causes of Death）的草案。

1946 年世界卫生组织任命了一个专家委员会，编制国际疾病和死亡原因列表的第六个修订本。该委员会审查并修改了美国联合死亡原因委员会编制的分类，命名为"国际疾病、损伤和死亡原因分类"（International Classification of Diseases，Injuries，and Causes of Death）。在经过广泛的意见征集和修订后，该分类在 1948 年 ICD 的第六次修订会上被通过。会议还批准了死亡原因医学证明书的国际格式，并采用根本死亡原因作为制作死因报表的主要原因，通过了选择根本死亡原因的规则以及用于疾病和死亡数据制表的特殊列表。第六次修订会确定了"疾病、损伤和死亡原因国际统计分类手册"(Manual of the International Statistical Classification of Diseases，Injuries，and Causes of Death)，该手册分为两卷，内容有国际分类(包括内容类目表)、死亡原因证明书的格式、分类规则和用于制表的特殊列表，第二卷对诊断名称编制了字母顺序索引。第六次修订会将死亡原因分类和疾病分类统一为一个综合性列表，并且确定了选择根本死亡原因的国际规则，在ICD 的发展历史上具有里程碑式的意义，标志着国际生命和卫生统计的一个新纪元。

　　ICD 第七、八次修订对分类结构基本保持不变，主要是修订错误和不一致之处。第九次修订则在分类上增加了一些细节，以及星剑号系统，建议将医学操作分类作为国际疾病分类的补充单独出版。在此期间，ICD 被越来越多的国家和地区采用，它在医院病案索引方面的使用迅速增加，有的国家还增加细节，编制自己的适用本以满足需要。

4.1.2.3　ICD－10

　　第十次修订会在 1989 年举行。该修订本的名称更新为"疾病和有关健康问题的国际统计分类"(International Statistical Classification of Diseases and Related Health Problems)，旨在强调该分类的统计目的和应用范围的扩大，简称仍为国际疾病分类(ICD－10)。全书由两卷改为三卷，第一卷为 ICD 编码的内容类目表，第二卷为指导手册，第三卷为字母顺序索引。第十次修订本的主要革新是将原来的纯数字编码改为"字母＋数字"的编码方法，即每一个编码都是由一个英文字母开头，后面跟数字，因此在不增加数字位数的前提下，使编码容量扩大一倍多。除此之外，与 ICD－9 相比，ICD－10 还有很多其他的改变，如对分类轴心、编码原则等进行了更详细的说明；一些章节的顺序有所调整，增加了分类的章节，扩大了核心内容；在 ICD－9 中作为补充编码的损伤和中毒外因(E 编码)和影响健康状态和与保健机构接触的因素(V 编码)在 ICD－10 中改为核心分类的一部分，分别以字母V－Y 和 Z 开头；某些章的末尾类目设立操作后疾患，等等。

　　经过改革和协作，ICD－11 早已开始修订工作，而且预计将持续到 2015 年。WHO 首次通过网络平台号召专家和使用者参与到这个版本的修订中来。与信息技术不断发展相一致，ICD－11 也将伴随着电子保健应用与信息系统一起被应用于健康科学和医学实践中。

4.1.3　疾病和有关健康分类家族

4.1.3.1　疾病和有关健康分类家族概述

虽然经过多次修订，ICD 的分类越来越细，也被越来越多地应用，但它仍然不能满足所有的需要。在有些方面需要有针对性的扩展，补充更为详细的内容。因此在第九次修订时就提出了建立一个以 ICD 为核心分类，补充以相关分类和衍生分类的分类"家族"概念，用以满足各种用户的全部需要。在第十次修订之后，通过 ICD 的应用和相关分类的开发，这一概念进一步发展。现在，世界卫生组织国际分类家族(The WHO Family of International Classifications，WHO－FIC)已经形成了一个开放的网络体系(见图 4.1)，仍然在继续发展中。

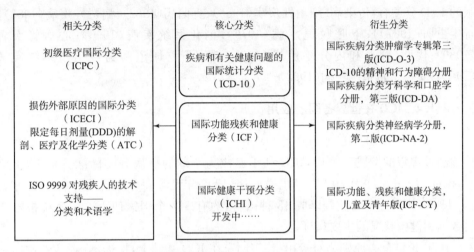

图 4.1　世界卫生组织国际分类家族(WHO－FIC)示意图

4.1.3.2　疾病和有关健康分类家族的内容

核心分类(Reference classifications)：这些分类是基于健康特征的主要分类，由 WHO 制定，并被 WHO 成员国公认为可在国际间使用。目前的核心分类有两个：ICD——用于对死亡和疾病信息分类；ICF (International Classification of Functioning，Disability and Health)——用于对健康以及与健康有关的状况进行分类，包括人体功能和残疾、环境和人相关联的因素等。ICHI (International Classification of Health Interventions)是 WHO 正在研究的一个新分类，希望籍此取代以前的国际医疗操作分类(International Classification of Procedures，ICPM)。

衍生分类(Derived classifications)：这些分类以核心分类为基础发展而来。专科适用本往往是把 ICD 和 ICF 中与某个特定专业有关的节或类目汇总到一起，形成一个专科卷册，原有的四位数编码被保留，另外通过五位数或六位数给出更详细的分类，并有一个相关术语的字母顺序索引。除了上图中列出的专科适用本，另外还有皮肤病学、产科学和妇科学、风湿病学和矫形外科学等。

相关分类(Related classification)：这些分类是部分参照核心分类，或在结构上与核心分类有关的分类。

4.1.3.3　国际疾病命名法

1970 年，国际医学科学组织理事会（the Council for International Organizations of Medical Sciences，CIOMS）就开始编制国际疾病命名法（International Nomenclature of Diseases，IND），并把它作为对 ICD 的补充。IND 的主要目标是为每一个疾病推荐唯一的名称。命名的主要标准是特异（只适用于一个疾病）、明确、简洁、可顾名思义、尽量以病因为基础。截止到 1992 年，已经出版的 IND 分卷有：传染病〔细菌性疾病（1985），真菌病（1982），病毒性疾病（1983），寄生虫病（1987）〕；下呼吸道疾病（1979）；消化系统疾病（1990）；心血管疾病（1989）；代谢、营养和内分泌疾患（1991）；肾、下泌尿道和男性生殖系统疾病（1992）；女性生殖系统疾病（1992）。

4.1.4　ICD 在世界各国的应用

4.1.4.1　ICD 在国外的应用和修订

经过多年的发展和推广，ICD 几乎已成为全球的疾病分类标准。从 1994 年起，ICD-10 开始在 WHO 成员国中使用，1996 年至今每年十月发布一份官方更新。现在，ICD-10 已被翻译成 43 种语言，约有 117 个国家使用这个系统报告死亡数据和健康状况的主要指标。

由于 ICD 分类原则相对较粗，许多国家在 ICD 基础上，根据本国实际需要，对疾病分类进行增补和扩展，制定细化分类标准，在本国或本地区统一使用，称之为临床修订版或国家版本。如：澳大利亚 1998 年编制的 ICD-10-AM，加拿大 2000 年编制的 ICD-10-CA，德国编制的 ICD-10-GM 等。美国目前仍然使用 ICD-9，其临床修订版为 ICD-9-CM，预计将在 2013 年 10 月开始使用 ICD-10。

4.1.4.2　ICD 在我国的应用和修订

作为 WHO 的重要一员，我国于 1981 年在北京协和医院成立了 WHO 疾病分类合作中心（后更名为"WHO 国家分类家族合作中心"，简称 WHO-FIC 中心），并开始推广应用国际疾病分类第九次修订本（ICD-9）的工作。1987 年起，我国正式使用 ICD-9 进行疾病和死亡原因的统计分类工作。ICD-10 在 1993 年开始生效，我国 WHO-FIC 中心随即进行编译。2002 年起，我国正式使用 ICD-10 开展疾病和死因统计工作。

我国 WHO-FIC 曾在 2001 年编辑了《国际疾病分类（ICD-10）应用指导手册》，在全国范围内推广使用，其中汇集了大约 1 万条疾病条目，每个条目详细到小数点后三位。因为该手册未持续更新，因此各省市往往在此基础上编制各自的代码库。其中 2007 年正式启用的 ICD-10 北京临床版建立了较为系统的更新机制到 2011 年 6 月已推出 8 个更新版本，因此实现了北京地区二级以上医院统一使用。鉴于各地自行研制的 ICD-10 代码库不统一,不利于全国范围的医疗行政管理,如开展临床路径、监测合理用药、改革医疗付费制度等等,卫生部卫生统计信息中心于 2011 年开始组织编制了 ICD 10 标准字典库,又称为"疾病分类代码库国标版"。该版本已于 2012 年开始全国统一使用。

4.1.5 其他疾病分类系统

除了本文介绍的 WHO 国际疾病分类家族和前文提到的国际医疗操作分类(ICPM)外,还有一些其他的医学分类。这里简单介绍一下。

1. 疾病和手术标准命名(Standard Nomenclature of Diseases and Operations,SNDO)

SNDO 是由美国医学会与 1928 年编写的,共有五个版本,最后一版是 1961 年出版。我国医院以前也一直使用该系统,直到 1974 年才逐步结束使用。

2. 医学系统命名(Systematized Nomenclature of Medicine,SNOMED)

SNOMED 是卫生保健领域里最广为人知的命名系统。它以 1965 年出版的系统性病理命名为基础,进行了扩展修订,由美国病理学会于 1977 年出版,并分别于 1982 年、1989 年、1990 年进行了修订。该分类系统目前使用的版本是 SNOMED CT(SNOMED Clinical Terms),常常被描述为参考术语,它一般用于病理科。

3. 最新操作命名(Current Procedural Terminology,CPT)

CPT 是美国医学会维护的一个医疗编码系统,最早出版于 1966 年,目前使用的最新版是 CPT-4,版权受美国医学会保护。该系统描述了医疗、手术和诊断服务,其目的是在医生、编码员、病人、验证机构和偿付机构之间用统一的信息进行交流。CPT 编码与 ICD 比较相似,但 CPT 不仅仅提供诊断的编码,还有所提供的医疗服务的编码。ICD 虽然包括了手术操作的编码,但仅用于住院病人编码。CPT 则更为广泛,还包括对出院病人的服务、留院观察服务等等。

另外还有一些分类系统,如 1981 年出版的当代医学信息和术语(Current Medical Information and Terminology),1964 年和 1976 年两个版本的运动性损伤标准命名(Standard Nomenclature of Athletic Injuries),1965 年出版的系统性病理命名(Systematized Nomenclature of Pathology)等。

§4.2 ICD-10 的基本结构和分类原则

4.2.1 ICD-10 三卷书及其使用

4.2.1.1 第一卷类目表

第一卷的大部分内容为主要分类,包括三位数类目表、内容类目表和四位数亚目。其中,三位数类目表为"核心"分类,向 WHO 报告死亡率数据和进行国际比较时必须至少采用该水平的类目表。内容类目表和四位数亚目是在三位数类目表基础上的扩展,也是第一卷的主体部分,共分 22 章(详见表 4.1),按照编码的英文字母顺序和数字顺序排列,左侧为中文,右侧为英文对照,见图 4.2。

良性肿瘤		Benign neoplasma	
(D10－D36)		(D10－D36)	
包括:形态学编码的动态编码为/0 者		Includes:morphology codes with behavior code/0	
D10	口和咽良性肿瘤	**D10**	Benign neoplasm of mouth and pharynx
D10.0	唇良性肿瘤	**D10.0**	Lip
	唇(系带)(内面)(粘膜)(唇红缘)		Lip (frenulum) (inner aspect) (mucosa) (vermilion border)
	不包括:唇皮肤(D22.0,D23.0)		Excludes:skin of lip (D22.0,D23.0)
D10.1	舌良性肿瘤	**D10.1**	Tongue
	舌扁桃体		Lingual tonsil
D10.2	口底良性肿瘤	**D10.2**	Floor of mouth
D10.3	其他和未特指部位的口良性肿瘤	**D10.3**	Other and unspecified parts of mouth
	小涎腺 NOS		Minor salivary gland NOS
	不包括:良性牙源性肿瘤		Excludes:benign odontogenic neoplasms
	(D16.4－D16.5)		(D16.4－D16.5)
	唇粘膜(D10.0)		mucosa of lips (D10.0)
	软腭的鼻咽表面(D10.6)		nasopharyngeal surface of soft palate (D10.6)
…… ……		…… ……	

图 4.2　ICD－10 第一卷内容类目表和四位数亚目示意图

除此之外,第一卷还有以下内容:

肿瘤的形态学:用于对肿瘤的形态学类型进行分类,只能作为附加编码。该部分编码与国际疾病分类肿瘤学专辑(ICD－O)中的编码相同。

特殊类目表:比三位数类目表的分类更粗,用于统计制表。包括四个死亡特殊类目表(其中列表 3、4 用于婴儿和 0～4 岁儿童的死亡)和一个疾病特殊类目表。

定义和命名条例:这些内容均被世界卫生大会讨论通过,列在第一卷便于使用时参照。

4.2.1.2　第二卷指导手册

该卷对 ICD 进行了系统的介绍,包括 ICD 的目的、分类原则、三卷书的使用方法、一些术语的解释、疾病和死亡编码的基本规则、使用 ICD 进行统计制表以及相关概念的定义等,对 ICD 的发展历史也进行了细致的梳理。

4.2.1.3 第三卷字母顺序索引

该卷是对第一卷类目编制的索引。中文索引列在左侧,按照主导词的拼音顺序排列,主导词卜面有缩进不同水平的修饰词或限定词,后面跟随对应的 ICD - 10 编码或其他指导。右侧为索引的英文对照。通过主导词去查找编码。如图4.3。

H

Hǎ 哈

哈佛山热［流行性关节红斑］A25.1	Haverhill fever A25.1
哈福病［哈福海湾渔民砷中毒］T61.2	Haff disease T61.2
哈格隆德病或哈格隆德骨软骨病(幼年)(外胫骨) M92.6	Haglund's disease or osteochondrosis (juvenile) (os tibiale externum) M92.6
……	……
哈欠 R06.8	Yawning R06.8
—心因性 F45.3	—psychogenic F45.3
哈钦森－曾用名 郝秦生	Hutchinson's
—三联症(先天性梅毒) A50.5	—triad (congenital syphilis) A50.5
—病,意指	—disease meaning
——匐行性血管瘤 L81.7	——angioma serpiginosum L81.7
——汗疱疹 L30.1	——pompholyx L30.1
——夏季疹或夏令痒疹 L56.4	——summer eruption or summer prurigo L56.4
——夏令痒疹 L56.4	——prurigo estivalis L56.4
—黑素雀斑(M8742/2)－见 黑色素瘤,原位	—melanotic freckle (M8742/2) - see Melanoma, in situ
——恶性黑(色素)瘤中的(M8742/3)－见黑色素瘤	—— malignant melanoma in (M8742/3) - see Melanoma
—牙或切牙(先天性梅毒)A50.5	—teeth or incisors (congenital syphilis) A50.5
……	……

图4.3 ICD‐10第三卷示意图

索引主要有三部分内容:

1. 疾病和损伤性质的字母顺序索引:可用于查找第一至十九章、第二十一章,除外药物和其他化学物质;

2. 损伤的外部原因索引:查找损伤的外因编码(第二十章),除外药物和其他化学物质;

3. 药物和化学制剂表索引:查找中毒的外因编码(第十九章中物质中毒及药物有害效应,及其在第二十章中的编码用于说明中毒原因是属于什么意图,如意外、自伤、未确定等)。

4.2.2　ICD - 10 各章

4.2.2.1　分类轴心

疾病分类轴心是分类所遵循的标准。不同的分类系统目的不同,因此分类轴心也会不同。ICD 是一个轴心可变的分类系统,它主要依据四个轴心对疾病进行分类:病因、病理、临床表现和解剖部位。其中,临床表现采用的轴心具体又有:症状、体征、分期、分型、急慢性等。随着 ICD 的发展变化,很多疾病的分类轴心也发生了变化,因此在不同版本的 ICD 中,疾病所属的类目也可能不同,如艾滋病,由于最初病因不清而在 ICD - 9 中分类于"涉及免疫机制的疾患(279.1)"(第三章)中,在 ICD - 10 中则明确该病是由人类免疫缺陷病毒(HIV)所致,因此归入"某些传染病和寄生虫病(B24)"(第一章)。

4.2.2.2　类目、亚目和细目

基本 ICD 是一个三位数类目的编码表,每个类目可进一步细分为 10 个四位数亚目。ICD - 10 使用英文字母＋数字的编码形式(A00.0 - Z99.9),前三位数即为类目,第四位数(即小数点后第一位)为亚目,亚目水平是 ICD 强制统一的。在亚目之后继续扩展到第五、六位数(即小数点后第二、三位),称为细目。细目则是选择性使用的编码,也是可以由各地自行扩展的编码。不过,我国要求在第十九章中,表示骨折开发性、闭合性的细目编码,是强制使用的。

4.2.2.3　ICD - 10 各章

ICD - 10 将疾病和其他病症等按照一定的轴心进行分类编码,并按照编码的英文字母顺序排列为 21 章,见表 4.1。

表 4.1　ICD - 10 的各章

章	编码范围	标题
一	A00 - B99	某些传染病和寄生虫病
二	C00 - D48	肿瘤
三	D50 - D89	血液及造血器官疾病和涉及免疫机制的某些疾患
四	E00 - E90	内分泌,营养和代谢疾病
五	F00 - F99	精神和行为障碍
六	G00 - G99	神经系统疾病
七	H00 - H59	眼和附器疾病
八	H60 - H95	耳和乳突疾病
九	I00 - I99	循环系统疾病

续表

章	编码范围	标题
十	J00 - J99	呼吸系统疾病
十一	K00 - K93	消化系统疾病
十二	L00 - L99	皮肤和皮下组织疾病
十三	M00 - M99	肌肉骨骼系统和结缔组织疾病
十四	N00 - N99	泌尿生殖系统疾病
十五	O00 - O99	妊娠、分娩和产褥期
十六	P00 - P96	起源于围产期的某些情况
十七	Q00 - Q99	先天畸形、变形和染色体异常
十八	R00 - R99	症状、体征和临床与实验室异常所见,不可归类在他处者
十九	S00 - T98	损伤、中毒和外因的某些其他后果
二十	V01 - Y98	疾病和死亡的外因
二十一	Z00 - Z99	影响健康状态和与保健机构接触的因素
二十二	U00 - U99	特殊目的的编码

第二十二章使用的字母"U"并未按顺序排列,其中 U00 - U49 用于暂时分配给某些新出现的、病因不明的疾病;U50 - U99 用于研究。U 编码是为暂时未被认识的疾病或病症预留的编码位置,并不能随意添加使用,必须经过 WHO 审核通过。目前,唯一列入 U 编码的疾病是 2003 年出现的严重急性呼吸道综合征(Severe acute respiratory syndrome,SARS),编码为 U04.9。

4.2.2.4　特殊组合章

在前 21 章中,大部分是按解剖系统分类。除此之外的其他章称为"特殊组合章"。特殊组合章有一些特殊的分类顺序,按优先顺序分列如下:

1. 强烈优先分类章:第十五章 妊娠、分娩和产褥期。只要是向产科求医的病人,不管同时伴有其他任何疾病,都要编码到该章。该章设有伴随其他章节疾病的合并编码,可将其他疾病的单独编码作为附加编码。

2. 一般优先分类章:第一章(某些传染病和寄生虫病)、第二章(肿瘤)、第五章(精神和行为障碍)、第十六章(起源于围生期的某些情况)、第十七章(先天畸形、变形和染色体异常)、第十九章(损伤、中毒和外因的某些其他后果)。这些章通常比其他章更为优先。

3. 最后分类章:第十八章(症状、体征和临床与实验室异常所见,不可归类于他处者)、第二十一章(影响健康状态和与保健机构接触的因素)。当有明确病因或其他病症,可分类到其他章时,这两章仅作为附加编码。

4. 附加编码章:第二十章(疾病和死亡的外因)。该章仅作为说明外因的附加编码,可用于外因的统计,不能用于疾病和死亡的统计。

4.2.3　编码方法和原则

4.2.3.1　重要的符号和术语

1. 剑号和星号系统

剑号和星号系统又称为双重编码系统,或双重分类系统,在 ICD-9 修订时引入,并在 ICD-10 修订时保留下来。在有些情况下,单一的编码无法全面描述疾病的病因和临床表现,而可以用两个编码分别表示,并组合在一起,其中主要编码用剑号(†)标记,表示根本疾病,附加编码用星号(＊)标记,表示临床表现。这样的组合编码系统称为星剑号系统。

在这样的组合编码中,剑号编码是必须的,也是用于统计的编码;星号编码则是可选择的(在我国要求同时使用),不能用于统计。

如:A17.0† G01＊结核性脑膜炎,其中 A17.0† 表示神经系统的结核,为根本疾病,用于疾病统计;G01＊表示脑膜炎,病原菌的分类不在 G 编码,用于说明临床表现。

2. 包括与不包括

在第一卷的类目和亚目中,常常出现有"包括"和"不包括"的注释,其后列出一些诊断性术语。这些注释用于说明使用该类目和亚目编码时应该遵循的规则,是否适合分类至此。在编码时阅读"包括"与"不包括"是十分重要的。

3. 交叉对照:"见"与"另见"

在第三卷索引中,为了避免不必要的重复,使用了交叉对照的方法,即用"见"(see)或"另见"(see also)表示需要参看其他位置的内容。

"见"表示需要查询其他主导词,这些主导词列在"见"的后面;或出现了"－见情况"(－see condition),则表示之前使用的主导词不正确,无法查到对应的编码,需要重新确定主导词。

"另见"也表示需要查询其他主导词,这些主导词列在"另见"后面,并有一些修饰词,如果修饰词都不适用,则需要重新确定主导词。"－另见情况"(－see also condition)后面也会有一些修饰词,如果找不到合适的,则也需要重新确定主导词。

4. NOS 和 NEC

NOS(not otherwise specified)意为"其他未特指"。该缩写出现在第一卷中,主要表示在分类轴心的某些情况(常指病因、部位、临床表现)没有具体说明,因此无法分类在更特异的类目或亚目中。不过需要注意,有些诊断名称虽然没有描述得更准确,但由于其最常见的形式比较清楚,或常常用这个名称来描述,因此也可以假定该名称代表的是更特异的疾病。如:"二尖瓣狭窄"常用于指代"风湿性二尖瓣狭窄",因此可编码为 I05.0。NOS 的分类说明信息不完整,因此无法归类到更准确的编码。应尽量设法找到更多信息使编码更准确。

NEC(not elsewhere classified)意为"不可归类在它处者"。该缩写在第一卷和第三卷都有使用,表示如果可以在其他位置找到合适编码的话,就不要采用此编码。NEC 的分类提示信息有可能是完整的,但在现有的编码体系中没有合适的位置。由于 ICD 的类目和亚目不能自行扩展,因此只能编码到 NEC。

其他还有很多符号,如圆括号()、方括号[]、冒号:、大括号}、井号♯、菱形号◇、点破折号.一等,不一一介绍。

4.2.3.2　基本编码方法

在编码之前,一定要对需要编码的内容(疾病或损伤,任何诊断)有所认识,特别是从未见过的名称。只有一定程度的了解才能准确给予编码。编码的基本方法分为三步:

1. 确定主导词

主导词的确定是编码中最为重要的一步,找到正确的主导词可以准确高效的获得编码。常见的主导词有:临床表现、病因、人名地名命名的疾病、综合征等。但这些都不是一成不变的,需要实践经验的积累。

2. 在第三卷查找编码

第三卷的索引有三部分,疾病和损伤性质的字母顺序索引、损伤的外部原因索引、药物和化学制剂表索引(见"(三)第三卷字母顺序索引")。要在对应部分去查找主导词。查找索引时,需要认真阅读列在主导词下面的各种注释、术语、交叉对照,找到描述最适合、最准确的编码。

3. 在第一卷中核对编码

将在第三卷中查到的编码放在第一卷中进行核对,需要仔细阅读第一卷中对应类目、亚目的注释,包括与不包括的指导,证实所选编码是否适用,最后确定编码。

传统查找编码的方法是需要对一卷、三卷进行查阅,效率不高,而且如果 ICD 更新后,不容易同步更新,而且资料浪费大。随着信息化的发展,可以利用全文检索技术和链接分析技术,将一卷和三卷整合在一起,电子查询编码,将会大大提高检索效率和准确性。

4.2.3.3　主要的编码原则

编码是将医务人员的诊断或描述进行准确分类的过程,因此要保证能分类到最有特异性的 ICD 类目中,医务人员对每一个诊断的描述都应该尽量详细、准确。

对编码人员而言,有一些共同的规则需要了解,以确保编码的一致性。

1. 多个情况

当一次医疗事件有多个情况被描述时,医务人员应明确记录"主要情况"和"其他情况"。

"主要情况"(或称"主要诊断")是指在医疗事件中造成病人需要治疗或诊查的主要原因,在原因不止一种的情况下,应选择耗费资源最多、治疗时间最长、对健康威胁最大的情况作主要情况。

"其他情况"(或称"其他诊断")指在医疗事件期间同时存在或发生,并影响到治疗措施的情况。

在编码时,首先应对主要情况编码,对其他情况则应该尽可能全部编码,以获得全面的信息。

2. 可疑情况、症状和异常所见

当主要情况被描述为"可疑的"、"怀疑的"等,而且没有进一步的信息和说明,应把可疑诊断当作确定情况给予编码。

第十八、二十一章尽量不要作为主要诊断进行编码,除非不能找到更为特异的诊断(肿瘤的后续治疗除外)。

3. 合并类目

有些类目用一个编码表现两种相伴的情况或有继发关系的多个情况。在这种情况下,应使用合并类目而不是针对每种情况单独编码。

例 4.1　肠梗阻

左侧腹股沟疝

编码到:K40.3 单侧或未特指的腹股沟疝,伴有梗阻,不伴有坏疽。

例 4.2　高血压心脏病

高血压肾脏病

编码到:I13 高血压心脏和肾脏病。

4. 肿瘤

对肿瘤的编码包括两个内容:肿瘤的部位编码和形态学编码。因此肿瘤的编码过程需要两次使用编码的三个步骤。其中,部位编码是主要编码,用于统计;而形态学编码仅作为附加编码,说明肿瘤的性质。

例 4.3　胆管腺癌

编码:C22.1　M8160/3

在一次医疗事件中,如果肿瘤是主要事件,则应将肿瘤编码作为主要情况。但如果本次医疗的主要内容是肿瘤治疗后的随诊、化疗等,则可以将第二十一章的适当情况作为主要情况,原来的肿瘤可作为其他编码说明情况,便于检索。

例 4.4 鼻咽癌术后放疗

编码：Z51.0

C11.9

5. 损伤和中毒

对于损伤和中毒的情况,描述情况的性质应作为主要情况,并用于统计,而外因仅作为附加编码。

需要注意的是,外因编码虽然是附加编码,但却要尽量详细。在 ICD - 10 中,通过外因编码可对环境事件和情况进行细致的分类。外因编码不仅有损伤和中毒发生的意图,还有事故发生的场所、伤者身份及当时正在从事的活动等。这都需要医务人员尽量详细的描述才可以得到准确的编码。

例 4.5 严重低体温

在自家花园跌倒

编码：主要编码 T68

附加编码 X31.0

6. 后遗症

有些医疗事件中,正在治疗或诊查的问题是由于以前某种疾病或损伤造成的,而以前的问题并不是这次治疗的目的。ICD 对这种情况提供了"……后遗症"的类目(B90 - B94,E64. - ,E68,G09,I69. - ,O97,T90 - T98,Y85 - Y89)。这类编码一般用作选择性附加编码,"主要情况"则要选用当前治疗的问题,即后遗症本身的问题。

例 4.6 陈旧性脑梗死引起的偏瘫

编码：主要编码：G81.9 未特指的偏瘫

附加编码：I69.3 脑梗死后遗症

7. 急性和慢性情况

当同时报告了某种疾病的急性和慢性情况,ICD 对此又分别有对应的编码而没有合并编码时,急性情况应作为主要情况优先选择。

例 4.7 慢性胆囊炎急性发作

编码：K81.0 急性胆囊炎

8. 手术和操作后并发症

一些病症与手术或操作等医疗过程有关,在 ICD - 10 中的编码分三种情况：

1)归类于 T80 - T88(手术和医疗的并发症)：这部分编码针对早期的医疗并发症以及无法归类到前面各系统章节的并发症,其中许多属于医疗事故。

2)归类于身体系统章中的手术操作后类目：这些类目可作为特定操作和技术的后果而发生,通常是迟发性并发症。这些类目有：

E89 操作后内分泌和代谢紊乱,不可归类在他处者

G97 神经系统的操作后疾患,不可归类在他处者

H59 眼和附器的操作后疾患,不可归类在他处者

H95 耳和乳突的操作后疾患,不可归类在他处者

I97 循环系统的操作后疾患,不可归类在他处者

J95 操作后的呼吸性疾患,不可归类在他处者

K91 消化系统的操作后疾患,不可归类在他处者

M96 操作后肌肉骨骼疾患,不可归类在他处者

N99 泌尿生殖系统的操作后疾患,不可归类在他处者

3)按临床表现,归类于身体系统章的某一个疾病编码:这种情况一般可能发生于操作后期间,但不被认为是操作引起的特有情况,可加上 Y83 - Y84 作为选择性附加编码以标明其与操作的关系。

具体 ICD - 10 各章的编码注释本文不再详细介绍,详情可参考 ICD - 10 第一卷。

4.2.3.4　主要情况的选择

WHO 规定,对病例的统计分析采用单一原因进行,当一个病人同时患有两种及以上疾病时按主要疾病统计,即:作为统计的疾病必须是主要诊断。因此,选择主要情况(或称"主要诊断")是疾病编码里非常重要的内容。

当医务人员明确指出了"主要情况"时,应尊重其意见进行编码。但当医务人员填写的内容不符合要求,又不能获得进一步解释时,可以应用一些规则重新选择"主要情况"。

如前文所述,"主要情况"是指在医疗事件中造成病人需要治疗或诊查的主要原因,在原因不止一种的情况下,应选择耗费资源最多、治疗时间最长、对健康威胁最大的情况作主要情况。这也是选择主要情况的总则。

1. 根据总则,选择更重要的情况作为主要情况;

2. 选择本次医疗中治疗的情况作为主要情况;

3. 选择症状、体征(通常分类到第十八章)或第二十一章问题的病因作为主要情况;

4. 如果症状、体征可能有多种情况引起,则选择症状、体征为主要情况;

5. 选择更为特异的情况作为主要情况。

此处仅列出选择主要情况的一些基本原则,其他更为详细的方法请参看 ICD - 10 第二卷。

4.2.3.5　根本死因的选择

1. 根本死因的定义

在ICD第六次修订会上,确定了使用根本死亡原因来制作死因列表,即用于死因统计。为此,对根本死因定义如下:

直接导致死亡的一系列病态事件中最早的那个疾病或损伤,或者造成致命损伤的那个事故或暴力的情况。

为了统一死因上报的内容,还制定了死亡原因医学证明书的国际格式(见图4.4)。

死亡原因		发病到死亡之间大概的时间间隔
Ⅰ 直接导致死亡的疾病或情况 *	(a)····································· 由于(或作为……的后果)所引起	···························
	(b)····································· 由于(或作为……的后果)所引起	···························
起始前因		
任何引起上述原因的疾病情况,把根本情况陈述在最后	(c)····································· 由于(或作为……的后果)所引起	···························
	(d)····································· 由于(或作为……的后果)所引起	···························
Ⅱ 促进死亡,但与导致死亡的疾病或情况无关的其他有意义情况	····································· ·····································	

图 4.4　死亡原因医学证明书的国际格式示意图

2. 根本死因的选择规则

根据上述定义和死亡医学证明书的国际格式,医务人员需要按照一定的疾病发展顺序(也称为"死因链")填写死亡原因。编码员的任务就是要对死因链的每个环节进行编码,并确定根本死因。但由于实际情况的复杂性,死亡证明书的填写未必合乎要求,或者医务人员对死因链也并不确定,因此对于如何选择根本死因,ICD制定了一系列规则。

1)基本规则

总原则:当死亡证明书列出多个情况时,选择单独列第Ⅰ部分最低一行线上的情况,只要它能引起上面各行线上的所有情况。

选择规则:当总原则不适用时,可使用选择规则。

规则1:选择证明书上列出的第一条死因链的起始原因。

规则2:证明书上的情况不构成死因链的话,就选择列在第一位的情况。

规则3:如果按前述规则选出的情况是证明书上另一情况的直接后果,则选择这"另一情况"。

2)修饰规则

总原则和选择规则主要是根据死因在证明书上的位置做出的选择,较为机械,这样选出的死因有可能不足以提供更丰富、更准确的信息。因此可以使用修饰规则进行调整。

规则A:衰老和其他不明确的情况

当按上述规则选择的死因为衰老或不明确的情况,则可重新选择证明书上报告的其他更明确的情况,除非报告的所有情况都是不明情况。

规则B:琐细情况

当选择的死因为一个不太可能致死的琐细情况,则可重新选择证明书上报告的其他更严重的情况,除非这个琐细情况是导致严重情况的原因。

规则C:联系

当选择的死因与证明书上其他情况有伴随关系、因果关系,则采用联合编码;若发生矛盾时,则放弃最初选择的死因,重新选择(具体关系说明请参考 ICD - 10 第二卷)。

规则D:特异性

当选择的死因是一般性的术语诊断,则可以重新选择证明书上针对该情况更精确描述的特异性术语诊断。

规则E:疾病的早期和晚期阶段

当选择的死因是某个疾病的早期阶段,则可以重新选择证明书上报告的该疾病晚期阶段。

规则F:后遗症

当选择的原因是某种疾病的早期形式,但有证据表明死亡是由于该疾病的残余影响所致而不是其活动期,而且在 ICD - 10 中有该疾病的"……的后遗症"类目,则编码到对应的"……的后遗症"类目。

上述列出的规则仅仅是对选择根本死因的规则简单介绍,除此之外,对死亡原因还有更详细的注释,均可参考 ICD - 10 第二卷,此处不再详述。表4.2将疾病编码与死亡原因编码进行了简单的对比:

表 4.2 疾病编码与死亡原因编码的比较

	疾病诊断编码	死亡原因编码
内容	对医疗事件期间的"各种情况"编码	对"死亡链"编码
重点	判断"主要情况"	寻找"根本死因"。
目的	引导分配(规划)卫生资源	中断死亡或疾病发生的链条,以预防死亡和疾病的发生。
意义	实现疾病分析	体现公共卫生的预防为主方针
方法	主要情况和其他情况的编码准则; 重新选择主要情况的规则; 具体各章的注释。	死因链的顺序; 总原则; 选择规则; 修饰规则; 对根本死因编码的注释; 解释死亡原因记录的注释。

4.2.4 ICD-10 标准字典库的特点

为了规范编码和名称、明确统一细目编码含义、利于信息共享、便于开展进一步的 DRGs,2012 年开始卫生部要求全国统一使用 ICD-10 标准字典库(即"疾病分类代码库国标版")。

4.2.4.1 "00"码

ICD-10 标准字典库在 ICD-10 的四位数亚目表基础上进行扩展,对每一种疾病都尽量给予一个明确的六位数细目编码。它只允许使用标准字典库名称和编码,不得擅自增加编码和名称。对于确实需要增加的编码,设置了"00"码,即主要编码和部分附加编码(不包括星号、肿瘤形态学编码)的最后两位。

如:I20.000 不稳定性心绞痛

K10.000 颌发育性疾患

"00"码的设置就是为了解决全国各医疗单位在使用 ICD-10 标准字典库过程中,没有找到对应具体条目时,提供了一个位置用于增加新的编码,即在"00"的六位数码之后自行扩展内码。这些新增编码必须通过维护机制的审核整理,正确的码将被纳入标准库,并向全国统一发布,错误的则也进行反馈。

4.2.4.2 编码要求

1. 主要诊断和其他诊断

主要诊断只能填写一条,其他诊断必须完整填写,全部编码都必须符合 ICD-10 编码原则。这是为了保证数据完整,利于统计、检索以及评价疾病的复杂程度,便于 DRGs 分组。

2. 肿瘤编码原则

患者确诊肿瘤的住院以及进行肿瘤手术的住院,主要诊断应填写肿瘤诊断并编码。除此之外,患者为进行化疗、放疗等的住院,主要诊断填写化疗、放疗诊断并编码,同时第一个其他诊断应编写肿瘤诊断。

3. "术后"编码原则

为表示某部位曾实施了手术,诊断名称和编码应从 Z98.8 亚目中选取,同时应将原疾病的诊断和编码写入"其他诊断"中。

4. 妊娠、分娩的合并症编码原则

对"其他特指的疾病和情况并发于妊娠、分娩和产褥期",在编码时需要先编一个概括性的合并编码(O99.8),然后将合并的具体系统疾病编入其他诊断。这样可以提高编码效率,避免制定大量组合诊断名称,也不会破坏 ICD-10 编码粒度。

5. 只编码患者本人情况原则

病案首页中的诊断条目,应该只用于记录患者本人的疾病和健康状态,如果需要记录非本人的诊断信息,应当另设条目。主要是为了避免干扰对患者本人病情的判断。常见新生儿的先天畸形诊断,不应记入母亲病历首页的其他诊断中。

§4.3　手术操作分类(ICD-9-CM-3)

4.3.1　手术操作分类的起源

早期的 ICD 并没有手术分类。但很多国家感到有此需要,因此各自编辑了相应的分类,如美国在 1959 年就编辑了手术操作分类作为 ICD 的补充。WHO 也认识到这个问题,因此组织研究了各国的手术分类方案,主要参考了美国的资料,于 1978 年出版了国际医疗操作分类(International Classification of procedures in Medicine,ICPM)。由于 ICPM 的分类系统并不健全,而且自从第一次出版之后一直未能修订更新,无法适应发展迅速的手术操作,因此该分类仅能算作 WHO 在手术分类方面的尝试,并未被广泛采用。

美国在 1978 年出版了 ICD-9 的美国临床版(ICD-9-CM),其中的第三卷,即 ICD-9-CM-3,是对 ICPM 进行了修订的手术分类,它克服了 ICPM 的许多不足,分类更清楚,而且随着手术操作技术的发展不断更新,因此更适宜临床应用。我国目前也采用 ICD-9-CM-3 对手术操作进行分类。目前我国使用的 ICD-9-CM-3 是第 6 版,2008 年出版了中文版,每年仍然持续更新,因此最新的手术操作均收录其中。

4.3.2 ICD-9-CM-3 的基本结构

4.3.2.1 ICD-9-CM-3 的编码形式

ICD-9-CM-3 的编码形式为阿拉伯数字,基本的类目是 2 位数,小数点后第一位为亚目,第二位为细目。如:

37 心脏盒心包的其他手术——类目;

37.0 心包穿刺术——亚目;

37.1 心脏切开术盒心包切开术——亚目;

37.10 心脏切开术 NOS——细目

4.3.2.2 ICD-9-CM-3 的基本结构

ICD-9-CM-3 分两个部分,类目表和字母索引(中文版是汉语拼音顺序索引)。

2008 版的类目表共分 17 章,比以往的版本增加了"操作和介入 NEC(00)",即不可分类到其他章节的操作和介入手术,统一到 00 章(第一章)。第十七章(各种诊断性和治疗性操作,87-99)中也是非手术性操作。除第一章和第十七章外,其他章的分类轴心主要是解剖部位,各类手术操作按部位归入相应章节。很多解剖部位的手术操作分类按难度进行排列,由易到难前后排列,诊断性的手术操作如穿刺、探查等,常常排在前面,治疗性的手术操作如切除、修补等往往排在后面。

汉语拼音顺序索引则是将英文的字母索引表翻译成中文后,并按汉语拼音的顺序进行排列后形成的索引表,据此检索主导词及其修饰词,以便确定编码。

4.3.3 ICD-9-CM-3 的编码方法

同疾病分类编码一样,手术操作分类的编码方法也是分为三步:第一步确定主导词;第二步根据主导词在索引表中查找编码;第三步在类目表中核对编码。

ICD-9-CM-3 的主导词一般是手术方式或操作方式,如切除术、破坏、融合术等。有些手术名称的英文是完整的单词,翻译成中文后也可以作为一个完整的主导词,如尿道松解术(Urethrolysis)、胃成形术(Gastroplasty)、血栓切除术(Thrombectomy)等。

除了主导词,还有一些修饰成分也是影响编码的重要因素,主要有:解剖部位、手术方式、手术入路、疾病性质、手术伴随情况、手术目的等。

4.3.4 主要手术或主要操作

一台手术中往往有多个操作项目,除非是可省略的手术先行步骤(在编码中称为"省略编码"),因此需要对术中的具体项目逐个编码。为便于检索,一般也建议对手术中的操作项目尽量详细地编码。但在统计手术例数时,一台手术应只统计一次,因此需要选择主要手术或主要操作。

主要手术或主要操作是指在本次医疗过程中,医疗资源消耗最多的手术或操作,它的医疗风险、难度一般也高于本次医疗事件中的其他手术或操作,通常与主要疾病诊断相关。

选择主要手术或主要操作时,只重规则,不考虑它与出院科别的关系。在手术与操作之间,一般选择与主要疾病相关的手术为主要编码;在治疗与检查之间,一般采用治疗为主要编码。

§4.4　疾病与手术操作分类的应用

作为目前全球公认的分类标准,ICD以多种类型的健康和生命记录(包括死亡医学证明书和健康记录)为基础,被广泛用于疾病和其他健康问题的分类。除了能存储和检索用于临床、流行病和质量目的的诊断信息,这些记录也为WHO成员国统计国家性的死亡率和发病率提供了基础。另外,ICD还用于国家的医疗偿付和资源分配决策。

4.4.1　死因统计

死因统计即居民病伤死亡原因统计,其内容是研究居民的死亡率、死亡原因及其变动规律。死亡率和死亡原因能直接反映地区居民的健康状况和卫生水平,以及相关因素对居民健康的影响。因此死因统计能为制定相应的卫生管理政策和预防保健规划提供科学依据。

虽然对卫生管理来说,死因统计如此重要,但在ICD诞生之前,并不能统计到死亡原因,因为无法对诊断进行分类,更不可能实现地区数据对比。ICD的初衷就是要进行死因统计。在ICD第六次修订会上确定的根本死因规则进一步统一了死因制表的标准,使各地区的死因统计有了统一的规范。

目前,全世界大约有190多个国家或地区在进行死亡监测。我国也有几个不同的监测系统,针对不同人群开展死因监测工作,如全国疾病监测系统(DSPs)、全国5岁以下儿童死亡、孕产妇死亡和出生缺陷监测等。在2004年我国建立了县及县以上医院死因网络报告系统,该系统对死因的报告严格按照ICD对死因的填写和编码要求,是我国覆盖范围最广的一个死因监测系统,在死因监测工作中发挥着巨大的作用。

4.4.2　疾病统计

疾病统计用以研究疾病在人群中的发生、发展及分布规律,籍此反映社会、自然和生物因素对疾病发生发展的影响,评价疾病的防治效果。

　　疾病诊断信息的主要来源是病人的出院诊断或门诊诊断。由于疾病种类众多，而且疾病诊断名称的多样化以及医务人员书写的个性化，因此对疾病进行统计的基础就是规范的疾病命名和分类。ICD 在对疾病进行分类这一方面发挥了巨大作用。

　　我国的疾病统计主要是通过报表的形式上报完成。随着医院信息化的发展，病案首页资料均实现电子化，病人的各种信息，包括疾病诊断编码可以直接通过网络上报卫生部信息中心。因此疾病统计更容易实现，更加快捷。

4.4.3　临床路径

　　临床路径（Clinical pathway）是针对某一特定病种制定的一整套标准化治疗方案和流程，包括入院后每天的检查、用药、治疗、护理等。它使同一个病种的病人在不同医院、不同医生都能接受相同的治疗，以此规范医疗行为、降低医疗费用、缩短住院时间、提高医疗质量。

　　临床路径是依据循证医学发展而来，每个病种的路径都建立在大量病例的诊疗数据基础之上。病种的确定、数据的采集、入径病例与未入径病例的对比都必须依赖对疾病准确的 ICD 编码。可以说，ICD 编码就是临床路径得以开展的基础。

　　我国从 2010 年开始试点实施临床路径，最初制定了 22 个专业 112 个病种临床路径，其后不断增加，到 2013 年初已制定和实施 400 余个病种。经过不断的推广实施，已经取得了显著效果。

4.4.4　疾病诊断相关分组

　　疾病诊断相关分组（Diagnosis Related Groups，DRGs）是一种病例组合方法，其组合的要素包括的年龄、性别、住院天数、临床诊断、手术、合并症与并发症及转归等，根据各要素的特征划分为若干个诊断相关组，组内的病人消耗相近的医疗资源，因此可以对每个组设立对应的医疗付费标准，从而达到医疗资源利用标准化。以此激励医院加强医疗质量管理，主动降低成本，减少不必要的医疗费用。

　　DRGs 最初是由美国耶鲁大学卫生研究中心在 1976 年根据 70 万份出院病历的数据研究而成。之后，在美国医疗费用快速攀升的背景下，美国国家卫生筹资管理局和耶鲁大学卫生研究中心合作，以第一代 DRGs 为基础，于 1985 年开发出新的 DRGs，并以此建立起新的卫生保险付费基础，即疾病诊断相关分组－预付费系统（DRGs－PPS），此后不断更新发布新的版本，为降低医疗费用增长率，公平有效地分配卫生资源做出巨大贡献。

　　现在，DRGs 被公认为是世界上最先进的医疗付费制度，被很多国家引进。为了满足不断增加的需求，美国 DRGs 的目标人群也不断扩展。现在，有好几个不同的 DRGs 系统，包括：Medicare DRG（MS－DRG）、Refined DRGs（R－DRG）、All

Patient DRGs(AP‐DRG)、Severity DRGs(S‐DRG)等,DRGs 分组数也比最初的版本增加很多。

我国很多学者对此也进行了大量研究,苦于没有统一的 ICD 字典库和规范的治疗流程,因此难以实际开展。随着我国 ICD‐10 标准字典库的推广应用和临床路径工作的推进,我国建立 DRGs 的目标也即将实现。

4.4.5 手术分级管理

手术与操作是临床的重要治疗手段,在某些情况下还是必须的手段。但由于手术与操作的高风险性,因此,其质量控制与管理一直都是各级医疗行政部门管理的重点。科学制定手术分级标准,严格规范手术医生的权限,在术前开始实施控制,是提高手术安全性和质量的有力措施。

手术分级管理是把各种手术、有创操作按照其技术难度、复杂性和风险程度,分为四级:

一级手术:技术难度较低、手术过程简单、风险度较小的各种手术;

二级手术:技术难度一般、手术过程不复杂、风险度中等的各种手术;

三级手术:技术难度较大、手术过程较复杂、风险度较大的各种手术;

四级手术:技术难度大、手术过程复杂、风险度大的各种手术,或高风险的科研手术及新技术手术。

每一级手术限定一定级别的医生实施,不同级别的医院也需在设定权限内开展相应级别的手术,不可开展超出级别的手术。

由于手术与操作的名称并未规范统一,可能出现同一个名称的手术内容并不相同,如"某恶性肿瘤根治术",在不同医院或不同医生,"根治术"的内容、范围、术式都可能有较大差别。因此要实现手术分级管理,仅对手术名称进行分级是不容易落实的。

我国目前在全国范围内统一采用的 ICD‐9‐CM‐3 是对手术与操作的 ICD 分类,其中的每个编码都对应了明确的手术方式,而且国际认可度高。将每个手术编码按手术分级的要求进行分级分类,将使手术分级管理更易实现。结合信息化管理,不但可以方便的统计不同级别手术,客观评价手术科室或手术医生的工作量和工作难度,而且可以自动审核手术权限,控制越级手术。

本章小结

对疾病编码分类,是医院统计数据的重要来源之一。本章对国际疾病分类(ICD)的起源、发展及应用进行了简要介绍,重点介绍了 ICD‐10 的基本结构和编码原则、编码方法。通过本章学习,可以对 ICD - 10 有初步认识,但要熟练编码则需要参阅更多课外资料和更多的实践练习。

思考与练习题

1. 疾病命名与疾病分类的区别。
2. 什么是主要诊断? 对疾病编码为什么要选择主要诊断?
3. 死因和根本死因的定义。

第五章 医院时间序列分析与统计预测

§5.1 概述

5.1.1 医院时间序列分析

时间序列(time series)是在规则的、连续的时间间隔内,对同一指标进行测量所得到的数据序列,又称为动态数列。时间序列通常以日、周、月、季、年等时间度量为周期来构造,最常用的是月度、季度和年度时间序列。医院统计中有很多的时间序列,如门诊人次时间序列、出院人数时间序列等。

一个时间序列通常由 4 种要素组成:趋势、季节变动、周期波动和不规则波动。

趋势:是时间序列在长时期内呈现出来的持续向上或持续向下的变动。

季节变动:是时间序列在一年内重复出现的周期性波动。它是诸如气候条件、生产条件、节假日或人们的风俗习惯等各种因素影响的结果。

周期波动:是时间序列呈现出的非固定长度的周期性变动。周期波动的周期可能会持续一段时间,但与趋势不同,它不是朝着单一方向的持续变动,而是涨落相同的交替波动。

不规则波动:是时间序列中除去趋势、季节变动和周期波动之后的随机波动。不规则波动通常总是夹杂在时间序列中,致使时间序列产生一种波浪形或震荡式的变动。只含有随机波动的序列也称为平稳序列。

时间序列分析(time series analysis)是一种动态数据处理的统计方法,该方法基于随机过程理论和数理统计学方法,研究随机数据序列所遵从的统计规律,以用于解决实际问题。时间序列分析的结果常用于统计预测。

5.1.1.1 医院时间序列的类型

根据观测指标的特性,可以将医院时间序列分为以下类型:

时点时间序列,即从相同的时间间隔点测量的观测值形成的序列。如住院病人每天的在院人数、每年年末职工人数等。

时期时间序列,即相同时期间隔内累计值而形成的序列。如每月的门诊人次、出院病人数等。

从另外一个角度,根据指标的类型,可以将医院时间序列分为:

绝对数时间序列,如门诊人次、出院病人数等形成的时间序列;

相对数时间序列,如病床使用率、平均住院日等形成的时间序列。

5.1.1.2　医院时间序列分析的应用领域

从医院管理的实际需求来看,医院时间序列分析至少可以应用于如下领域:

预测与预报。预测是对事物未来发展趋势的预先推测或测定。根据过去和当前的数据对未来的数值进行预测预报,是统计分析的一项基本工作,也是管理与决策中执行目标计划的重要内容。

季节调整。医院的经营活动和发展通常受到季节性的影响。为了正确评估季节性的影响,我们可以采用季节调整方法对时间序列进行调整,得到季节因子和调整后的序列,从而进一步展开统计分析与评价。

重大事件或异常干预事件的影响分析。一些重大事件或异常干预事件可能会对时间序列产生影响。通常可以通过建立数学模型来对此进行研究。

5.1.1.3　时间序列分析方法

时间序列分析方法包括描述性时序分析和统计时序分析。

描述性时序分析是通过直观的数据比较或绘图观测,寻找序列中蕴含的发展规律。描述性时序分析方法是人们在认识自然、改造自然的过程中发现的实用方法,具有操作简单、直观有效的特点,它通常是人们进行时间序列分析的第一步。

单纯的描述性时序分析具有很大的局限性,时间序列的复杂变化和随机性仅通过简单观察和描述往往无法总结其规律并进行预测和估计。从20世纪20年代开始,学术界利用数理统计学原理进行时间序列分析,分析时间序列内在的相关关系,即为统计时序分析。统计时序分析包括频域分析方法和时域分析方法两大类。

频域分析方法也称为"频谱分析"或"谱分析"方法,主要运用于物理学、天文学、海洋学、气象科学、电力工程和信息工程等领域。由于谱分析过程一般都比较复杂,不易掌握,分析结果比较抽象,不易于直观解释,因此其使用具有局限性,应用并不广泛。

时域分析方法主要是从序列自相关的角度揭示时间序列的发展规律,其具有理论完善、易操作、分析结果易于解释等优点,因此广泛应用于自然科学和社会科学的各个领域,成为时间序列分析的主流方法。

5.1.2　医院统计预测

统计预测(statistical forecasting)是通过对大量数据资料的统计分析,找出预测对象的发展变化规律,以求得比较准确的预测结果的理论和方法。将统计预测的理论和方法应用于医院管理领域,即为医院统计预测。

5.1.2.1　医院统计预测的应用领域

在医院管理实践工作中,经常需要用到统计预测。统计预测在医院管理中的应用为医院管理与决策提供了科学依据,从而消除或减少了决策的盲目性。

1. 用于制定目标任务。

在制定某一年度的医院目标任务时,需要根据以往的趋势来预测该年度的趋势值,以此作为基础并参考其他客观情况,从而制定年度的目标值。

2. 用于医院资源配置。

假设医院要开设一个新的病区,则必须考虑既往收容病人的病种、来源等因素,并对未来的发展趋势进行预测,从而确定该病区的规模及人力配备。

3. 用于制定采购计划。

通常可用于制定药品和消耗材料的采购计划。比如,为了确定某种药品的采购量,需要对该药品的历史用量进行分析,并预测未来的用量,从而制定采购计划。

5.1.2.2　医院统计预测的一般步骤

1. 明确预测目的,确定预测对象

确定预测的目的,这是预测的必要前提。也就是明确为什么要搞这项预测,通过这项预测要取得什么效果。另外,通过确定预测目的,还应对预测对象、时间、地区和具体内容等,做出明确的规定。医院统计预测多为门诊量、住院人数、病床使用率、业务收入、药品使用量等方面的内容。

2. 搜集整理相关资料

围绕预测对象搜集必要的资料,并对资料进行审查和整理,对不完整和不适用的要进行必要的推算和调整,以保证资料的准确性和完整性。在审核和调整资料时,应重点放在近期资料上,因为在预测中,近期资料比远期资料更重要。在长期资料中如有不正常的大的异常情况,可以剔除,以免影响预测的质量。资料经过认真地审核和整理后,还要进行初步分析,或者通过图形,观察分析资料结构的性质,以便选择适应的预测模型。

3. 选择预测方法,进行预测

统计预测的方法众多,在实际工作中要根据预测的目的以及数据资料的特点选择合适的方法,有时候也会同时选用几种方法分别进行预测,并根据预测误差选择最合适的方法。

根据预测方案和选定的预测方法,对所搜集并经过审核、整理和初步分析的资料,进行深入细致的分析研究,在充分考虑预测对象与各种影响因素相关关系的基础上,进行预测计算和分析判断,得出预测结果,最后写出预测报告。

4. 论证预测结果,分析预测误差

在预测结果出来后,要进行认真论证。预测结果往往与实际有偏差,这是预测误差。对预测误差要分析原因、评价选用的预测公式的可靠性,提出修正方案,改进预测模型,不断提高预测的质量和水平。

§5.2 自回归分析法

5.2.1 概念

自回归(autoregression, AR)分析是一种特殊的回归分析,一般用于时间序列分析。很多情况下,时间序列的某一期的值是与上一期或上几期的值是有关的,这种现象称为时间序列的自相关。我们可以以某期的数据作为因变量、以上一期或上几期的数据作为自变量进行回归分析,这称为自回归分析。以下介绍最简单的一阶自回归分析。

一阶自回归分析是指序列中每一期的值只与上一期的值有关,而与上一期以外的值无关。假如这种相关是线性的,可以用数学模型来表示为:

$$y_t = a + by_{t-1} + e \qquad (5.1)$$

这里 a, b 为模型的参数,e 是随机误差。

这个模型通常记为 AR(1),即一阶自回归模型。

5.2.2 一阶自回归模型的拟合过程及预测方法

一阶自回归模型的参数估计和预测方法类似于一元线性回归模型。

例 5.1 某医院 2001—2012 年出院人数见表 5.1,采用一阶自回归模型进行预测。

表 5.1 某医院 2001—2012 年出院人数

年份	2001	2002	2003	2004	2005	2006	2007	2008	2009	2010	2011	2012
出院人数	6595	7012	7824	8856	9834	10256	12308	14479	16451	18957	21563	24987

表 5.2 某医院出院人数拟合一阶自回归模型计算表

t	y_t	y_{t-1}	y_t^2	y_{t-1}^2	$y_t y_{t-1}$	$\hat{y}_t$	e_t	$RE(\%)$
(1)	(2)	(3)	(4)	(5)	(6)	(7)	(8)	(9)
1	7012	6595	49168144	43494025	46244140	7259	−247	3.53
2	7824	7012	61214976	49168144	54861888	7751	73	0.93
3	8856	7824	78428736	61214976	69289344	8709	147	1.66
4	9834	8856	96707556	78428736	87089904	9927	−93	0.95
5	10256	9834	105185536	96707556	100857504	11081	−825	8.05
6	12308	10256	151486864	105185536	126230848	11579	729	5.92
7	14479	12308	209641441	151486864	178207532	14001	478	3.30
8	16451	14479	270635401	209641441	238194029	16562	−111	0.68
9	18957	16451	359367849	270635401	311861607	18889	68	0.36
10	21563	18957	464962969	359367849	408769791	21846	−283	1.31
11	24987	21563	624350169	464962969	538794681	24921	66	0.26
$\sum$	152527	134135	2471149641	1890293497	2160401268			26.94

计算步骤:

1. 对 $y_t \sim y_{t-1}$ 作散点图,观察序列相关性及趋势。

取 2002—2012 年的数据作为因变量 y_t,2001—2011 年的数据依次对应作为自变量 y_{t-1},作散点图如图 5.1,可见具有明显的线性趋势,计算自相关系数为 0.9977,说明呈现高度的正相关。

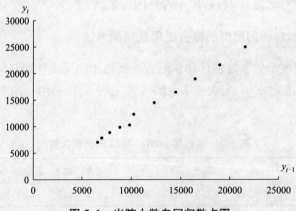

图 5.1 出院人数自回归散点图

2. 拟合 AR(1)，估计模型参数 a 和 b。

采用最小二乘法估计参数，可求得：

$$b = \frac{\sum y_{t-1} y_t - \dfrac{\sum y_{t-1} \sum y_t}{n}}{\sum y_{t-1}^2 - \dfrac{\left(\sum y_{t-1}\right)^2}{n}} = 1.18 \tag{5.2}$$

$$a = \frac{\sum y_t}{n} - b\frac{\sum y_{t-1}}{n} = -522.89 \tag{5.3}$$

因此，自回归方程为：

$$\hat{y}_t = -522.89 + 1.18 y_{t-1} \tag{5.4}$$

拟合图见图 5.2。

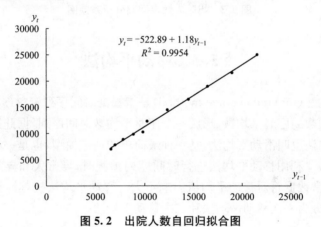

$$y_t = -522.89 + 1.18 y_{t-1}$$
$$R^2 = 0.9954$$

图 5.2　出院人数自回归拟合图

3. 采用方差分析对模型拟合效果进行检验，得 $F = 1946.66$，$P < 0.0001$，表明一阶自回归模型的拟合效果满意。

4. 计算预测的平均相对误差 $\bar{e}$。

$$\bar{e} = \frac{\sum RE}{n} = \frac{\sum \dfrac{|e_t|}{y_t}}{n} \times 100\% = \frac{26.94}{11} \times 100\% = 2.45\%$$

可见预测误差较小，效果良好。残差图见图 5.3。

5. 外推预测。

$$\hat{y}_{12} = -522.89 + 1.18 y_{11} = -522.89 + 1.18 \times 24987 = 28962$$

计算标准误为 535.9，$t_{0.05(11-2)} = 2.262$，则预测值的 95% 可信区间为：

$$(28962 - 2.262 \times 535.9, 28962 + 2.262 \times 535.9) = (27750, 30174)$$

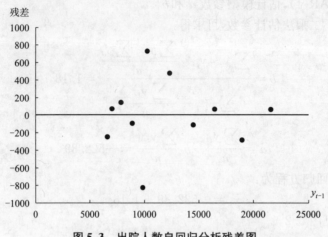

图 5.3   出院人数自回归分析残差图

§5.3   移动平均法

移动平均法(moving average method)是指根据时间序列资料逐项移动依次计算包含一定项数的序时平均数,形成一个序时平均数对间序列,据此进行预测的方法。移动平均法也叫滑动平均法,是一种最简单的适应模型,也是一种最古老的时间序列预测法。利用移动平均法进行时间序列预测时,异常大和异常小的数据值将被修匀,异常数据将对移动平均值影响不大。移动平均法按其计算移动平均数的次数不同,分为一次移动平均法和二次移动平均法。

5.3.1   一次移动平均法

一次移动平均法是对原始时间序列按一定的观察值,逐项移动,依次计算移动平均数作为预测值的方法。又可分为简单路动平均法和加权移动平均法。

5.3.1.1   简单移动平均法

从时间序列中,取最近若干期的数据直接求出简单算术平均数作为下一期预测值的方法。计算公式为:

$$\bar{y}_t = \frac{y_t + y_{t-1} + \cdots + y_{t-n+1}}{n} = \hat{y}_{t+1} \qquad (5.5)$$

式中 $\bar{y}_t$ 为第 t 期的移动平均数;$\hat{y}_{t+1}$ 为 $t+1$ 期的预测值;y_t 为第 t 期实际观察值;n 为每次移动平均包含的观察值个数。

例 5.2   某医院 2006 年 1—12 月份的磁共振(MR)检查人次数见表 5.3 第(2)列,用简单移动平均法预测下个月的检查人次数。

　　分别计算三个月的移动平均值和五个月的移动平均值,列于表 5.3 的第(3)、
(4)列。

表 5.3　某医院 2006 年 1—12 月份的 MR 检查人数移动平均计算表

月份	MR 检查人次数	三个月移动平均值	五个月移动平均值
(1)	(2)	(3)	(4)
1	86		
2	127		
3	145		
4	148	119.3	
5	174	140.0	
6	189	155.7	136.0
7	239	170.3	156.6
8	256	200.7	179.0
9	215	228.0	201.2
10	216	236.7	214.6
11	210	229.0	223.0
12	218	213.7	227.2

　　从表 5.3 的预测情况,可以看出以下几点:

　　第一,简单移动平均法只适合做近期预测。也就是说,简单移动平均法只能做
下期预测,不宜用来预测数期以后的指标值。

　　第二,移动平均的时段长度 n 的取值不同,计算出的移动平均数即预测值也就
不同。n 越大,修匀的程度也越大,故比较平稳;n 越小,则原始序列的特征保留得
越多,故可能存在的随机干扰也就越多。故 n 的选择尤为重要。一般地讲,如果历
史观察序列中含有大量随机成分,或者序列的基本发展趋势变化不大,则 n 应取大
一点;如果预测目标的基本趋势正在不断变化化,则 n 应取小一点。

　　移动平均数的时段长度可以同时用几个 n 值计算移动平均预测值,并同实际
数据相比较,看 n 等于多少时预测误差较小,然后选用预测误差最小的 n 值。例如
在本例中,要确定预测究竟是采用 3 个月还是 5 个月移动平均更为合适,可以计算
比较两个 n 值的预测误差。预测误差见表 5.4。

表 5.4　移动平均预测误差计算表

月份	实际观察值	三个月移动平均			五个月移动平均		
		预测值	绝对误差	误差平方	预测值	绝对误差	误差平方
(1)	(2)	(3)	(4)	(5)	(6)	(7)	(8)
1	86						
2	127						
3	145						
4	148	119.3	28.7	821.8			
5	174	140.0	34.0	1156.0			
6	189	155.7	33.3	1111.1	136.0	53.0	2809.0
7	239	170.3	68.7	4715.1	156.6	82.4	6789.8
8	256	200.7	55.3	3061.8	179.0	77.0	5929.0
9	215	228.0	13.0	169.0	201.2	13.8	190.4
10	216	236.7	20.7	427.1	214.6	1.4	2.0
11	210	229.0	19.0	361.0	223.0	13.0	169.0
12	218	213.7	4.3	18.8	227.2	9.2	84.6
累计误差			277.0	11841.7		249.8	15973.8
平均误差			30.8	1315.7		35.7	2282.0

　　计算结果表明,用三个月移动平均数预测的平均误差较小,因此,在本例中可选用三个月移动平均值作为未来的预测值。

　　第三,简单移动平均法简单易行,但也有不足之处:一是各期权数是相等的,均为 $1/n$,未考虑近期水平对未来发展趋势有更大的影响;二是只适宜预测对象基本趋势是在某一水平上下波动的情况,即只适宜于无显著增减变动的水平型数据。如果近期内情况发展变化较快,采用简单移动平均法预测,就会产生滞后偏差。为弥补这两个缺点,可以采用加权移动平均法和二次移动平均法。

5.3.1.2　加权移动平均法

　　把过去若干期实际水平的加权平均值作为下期预测值的方法.即为加权移动平均法。

　　设 $w_1,w_2,\cdots,w_n$ 分别为观察值 $y_t,y_{t-1},\cdots,y_{t-n+1}$ 的权数,则 t 期的加权平均值为:

$$\bar{y}_t=\frac{w_1y_t+w_2y_{t-1}+\cdots+w_ny_{t-n+1}}{w_1+w_2+\cdots+w_n}=\hat{y}_{t+1} \qquad (5.6)$$

确定权数的一般原则是:距预测期愈近权数愈大,距预测期愈远权数愈小。

现以表5.3资料为例,计算三期加权移动平均的预测值,权数取 $w_1 = 1.5$, $w_2 = 1$, $w_3 = 0.5$, 预测结果见表5.5。需要注意的是采用加权平均法,不仅要选择好平均时段长度 n,同时还要选择好权数 w。

表 5.5　加权移动平均计算表

月份	MR 检查人次数	三个月的加权移动平均值
(1)	(2)	(3)
1	86	
2	127	
3	145	
4	148	129.2
5	174	143.5
6	189	160.5
7	239	177.2
8	256	211.5
9	215	239.2
10	216	232.7
11	210	222.3
12	218	212.8

5.3.2　二次移动平均法

对于具有线性变动趋势的时间序列,采用一次移动平均法进行预测通常会产生滞后偏差,即预测值的变动趋势滞后于原始序列的变动趋势。为了消除滞后偏差,可以采用二次移动平均法。二次移动平均就是在经过一次移动平均形成的序列基础上再做一次移动平均。

5.3.2.1　基本公式

二次移动平均法是利用预测对象时间序列的一次移动平均值和二次移动平均值滞后偏差的演变规律建立起方程进行预测的方法,主要用于预测某些具有线性变动趋势的经济现象。其预测的基本公式是:

$$\hat{y}_{t+T} = a_t + b_t T \tag{5.7}$$

其中 $a_t = 2y_t^{(1)} - y_t^{(2)}$, $b_t = \dfrac{2}{n-1}(y_t^{(1)} - y_t^{(2)})$ 。

式中，$\hat{y}_{t+T}$ 为第 $(t+T)$ 期的预测值；t 为一次和二次移动平均值的时间，通常为本期；T 为由本期到预测期的间隔时期数；a_t、b_t 均为参数；$y_t^{(1)}$ 为 t 时期的一次移动平均值；$y_t^{(2)}$ 为 t 时期的二次移动平均值；n 为移动平均时段的长度，即移动平均期数。

5.3.2.2　二次移动平均法预测过程

例 5.3　假定有一个时间序列 y_t（见表 5.6 第（2）列），存在明显的线性趋势，试采用二次移动平均法预测第 11 期和第 12 期的指标值。

表 5.6　二次移动平均法计算表

时期 t	实际值 y_t	一次移动平均值 $y_t^{(1)}$	二次移动平均值 $y_t^{(2)}$	a_t	b_t	下期预测值 $\hat{y}_{t+1}$
（1）	（2）	（3）	（4）	（5）	（6）	（7）
1	30					
2	33					
3	36	33.0				
4	38	35.7				
5	39	37.7	35.5	39.9	2.2	42.1
6	41	39.3	37.6	41.0	1.7	42.7
7	44	41.3	39.4	43.2	1.9	45.1
8	45	43.3	41.3	45.3	2.0	47.3
9	49	46.0	43.5	48.5	2.5	51.0
10	51	48.3	45.9	50.7	2.4	53.1

具体步骤如下：

1. 对原始资料的序列用三期移动平均计算出一次移动平均值.如表 5.6 中第（3）列；再根据一次移动平均值用三期移动平均计算出二次移动平均值，如表 5.6 第（4）列。

2. 求 a_t 值，即 2 倍的一次移动平均数减去二次移动平均数，列于表 5.6 第（5）列。

例如，$a_5 = 2y_5^{(1)} - y_5^{(2)} = 2 \times 37.7 - 35.5 = 39.9$

3. 利用公式 $b_t = \dfrac{2}{n-1}(y_t^{(1)} - y_t^{(2)})$ 求出参数 b_t，列于表 5.6 第（6）列。

例如，$b_5 = \dfrac{2}{n-1}(y_5^{(1)} - y_5^{(2)}) = \dfrac{2}{3-1} \times (37.7 - 35.5) = 2.2$

4. 以各年的参数 a_t、b_t 代入线性方程 $\hat{y}_{t+T} = a_t + b_t T$（$T=1$）计算各期的理论预测值，列于表 5.6 第（7）列。

第 11 期的预测值为

$$\hat{y}_{10+1} = 50.7 + 2.4 \times 1 = 53.1$$

第 12 期的预测值为

$$\hat{y}_{10+2} = 50.7 + 2.4 \times 2 = 55.5$$

5.3.2.3　二次移动平均法的特点

1. 二次移动平均法利用滞后偏差建立数学模型进行预测，最适宜对呈线性变化的经济现象进行预测，这比一次移动平均法只适宜作水平势态的预测又进了一步。

2. 由于得到一个新的数据，就舍弃一个最早的旧数据，所以能及时计算出直线方程中新的 a 值和 b 值，从而能及时改变直线的斜度，调整预测值，使之比较符合实际。

3. 由于二次移动平均法所建立起来的直线方程式中的 a 值和 b 值并不是长久不变，所以它适宜做短期预测。如果用来做中、长期预测，那么当前时期 t 离预测期 $t+T$ 太远，直线方程中的 a 值和 b 值长久不变，就必然失去了移动平均法的特点。

§5.4　指数平滑法

指数平滑法（exponential smoothing method）是一种将过去的实际值和预测值采用加权平均的方法来预测未来趋势值的一种预测方法。其基本思想是：预测值是以前观测值的加权和，且对不同的数据给予不同的权，新数据给较大的权，旧数据给较小的权。根据平滑次数不同，指数平滑法分为一次指数平滑法、二次指数平滑法和三次指数平滑法等。以下分别介绍一次指数平滑法和二次指数平滑法。

5.4.1　一次指数平滑法

5.4.1.1　指数平滑法预测模型

一次指数平滑法适用于没有明显的长期趋势、主要受不规则变动影响而呈现随机波动的时间序列。用以下数学模型来表示一次指数平滑法：

$$\hat{y}_{t+1} = \alpha y_t + (1-\alpha)\hat{y}_t \tag{5.8}$$

式中 $\hat{y}_{t+1}$ 为本期平滑值，作为下期预测值；y_t 为本期实际值；$\hat{y}_t$ 为上期平滑值（即本期预测值）；α 为平滑常数，$0 \leqslant \alpha \leqslant 1$。

将上式进行递推展开，可以得到：

$$\hat{y}_{t+1} = \alpha y_t + (1-\alpha)\hat{y}_t$$
$$= \alpha y_t + (1-\alpha)[\alpha y_{t-1} + (1-\alpha)\hat{y}_{t-2}]$$
$$= \alpha y_t + \alpha(1-\alpha)y_{t-1} + (1-\alpha)^2\hat{y}_{t-2}$$
$$= \alpha y_t + \alpha(1-\alpha)y_{t-1} + \cdots + \alpha(1-\alpha)^k y_{t-k} + \cdots + \alpha(1-\alpha)^{t-1}y_1 + (1-\alpha)^t\hat{y}_0$$
$$= \alpha \sum_{k=0}^{t-1}(1-\alpha)^k y_{t-k} + (1-\alpha)^t\hat{y}_0$$

式中 $\hat{y}_0$ 为初始值平滑值。

由于 $(1-\alpha)<1$，当 t 趋近于无穷大时，$(1-\alpha)^t\hat{y}_0$ 趋近于 0，因此：

$$\hat{y}_{t+1} = \alpha \sum_{k=0}^{t-1}(1-\alpha)^k y_{t-k} \tag{5.9}$$

这样，$\hat{y}_{t+1}$ 是全部观察值的线性组合，而观察值的权数按递推周期以几何级数递减。如果现观察值权数为 α，则各递推观察值权数分别为 $\alpha(1-\alpha)$，$\alpha(1-\alpha)^2$，$\alpha(1-\alpha)^3$，$\cdots$。

可见，用指数平滑法得出的预测值实际上是对预测对象的全部历史数据的指数加权算术平均数，越早期的观察值权数越小，越接近 t 的观察值权数越大，对预测值的影响也就越大，这是移动平均法不具备的性质。

5.4.1.2　初始值的确定及平滑常数的选择

使用一次指数平滑进行趋势预测时，最重要的是初始值的确定及平滑常数的选择。

1. 初始值的确定

初始值一般按下列原则确定：

当数列变动很小，而项数又较多（50 到 100 以上）时，初始值的大小对预测值影响不大，可用最初水平代替；当数列波动较大，数列项数较少时，则可用数列最初若干期的平均值作为初始值。

2. 平滑常数的确定

在应用指数平滑法进行预测时，平滑常数 α 的选择十分重要。α 值代表模型对变化的反映速度，同时又决定预测系统修匀随机误差的能力。当 $\alpha=0$ 时，$\hat{y}_{t+1}=\hat{y}_t$，即下期预测值等于本期预测值，表明在预测过程中不需引进任何新信息。当 $\alpha=0$，$\hat{y}_{t+1}=y_t$，即完全不相信过去的信息。α 值越大，y_t 在式中占的比重越大；反之，α 值越小，$\hat{y}_t$ 在式中占的比重越大。α 值的大小，体现了不同时期的指标在预测值中起的不同作用。α 究竟取多大为宜，应视具体情况而定，一般按下列原则取值：

1）当事物发展过程呈水平趋势时，α 的大小对预测值影响不大；

2）当事物发展过程波动很大，呈突然下降或突然上升时，为削弱不规则被动的影响，α 值应尽量取小；

3）当事物发展过程呈斜坡式升降或阶梯式升降的趋势时，α 的值应取大些，使

得近期数据的权数加大,以加强规则性变动的影响;

4)不便确定时,可同时取若干个值进行计算,然后比较预测误差,取误差最小的 α 值。

5.4.1.3 一次指数平滑法预测的具体步骤

例 5.4 某医院某病区 2010 年 1—10 月份的出院人数如表 5.7 所示,试用一次指数平滑法预测 11 月份的出院人数。

表 5.7 某医院某病区 2010 年 1—10 月份的出院人数

1 月	2 月	3 月	4 月	5 月	6 月	7 月	8 月	9 月	10 月
31	29	36	38	39	37	39	40	38	33

具体步骤如下:

1. 确定初始值。取初始值为前三期的平均值:$(31+29+36)/3=32$。然后分别取 $\alpha=0.1$,$\alpha=0.5$,$\alpha=0.9$ 进行预测,预测值列于表 5.8 的(3)、(5)、(7)三列。

2. 计算误差,确定 α 的取值。分别计算绝对误差,列于表 5.8 的(4)、(6)、(8)三列,并计算累计的绝对误差,可见 $\alpha=0.9$ 时的累计绝对误差最小,故取 $\alpha=0.9$。

3. 计算下一期的预测值。计算 11 月的预测值为 $0.9 \times 33+(1-0.9) \times 38.2$ $=34$。

当然,也可以试算更多的 α 值,以取得更为准确的预测值。

表 5.8 一次指数平滑法计算表

时期 t	出院人数 实际值 y_1	$\alpha=0.1$ 预测值 $\hat{y}_t$	$\alpha=0.1$ 绝对误差 $|y_t-\hat{y}_t|$	$\alpha=0.5$ 预测值 $\hat{y}_t$	$\alpha=0.5$ 绝对误差 $|y_t-\hat{y}_t|$	$\alpha=0.9$ 预测值 $\hat{y}_t$	$\alpha=0.9$ 绝对误差 $|y_t-\hat{y}_t|$
(1)	(2)	(3)	(4)	(5)	(6)	(7)	(8)
1	31	32.0	1.0	32.0	1.0	32.0	1.0
2	29	31.9	2.9	31.5	2.5	31.1	2.1
3	36	31.6	4.4	30.3	5.8	29.2	6.8
4	38	32.0	6.0	33.2	4.9	35.3	2.7
5	39	32.6	6.4	35.6	3.4	37.7	1.3
6	37	33.2	3.8	37.3	0.3	38.9	1.9
7	39	33.6	5.4	37.3	1.9	37.2	1.8
8	40	34.1	5.9	38.1	1.9	38.8	1.2
9	38	34.7	3.3	39.1	1.1	39.9	1.9
10	33	35.0	2.0	38.6	5.6	38.2	5.2
Σ			41.0		28.2		25.8

5.4.2 二次指数平滑法

5.4.2.1 二次指数平滑法的公式

对于具有一定的上升或下降趋势的序列,采用一次指数平滑法预测,就会存在着滞后偏差。因此,必须把有升降趋势的数据模型分成两部分来考虑:一部分是水平式的,另一部分是增量,假定每期的增量相同。二次指数平滑法,是针对一次指数平滑后的序列数据再作一次指数的平滑,其平滑公式是:

1. $y_t^{(2)} = \alpha y_t^{(1)} + (1 - \alpha) y_{t-1}^{(2)}$ (5.10)

这里, $y_t^{(1)} = \alpha y_t + (1 - \alpha) y_{t-1}^{(1)}$ (5.11)

2. $\hat{y}_{t+T} = a_t + b_t T$ (5.12)

这里, $a_t = 2y_t^{(1)} - y_t^{(2)}$, $b_t = \dfrac{\alpha}{1-\alpha}\left[y_t^{(1)} - y_t^{(2)}\right]$

式中, α 为平滑常数,需要事先确定; $y_t^{(1)}$ 为一次指数平滑值; $y_t^{(2)}$ 为二次指数平滑值; a_t 、 b_t 为平滑参数, a_t 为截距,表示水平方向的值,即目前数据水平, b_t 表示每一期的增量; $\hat{y}_{t+T}$ 为 $t+T$ 期的预测值。

5.4.2.2 二次指数平滑法预测步骤

例 5.5 对表 5.9 数据采用二次指数平滑法进行预测。

1. 确定初始值为最初一期的实际值,即 $y_0^{(1)} = y_0^{(2)} = 30$,并确定 $\alpha = 0.7$,计算一次指数平滑值和二次指数平滑值。计算结果列于表 5.9 的第(3)列和第(4)列。

2. 计算 t 时期的水平值 a_t ,计算结果列于表 5.9 的第(5)列。

例如第 2 期水平值

$$a_2 = 2y_2^{(1)} - y_2^{(2)} = 2 \times 32.1 - 31.5 = 32.7$$

3. 计算 t 时期的增量,计算结果列于表 5.9 的第(6)列。

例如,第 2 期的增量

$$b_2 = \frac{\alpha}{1-\alpha}(y_2^{(1)} - y_2^{(2)}) = \frac{0.7}{1-0.7} \times (32.1 - 31.5) = 1.4$$

4. 计算 $t+T$ 时期的预测值。为简便计,计算 1 个时期后的预测值(即 $T=1$),将其列于表 5.9 第(7)列。

例如,第 3 期的预测值

$$\hat{y}_3 = a_2 + b_2 T = 32.7 + 1.4 \times 1 = 34.1$$

以下依此类推,最后可计算第 11 期的预测值为:

$$\hat{y}_{11} = a_{10} + b_{10} T = 51.0 + 2.6 \times 1 = 53.6$$

表 5.9　二次指数平滑法计算表（α＝0.7）

时期	实际值	一次指数平滑值	二次指数平滑值	a_t	b_t	下期预测值
t	y_t	$y_t^{(1)}$	$y_t^{(2)}$			$\hat{y}_{t+1}$
(1)	(2)	(3)	(4)	(5)	(6)	(7)
0		30.0	30.0			
1	30	30.0	30.0			
2	33	32.1	31.5	32.7	1.4	34.1
3	36	34.8	33.8	35.9	2.3	38.2
4	38	37.0	36.0	38.0	2.3	40.3
5	39	38.4	37.7	39.1	1.6	40.7
6	41	40.2	39.5	41.0	1.6	42.6
7	44	42.9	41.9	43.8	2.3	46.1
8	45	44.4	43.7	45.1	1.6	46.7
9	49	47.6	46.4	48.8	2.8	51.6
10	51	50.0	48.9	51.0	2.6	53.6

§5.5　季节变动预测法

在医院月度、季度时间序列中，由于受到气候条件、社会因素、假日因素、发病率变化等因素的影响，季节变动是广泛存在的。对于此类资料，必须首先测定季节变动的规律性，然后据此进行预测。

在用长期趋势预测法求得未来某一年的预测值后，要进一步求得每个月份、每个季度的预测值，如果存在季节变动，就不能简单地将全年预测值除以 12（月）或 4（季）来平均分配，必须同时测定季节变动，才能获得较准确的分月、分季的预测值。

5.5.1　同期水平平均法

同期水平平均法适用于无明显趋势变动、主要受季节变动和不规则变动影响的时间序列。该方法是根据三年以上的历史资料，采用同期水平简单平均的方法求出季节指数，并在此基础上进行预测。

通常，我们用季节指数来描述季节变动的规律。季节指数又称为季节比率，它是一个系数或百分比，表明各月（或各季）变量与全年平均为 100% 的相对关系。如果时间序列不含长期趋势，季节指数的计算公式如下：

$$某月（或季）季节指数＝\frac{某月（季）实际观察值}{各月（季）平均值}\times100\%　\tag{5.13}$$

季节变动表现为各月或各季的季节指数围绕 100％上下波动，即各月或各季的变量值围绕全年平均数上下波动。季节指数小于 100％的月份或季度为淡季，大于 100％的则为旺季。全年各月份或各季度的季节指数就反映了季节变动的规律，因而测定季节变动就是对一个时间序列计算出季节指数。

以上公式是利用一年的分月或分季资料计算的，但仅用一年的资料计算季节指数存在着很大的偶然性，不能正确反映季节变动规律。因此，一般都要求利用 5 年，至少是 3 年的分季分月的时间序列资料进行计算。一般公式如下：

$$某月（或季）季节指数＝\frac{各年同月（季）平均值}{总的月（季）平均值}\times100\%　\tag{5.14}$$

例 5.6　以某医院 5 年的门诊人次计算季节指数并预测下一年度各月的门诊人次。

表 5.10　某医院门诊人次季节指数计算表　　　　　　　　单位：千人次

| 月份 | 年份 | | | | | 合计 | 同期平均 | 季节指数（％） |
	2006	2007	2008	2009	2010			
（1）	（2）	（3）	（4）	（5）	（6）	（7）	（8）	（9）
1 月	39.1	63.5	64.9	51.5	73.2	292.2	58.44	87.4
2 月	44.2	37.7	42.7	60.1	45.5	230.2	46.04	68.9
3 月	58.0	60.2	65.3	80.3	87.3	351.1	70.22	105.0
4 月	58.7	69.5	58.8	82.0	87.8	356.8	71.36	106.7
5 月	52.2	60.4	53.6	63.5	83.1	312.8	62.56	93.6
6 月	56.0	62.1	63.1	73.5	82.7	337.4	67.48	100.9
7 月	62.1	61.2	69.1	79.3	84.2	356.0	71.2	106.5
8 月	62.5	63.5	62.6	79.0	84.4	352.0	70.4	105.3
9 月	59.2	60.7	63.3	75.7	83.1	342.0	68.4	102.3
10 月	58.0	59.5	64.0	72.1	77.6	331.2	66.24	99.1
11 月	62.7	68.6	73.2	80.0	88.1	372.6	74.52	111.5
12 月	60.0	69.2	72.8	81.3	93.4	376.7	75.34	112.7
合计	672.7	736.1	753.4	878.4	970.4	4011.0	802.2	1200.0
月平均数	56.1	61.3	62.8	73.2	80.9	334.3	66.9	100.0

预测时，假定根据过去 5 年资料测定的季节指数能代表未来的季节变动情况，而且未来也和过去一样没有明显的上升下降趋势，这样就可利用上表计算的季节

指数预测下一年度各月的门诊人次,计算公式如下:

$$各月预测值＝上年的月平均值×各月季节指数 \qquad (5.15)$$

2011 年各月的门诊人次预测值见表 5.11。

表 5.11 2011 年各月的门诊人次预测值 单位:千人次

	1月	2月	3月	4月	5月	6月	7月	8月	9月	10月	11月	12月	合计
预测值	70.7	55.7	85.0	86.4	75.7	81.7	86.2	85.2	82.8	80.2	90.2	91.2	970.8

5.5.2 长期趋势剔除法

对于既有季节变动又有线性增长趋势、且季节波动幅度随趋势增加而加大的时间序列,不适宜用同期水平平均法来预测,而应该采用长期趋势剔除法。长期趋势剔除法是先拟合趋势模型,确定各月(季)的趋势值加以剔除,然后再分析季节变动的方法。

当时间序列(Y)包含长期趋势(T)和季节变动(S)时,可用以下模式来表示其关系:

$$Y＝T×S \qquad (5.16)$$

由此关系,要得到季节变动 S,可用 $S＝Y/T$,即可剔除长期趋势。

例 5.7 以表 5.12 中的资料为例,采用长期趋势剔除法进行预测。

1. 计算长期趋势值。

采用方程 $T＝a＋bt$ 拟合长期趋势,根据线性回归分析的方法估计出参数 a 和 b,得到趋势直线方程为:

$$T＝50.59＋0.55t$$

将各月的 t 值代入以上方程,即得到各月的长期趋势值。见表 5.12 第(4)、(8)、(12)、(16)、(20)列。

2. 计算各月观察值对趋势值的比率。

采用公式 Y/T 计算各月比率,其目的是为了剔除长期趋势因素。见表 5.12 第(5)、(9)、(13)、(17)、(21)列。

3. 计算同月比率的平均值。见表 5.12 第(22)列。

4. 计算季节指数。

如果同月平均比率之和等于 12,则可以直接用此比率作为季节指数。但往往计算出的同月比率之和不等于 12,如本例为 12.01,则必须进行校正,校正系数为 12/12.01,将同月平均比率乘以校正系数即得到季节指数。见表 5.12 第(23)列。

5. 计算预测值。

将预测的各月 t 值代入趋势方程,求得各月的趋势值 T。然后用将各月的趋势值 T 乘以各月的季节指数即得到各月的预测值。见表 5.12 第(26)列。

表 5.12　长期趋势剔除法预测门诊人次计算表

月份	t	2006 年			t	2007 年			t	2008 年		
		实际值 Y	趋势值 T	比率 Y/T		实际值 Y	趋势值 T	比率 Y/T		实际值 Y	趋势值 T	比率 Y/T
(1)	(2)	(3)	(4)	(5)	(6)	(7)	(8)	(9)	(10)	(11)	(12)	(13)
1	0	39.1	50.6	0.77	12	63.5	57.2	1.11	24	64.9	63.8	1.02
2	1	44.2	51.1	0.86	13	37.7	57.7	0.65	25	42.7	64.3	0.66
3	2	58.0	51.7	1.12	14	60.2	58.3	1.03	26	65.3	64.9	1.01
4	3	58.7	52.2	1.12	15	69.5	58.8	1.18	27	58.8	65.4	0.90
5	4	52.2	52.8	0.99	16	60.4	59.4	1.02	28	53.6	66.0	0.81
6	5	56.0	53.3	1.05	17	62.1	59.9	1.04	29	63.1	66.5	0.95
7	6	62.1	53.9	1.15	18	61.2	60.5	1.01	30	69.1	67.1	1.03
8	7	62.5	54.4	1.15	19	63.5	61.0	1.04	31	62.6	67.6	0.93
9	8	59.2	55.0	1.08	20	60.7	61.6	0.99	32	63.3	68.2	0.93
10	9	58.0	55.5	1.04	21	59.5	62.1	0.96	33	64.0	68.7	0.93
11	10	62.7	56.1	1.12	22	68.6	62.7	1.09	34	73.2	69.3	1.06
12	11	60.0	56.6	1.06	23	69.2	63.2	1.09	35	72.8	69.8	1.04
合计												

月份	t	2009 年			t	2010 年			同期平均比率	季节指数（%）	2011 年 t	趋势值 T	预测值 Y
		实际值 Y	趋势值 T	比率 Y/T		实际值 Y	趋势值 T	比率 Y/T					
(1)	(14)	(15)	(16)	(17)	(18)	(19)	(20)	(21)	(22)	(23)	(24)	(25)	(26)
1	36	51.5	70.4	0.73	48	73.2	77.0	0.95	0.92	91.92	60	83.6	76.8
2	37	60.1	70.9	0.85	49	45.5	77.5	0.59	0.72	71.94	61	84.1	60.5
3	38	80.3	71.5	1.12	50	87.3	78.1	1.12	1.08	107.91	62	84.7	91.4
4	39	82.0	72.0	1.14	51	87.8	78.6	1.12	1.09	108.91	63	85.2	92.8
5	40	63.5	72.6	0.87	52	83.1	79.2	1.05	0.95	94.92	64	85.8	81.4
6	41	73.5	73.1	1.00	53	82.7	79.7	1.04	1.02	101.92	65	86.3	88.0
7	42	79.4	73.7	1.08	54	84.2	80.3	1.05	1.06	105.91	66	86.9	92.0
8	43	79.4	74.2	1.06	55	84.4	80.8	1.04	1.04	103.91	67	87.4	90.9
9	44	75.7	74.8	1.01	56	83.1	81.4	1.02	1.00	99.92	68	88.0	87.9
10	45	72.1	75.3	0.96	57	77.6	81.9	0.95	0.97	96.92	69	88.5	85.8
11	46	80.0	75.9	1.05	58	88.1	82.5	1.07	1.08	107.91	70	89.1	96.1
12	47	81.3	76.4	1.06	59	93.4	83.0	1.12	1.08	107.91	71	89.6	96.7
合计									12.01	1200			

5.5.3 12 个月移动平均法

对于含有长期趋势和季节变动的时间序列,还可以采用 12 个月移动平均法。12 个月移动平均法可以消除原始序列中的季节变动因素,用消除了季节因素的数值去除原始值,即可求得季节变动的数值,因而该方法可以比较准确地测定季节变动。

由于 12 个月是偶数,需要采用两次移动平均法才能得到对应的移动平均值,即对一次移动平均得到的序列再进行相邻两个数值的二次移动平均,得到最后的移动平均值。以下简单地用 2 年的数据来展现这个过程,见表 5.13。

为了简化以上过程,可以用一个公式来一次性地计算二次移动平均值:

$$\bar{Y}_t = \frac{\frac{1}{2}Y_{t-6} + Y_{t-5} + \cdots + Y_t + \cdots + Y_{t+5} + \frac{1}{2}Y_{t+6}}{12} \tag{5.17}$$

即参与计算的实际上是 13 项,首项和末项均取半值。

12 个月移动平均法的具体步骤为:

1. 计算 12 个月移动平均值。见表 5.14。

2. 计算移动平均系数。

$$移动平均系数 = \frac{时间序列原始值(Y_t)}{12 个月移动平均值(\bar{Y}_t)} \tag{5.18}$$

3. 计算季节指数。

首先计算每个月各年的同期移动平均系数的平均值,如果平均值之和为 12,则此平均值即可作为每个月的季节指数;若不等于 12,则将此平均值乘以校正系数 12/(各月移动平均系数的平均值之和),得到各月季节指数。见表 5.14 第 (18) 列。

4. 计算预测值。

要计算未来各月的预测值,必须首先得到趋势值,然后用趋势值乘以季节指数即得到预测值。趋势值的计算有两种方法:

1) 用全年的合计数据拟合直线趋势模型,外推得到未来一年的趋势值,除以 12 即得到每月的趋势值。

2) 直接用移动平均值拟合直线趋势模型,外推得到每月的趋势值。

用第 2 种方法计算出 2011 年各月的预测值,见表 5.15。

表 5.13　12 个月二次移动平均法计算表

年份	月份	实际值	一次移动平均值	二次移动平均值
(1)	(2)	(3)	(4)	(5)
	1	39.1		—
			—	
	2	44.2		— —
			—	
	3	58.0		—
			—	
	4	58.7		—
			—	
	5	52.2		—
			—	
2005	6	56.0		—
			—56.1	
	7	62.1		57.1
			—58.1	
	8	62.5		57.8
			—57.6	
	9	59.2		57.6
			—57.7	
	10	58.0		58.2
			—58.6	
	11	62.7		59.0
			—59.3	
	12	60.0		59.6
			—59.8	
	1	63.5		59.8
			—59.8	
	2	37.7		59.8
			—59.8	
	3	60.2		59.9
			—60.0	
	4	69.5		60.1
			—60.1	
	5	60.4		60.3
			—60.6	
2006	6	62.1		61.0
			—61.3	
	7	61.2		—
			— —	
	8	63.5		— —
			— —	
	9	60.7		—
			— —	
	10	59.5		—
			— —	
	11	68.6		— —
			— —	
	12	69.2		—

表 5.14　12 个月移动平均法计算表

月份	2006 年			2007 年			2008 年		
	实际值	移动平均值	移动平均系数	实际值	移动平均值	移动平均系数	实际值	移动平均值	移动平均系数
(1)	(2)	(3)	(4)	(5)	(6)	(7)	(8)	(9)	(10)
1	39.1			63.5	59.8	1.06	64.9	61.3	1.06
2	44.2			37.7	59.8	0.63	42.7	61.5	0.69
3	58.0			60.2	59.9	1.01	65.3	61.6	1.06
4	58.7			69.5	60.0	1.16	58.8	61.9	0.95
5	52.2			60.4	60.3	1.00	53.6	62.3	0.86
6	56.0			62.1	61.0	1.02	63.1	62.6	1.01
7	62.1	57.1	1.09	61.2	61.4	1.00	69.1	62.2	1.11
8	62.5	57.8	1.08	63.5	61.7	1.03	62.6	62.4	1.00
9	59.2	57.6	1.03	60.7	62.1	0.98	63.3	63.7	0.99
10	58.0	58.2	1.00	59.5	61.9	0.96	64.0	65.3	0.98
11	62.7	59.0	1.06	68.6	61.1	1.12	73.2	66.7	1.10
12	60.0	59.6	1.01	69.2	60.9	1.14	72.8	67.6	1.08
合计									

月份	2009 年			2010 年			移动平均系数的同期平均值	季节指数（%）
	实际值	移动平均值	移动平均系数	实际值	移动平均值	移动平均系数		
	(11)	(12)	(13)	(14)	(15)	(16)	(17)	(18)
1	51.5	68.4	0.75	73.2	77.5	0.95	0.95	94.84
2	60.1	69.5	0.86	45.5	77.9	0.58	0.69	68.89
3	80.3	70.7	1.14	87.3	78.4	1.11	1.08	107.82
4	82.0	71.6	1.15	87.8	79.0	1.11	1.09	108.82
5	63.5	72.2	0.88	83.1	79.5	1.05	0.95	94.84
6	73.5	72.8	1.01	82.7	80.4	1.03	1.02	101.83
7	79.4	74.1	1.07	84.2			1.07	106.82
8	79.0	74.4	1.06	84.4			1.04	103.83
9	75.7	74.1	1.02	83.1			1.00	99.83
10	72.1	74.6	0.97	77.6			0.98	97.84
11	80.0	75.7	1.06	88.1			1.08	107.82
12	81.3	76.9	1.06	93.4			1.07	106.82
合计							12.02	1200

表 5.15　2011 年预测值计算表

	1月	2月	3月	4月	5月	6月	7月	8月	9月	10月	11月	12月
趋势值	81.2	81.7	82.2	82.7	83.2	83.7	84.1	84.6	85.1	85.6	86.1	86.6
季节指数(%)	94.84	68.89	107.82	108.82	94.84	101.83	106.82	103.83	99.83	97.84	107.82	106.82
预测值	77.0	56.3	88.6	90.0	78.9	85.2	89.9	87.9	85.0	83.8	92.8	92.5

§5.6　ARIMA 季节模型预测法

基于 ARIMA 模型对季节性时间序列进行季节调整与分析及预测,是近年来运用较多的一种方法。该方法比较科学,对季节性时间序列具有较好的预测效果,但计算量很大,实际应用时需要借助专门的软件。

5.6.1　ARIMA 季节模型

ARIMA 是自回归移动平均混合模型(autoregressive integrated moving average)的简称。ARIMA 是多个模型的混合,包含了自回归、差分以及移动平均三个组成部分,通常采用 ARIMA(p,d,q)的形式来表示模型的类型,p、d、q分别代表自回归、差分和移动平均的阶次。

使用 ARIMA 的前提条件是:时间序列必须是零均值的平稳随机序列,即在一个零均值水平附近保持均衡,没有明显的趋势。然而实际研究中的序列通常都是随着时间的变化表现出某种上升或下降趋势,从而构成非零均值的非平稳序列。对此,可以采用零均值化和差分的方法进行平稳化处理。

零均值化处理是指对均值不为零的时间序列中的每一项数值都减去该序列的平均数,构成一个均值为零的新的时间序列。

差分平稳化处理是指对均值为零的非平稳序列进行差分,使之成为平稳序列。差分是指时间序列变量的本期值与其滞后值相减的运算。对于时间序列 x_t,如下运算称为一阶差分:

$$x_t - x_{t-1} = \nabla x_t = (1-B)x_t = x_t - Bx_t \qquad (5.19)$$

其中,∇称为一阶差分算子,B称为后移算子,其定义是 $B^n x_t = x_{t-n}$。

二阶差分表示为:

$$\nabla^2 x_t = \nabla x_t - \nabla x_{t-1} = (x_t - x_{t-1}) - (x_{t-1} - x_{t-2}) = x_t - 2x_{t-1} + x_{t-2}$$

$$(5.20)$$

或

$$\nabla^2 x_t = (1-B)^2 x_t = (1-2B+B^2)x_t = x_t - 2x_{t-1} + x_{t-2}$$

依次类推,可以一直差分下去,得到各阶差分序列。一般情况下,非平稳序列在经过一阶差分或二阶差分后都可以平稳化。

对于非季节性 ARIMA 模型,通常用以下数学公式表示:

$$\varphi(B) \nabla^d z_t = \theta(B) a_t \tag{5.21}$$

(5.21)式中 z_t 是原始序列;a_t 是白噪声序列,它服从均值为 0、方差为 σ_a^2 的正态分布;B 是后移算子,$Bz_t = z_{t-1}$,$B^m z_t = z_{t-m}$;$\nabla^d = (1-B)^d$ 是 d 阶差分;$\varphi(B)$ 为自回归算子,$\varphi(B) = 1 - \varphi_1 B - \varphi_2 B^2 - \cdots - \varphi_p B^p$;$\theta(B)$ 为移动平均算子,$\theta(B) = 1 - \theta_1 B - \theta_2 B^2 - \cdots - \theta_q B^q$。

对于季节性 ARIMA 模型,通常表示为:

$$\Phi(B^s) \nabla_s^D z_t = \Theta(B^s) a_t \tag{5.22}$$

(5.22)式中 z_t 是原始序列;a_t 是白噪声序列;B^s 是季节后移算子(这里 s 为季节周期,即 1 年中观察值的个数,例如对于月度序列 $s=12$,对于季度序列则 $s=4$),其定义为 $B^s z_t = z_{t-s}$;$\nabla_s^D = (1-B^s)^D$ 为季节性 D 阶差分;$\Phi(B^s)$ 为季节性自回归算子,$\Phi(B^s) = 1 - \Phi_1 B^s - \Phi_2 B^{2s} - \cdots - \Phi_P B^{Ps}$;$\Theta(B^s)$ 为季节性移动平均算子,$\Theta(B^s) = 1 - \Theta_1 B^s - \Theta_2 B^{2s} - \cdots - \Theta_Q B^{Qs}$。这里 P、D、Q 分别表示季节性自回归、差分和移动平均的阶次,以大写与非季节性的 p、d、q 区分。

在实际应用中,通常采用乘积模型将季节性 ARIMA 模型与非季节性 ARIMA 模型结合起来,形成如下模型:

$$\varphi(B) \Phi(B^s) \nabla^d \nabla_s^D z_t = \theta(B) \Theta(B^s) a_t \tag{5.23}$$

通常以 $\text{ARIMA}(p,d,q)(P,D,Q)_s$ 来表示上述模型。

在实际应用中,模型的阶 (p,d,q) 及 (P,D,Q) 通常不会太大,最典型的为 Airline 模型,即 $(0,1,1)(0,1,1)_s$ 模型,是对航空旅客数据进行季节调整的模型,这是季节调整中最简便、最稳健的模型。

5.6.2　ARIMA 模型季节调整方法

对于医院时间序列,如门诊人次、住院人次等,多受季节性影响。为了对时间序列进行分析,并在此基础上进行预测,通常需要采用科学的方法对时间序列进行季节调整。季节调整就是通过数学的方法把原始的时间序列中隐含的季节性因素剔除,将时间序列分解为四个影响因素,即趋势因素、周期因素、不规则因素和季节因素。为便于研究,通常将趋势因素和周期因素合并,称为趋势－周期(Trend－Cycle)因素。

时间序列 z_t 分解为趋势－周期因素 TC_t、不规则因素 I_t 和季节因素 S_t 的方法有两种:

乘法模型:$z_t = TC_t \times I_t \times S_t$

加法模型：$z_t = TC_t + I_t + S_t$

采用对数变换,可将乘法模型变为加法模型。在实际运用时,具体采用哪种模型要根据时间序列的特征来选择。

目前,国际上公认的具有代表性的季节调整方法有 X-12-ARIMA 和 TRAMO/SEATS。这两种方法都是基于 ARIMA 模型的。

5.6.2.1　X-12-ARIMA

X-12-ARIMA 是美国普查局开发的季节调整方法,在国际上被广泛使用。X-12-ARIMA 的前身是被称为 X 系列的季节调整程序。

1954 年,美国普查局的 Shiskin 首先开发了对时间序列进行季节调整的计算机程序,称为 X-1,此后,季节调整的方法每改进一次就以 X 加上序号来表示。1998 年,美国普查局的 David Findley 等人设计出了 X-12-ARIMA 季节调整程序,是季节调整研究的最新成果。

X-12-ARIMA 最具特色的就是 regARIMA 预调整程序,它采用 ARIMA 模型对所需要分析的因素进行建模,可以灵活地对各种影响因素进行分析。下面通过一些公式来对 regARIMA 的基本原理进行阐述：

假定对于时间序列 y_t 存在如下多变量回归模型：

$$y_t = \sum_i \beta_i x_{it} + z_t \tag{5.24}$$

这里 x_{it} 为 i 个回归变量,包括异常值、交易日和假日等日历因素以及其他回归变量；β_i 为回归系数；$z_t = y_t - \sum_i \beta_i x_{it}$ 为回归误差,假定其符合如(5.23)式的 ARIMA 模型,因此也称 z_t 为 ARIMA 误差。我们将(5.23)式与(5.24)式结合起来,形成(5.25)式,即 regARIMA 模型。

$$\varphi(B)\Phi(B^S)\nabla^D\nabla_S^D\left(y_t - \sum_i \beta_i x_{it}\right) = \theta(B)\Theta(V^S)a_t \tag{5.25}$$

通过此模型,我们不仅可以分析异常值、交易日、移动假日等因素对时间序列的影响并进行调整,而且还可以灵活加入自定义的回归变量,分析某些特定因素的影响,如西方的复活节、中国的春节、"黄金周"长假等因素。

X-12-ARIMA 只适合季度和月度统计数据,而且前向预测或后溯估测数据点最多 250 个,每一时序样本观察值最多 2500 个,交易日因子不超过 28 个,季节频长不超过 12(即 12 个月)。

目前,美国普查局发布的 X-12-ARIMA 季节调整程序的最新版本为 0.3 版,它能自动侦测异常值及各种日历因素的影响,并能选择合适的 ARIMA 模型。在 X-12-ARIMA 中,最复杂的模型为 $(2,1,2)(0,1,1)_s$。

5.6.2.2　TRAMO/SEATS

欧盟统计中心的 Gomez 和 Maravall 于 1996 年利用信号提取理论成功地设计

出了季节调整程序 TRAMO/SEATS。这个程序由两个子程序组成,其中 TRAMO(Time Series Regression with ARIMA Noise, Missing Observations and Outlier)主要通过 个自回归时间序列模型对数据中的异常点、交易日因素以及其他影响因素进行初步调整,相当于 X-12-ARIMA 中的 regARIMA,属于预调整程序,其具体功能包括:

侦测及修正各种异常值;

检验交易日、日历因素的影响;

计算序列的预测值及误差;

对缺失观察值生成其填充值,并计算误差;

从可选的 ARIMA 模型中自动选择最优的模型,最复杂的模型为$(3,2,3)(1,1,1)_s$;

对用户自定义的变量进行回归分析。

SEATS(Signal Extraction in ARIMA Time Series)是基于 ARIMA 模型、采用信号提取技术的序列分解程序,从功能上看,其相当于 X-12-ARIMA 中的 X-11 模块,但采用的计算方法却大不相同。经过 TRAMO 预调整后的序列输入到 SEATS,分解得到季节、趋势、循环和不规则成分。

TRAMO/SEATS 方法的优越性在于它可以灵活的设定回归变量,引入使用者自己设定的回归因子,这样基本可以解决其他的季节调整程序无法处理的一些特定的季节因素(如中国的春节等)的问题,操作上比 X-12-ARIMA 相对简单,并且较少主观判断成分。

5.6.3 ARIMA 季节模型预测

通常,采用 ARIMA 季节模型对时间序列进行分析与预测,需要经过如下步骤:

1. 进行季节调整分析,将时间序列分解为趋势—周期因素、不规则因素和季节因素。在进行季节调整分析时,需要经过模型识别、序列影响因素分析、参数估计、模型诊断等一系列复杂过程,这需要借助专门的软件完成。最常用的季节调整软件有:X-12-ARIMA 0.3 版、Demetra、TSW、Eviews 等。

2. 根据季节调整分析结果进行外推预测。

5.6.3.1 预调整

预调整是通过 regARIMA 或 TRAMO 建立回归模型,分析序列中可能的影响因素。常见的回归变量为异常值、日历因素。

1. 异常值(Outliers)

在季节调整中通常有三种类型的异常值:

AOs(Additive Outliers)：也称为单点异常值或附加异常值，指时间序列中的单个跳跃点，只影响序列中的一个观察值；

LSs(Level Shifts)：水平移动，指时间序列中水平的持久变化，其影响来自于一个固定点上的所有观察值，表现为一个特定时点的所有观察值突然增大或减少一个常数，即平移一个水平；

TCs(Temporary Changes)：暂时变化，指时间序列中发生跳跃但又平滑回复到初始路径的单个跳跃点，这种异常值影响若干个观察值。

基于 X-12-ARIMA 和 TRAMO/SEATS 的季节调整方法均能有效地侦测各种异常值，并进行调整处理。

2. 日历因素(Calendar Effects)

日历因素是时间序列中的一个重要影响因素。日历因素包括：

1)交易日(Trading Days)：交易日指一个星期内每一天的经济活动的差异而带来的影响。由于一个星期内每一天的数量在一个月里出现的次数不同，如果每一天的经济活动是有差异的，则导致月份之间的经济活动受到交易日的影响。2005 年 7 月有 4 个星期一，而 2005 年 8 月则有 5 个星期一，那么星期一的天数对这两个月经济活动的影响是有差别的。在预调整模型中，对交易日的调整需要建立 6 个回归变量，即分别代表星期一至星期六的回归变量，而星期日的天数是可以由星期一到星期六的天数决定的，因此不需要再建立星期日变量。

2)工作日(Working Days)：假设星期一至星期五的工作日之间的经济活动没有差异，而星期一至星期五的工作日与星期六、星期日的非工作日的经济活动之间存在差异，这种差异带来的影响就是工作日效应。对于工作日的调整只需建立 1 个回归变量即可，因为非工作日的天数可由工作日的天数决定。

3)闰年(Leap Years)：指由于闰年的 2 月份多 1 天而有可能带来的影响。对闰年因素的调整需要建立 1 个回归变量。

4)固定假日(Fixed Holidays)：如元旦、"五一"劳动节、国庆节等，这些节日可能会对某些经济活动带来影响。

5)移动假日(Moving Holidays)：即公历日期不固定的节日，如西方的复活节，一般在 3、4 月份变动；我国的春节则在 1、2 月份变动。由于这些节日日期的变动，可能会对某些经济活动造成影响。在 X-12-ARIMA 及 TRAMO/SEATS 中均设置了对复活节效应的调整，但没有设置对春节的调整，因此必须自行建立春节因素变量进行调整。

5.6.3.2 模型识别与诊断

模型识别是确定 $ARIMA(p,d,q)(P,D,Q)_s$ 中 p,d,q 与 P,D,Q 的值。而为了判断模型的效果，通常需要采取有效的判断方法和准则。常用的准则有：AIC

（Akaike's Information Criterion）、AICC（Akaike's Information Corrected Criterion）、BIC（Bayesian Information Criterion）。通常，X-12-ARIMA 采用 AIC 或 AICC，而 TRAMO/SEATS 采用 BIC。此外，选定的模型应尽量简单、稳定，不宜太过复杂。具体而言，就是季节性 ARIMA 模型的 p, d, q 及 P, D, Q 应尽可能小。

5.6.3.3　预测

确定了 ARIMA 模型类型及参数后，可以进行外推预测，通常也需借助软件完成。预测的效果取决于模型的优劣，一般也只建议进行短期预测，不超过 24 个时间刻度。

由于季节调整过程的复杂性和季节调整软件的专业性，详细内容可参考有关文献。

§5.7　灰色预测法

客观世界既是物质的世界又是信息的世界，它既包含大量的已知信息，也包含大量的未知信息与非确知信息。未知的或非确知的信息称为黑色信息；已知信息称为白色信息。既含有已知信息又含有未知的、非确知的信息的系统，称为灰色系统。

灰色系统理论是由我国著名学者邓聚龙先生于上世纪 80 年代初首创的一种系统科学理论，主要包括：灰色系统建模理论、灰色系统控制理论、灰色关联分析方法、灰色预测方法、灰色规划方法、灰色决策方法等。

灰色预测法是一种对含有不确定因素的系统进行预测的方法。它通过鉴别系统因素之间发展趋势的相异程度，对原始数据进行生成处理来寻找系统变动的规律，生成有较强规律性的数据序列，然后建立相应的微分方程模型，从而预测事物未来发展趋势的状况。20 世纪 90 年代以来，灰色预测理论在医学中的应用逐渐增多，主要是在疾病发病率和流行病灾变发生时间预测方面的应用。

灰色预测模型中最常用的是含有一个变量的一阶微分方程，称为 GM(1,1) 模型。以下介绍 GM(1,1) 模型的建立及预测方法。

5.7.1　GM(1,1)模型的建立

5.7.1.1　一次累加生成

将原始数列记为 $X = \{x(1), x(2), \cdots, x(n)\}$，通过对其进行一次累加生成得到数列 $Y = \{y(1), y(2), \cdots, y(n)\}$：

$$y(1) = x(1)$$
$$y(2) = x(1) + x(2)$$
$$y(3) = x(1) + x(2) + x(3)$$ (5.26)
$$\cdots$$
$$y(n) = \sum_{i=1}^{n} x(i)$$

累加生成数列与原始数列相比,随机性大大弱化,而规律性大大强化。

5.7.1.2 均值生成

对数列 Y 进行均值生成,得均值数列 $Z = \{z(2), z(3), \cdots, z(n)\}$:

$$z(t) = \frac{1}{2} \big[y(t) + y(t-1) \big] \quad t = 2, 3, \cdots, n$$ (5.27)

5.7.1.3 建立 Y 的一阶线性微分方程

$$\frac{dY}{dt} + aY = u$$ (5.28)

此式即为 GM(1,1) 预测模型,解该变量分离型微分方程得其特解为:

$$y(t) = \Big[x(1) - \frac{u}{a} \Big] e^{-a(t-1)} + \frac{u}{a}$$ (5.29)

式(5.29)又称为时间响应方程,式中 a, u 为待定系数,若将系数列记为 $\hat{a} = [a, u]^T$,则由最小二乘法可以估计出 $\hat{a}$ 为:

$$\hat{a} = (B^T B)^{-1} B^T Y_n$$ (5.30)

其中 $B = \begin{bmatrix} -z(2) & 1 \\ -z(3) & 1 \\ \vdots & \vdots \\ -z(n) & 1 \end{bmatrix}$, $Y_n = [x(2), x(3), \cdots, x(n)]^T$。

进行矩阵运算,可以求得:

$$a = \frac{\sum\limits_{t=2}^{n} x(t) \sum\limits_{t=2}^{n} z(t) - (n-1) \sum\limits_{t=2}^{n} x(t) z(t)}{(n-1) \sum\limits_{t=2}^{n} \big[z(t) \big]^2 - \big[\sum\limits_{t=2}^{n} z(t) \big]^2}$$ (5.31)

$$u = \frac{\sum\limits_{t=2}^{n} x(t) \sum\limits_{t=2}^{n} z^2(t) - \sum\limits_{t=2}^{n} z(t) \sum\limits_{t=2}^{n} x(t) z(t)}{(n-1) \sum\limits_{t=2}^{n} \big[z(t) \big]^2 - \big[\sum\limits_{t=2}^{n} z(t) \big]^2}$$ (5.32)

将 a 和 u 带入预测模型即可得到 Y 的估计值:

$$\hat{y}(t) = \Big[x(1) - \frac{u}{a} \Big] e^{-a(t-1)} + \frac{u}{a} \quad t = 1, 2, \cdots, n$$ (5.33)

对 $\hat{y}(t)$ 进行累减还原,得到 X 的估计值 $\hat{x}(t)$:

$$\hat{x}(t) = \hat{y}(t) - \hat{y}(t-1) \quad t = 2, 3, \cdots, n \tag{5.34}$$

5.7.2 GM(1,1)预测模型的拟合效果检验

若模型的拟合精度好,则模型可用于外推预测;若模型拟合精度不合格,则不可直接用于外推预测,须经残差修正后再进行外推预测。灰色预测模型的可靠性可用平均相对误差、均方差比值和小误差概率来检验。

5.7.2.1 平均相对误差 $\bar{e}$

模型的残差为:

$$\varepsilon(t) = x(t) - \hat{x}(t) \quad t = 1, 2, \cdots, n \tag{5.35}$$

则:

$$\bar{e} = \frac{1}{n} \sum_{t=1}^{n} \frac{|\varepsilon(t)|}{x(t)} \times 100\% \tag{5.36}$$

5.7.2.2 均方差比值 C

$$C = \frac{S_2}{S_1} \tag{5.37}$$

式中:$S_1 = \sqrt{\frac{1}{n} \sum \left[x(t) - \bar{x} \right]^2} = \sqrt{\frac{1}{n} \left\{ \sum \left[x(t) \right]^2 - \frac{\left[\sum x(t) \right]^2}{n} \right\}}$ \quad (5.38)

$$S_2 = \sqrt{\frac{1}{n} \sum \left[\varepsilon(t) - \bar{\varepsilon} \right]^2} = \sqrt{\frac{1}{n} \left\{ \sum \left[\varepsilon(t) \right]^2 - \frac{\left[\sum \varepsilon(t) \right]^2}{n} \right\}} \tag{5.39}$$

5.7.2.3 小误差概率 P

$$P = P\{|\varepsilon(t) - \bar{\varepsilon}| < 0.6745 S_1\} = \frac{k}{n} \tag{5.40}$$

式中 k 为满足 $|\varepsilon(t) - \bar{\varepsilon}| < 0.6745 S_1$ 的例数。

表 5.16 GM(1,1)模型拟合精度检验等级参照表

模型拟合等级	相对误差 $\bar{e}$(%)	均方差比值 C	小误差概率 P
好	<1	<0.35	>0.95
合格	<5	<0.50	>0.80
勉强	<10	<0.65	>0.70
不合格	≥10	≥0.65	≤0.70

5.7.3 外推预测

若模型经检验具有较好的拟合度,则可用于外推预测。

$$\hat{y}(n+k) = \left[x(1) - \frac{u}{a}\right]e^{-a(n+k-1)} + \frac{u}{a} \tag{5.41}$$

$$\hat{x}(n+k) = \hat{y}(n+k) - \hat{y}(n+k-1) \quad k=1,2,\cdots \tag{5.42}$$

但灰色预测模型只适宜作短期预测,外推的期数不宜太长。

5.7.4 GM(1,1)预测模型的计算过程

下面以一个具体例子说明 GM(1,1)预测模型的计算过程。

例 5.8 某医院 2007—2012 年的出院人数如表 5.17,试建立灰色预测模型进行预测。

表 5.17 某医院 2007—2012 年出院人数

年份	2007	2008	2009	2010	2011	2012
出院人数	12308	14479	16451	18957	21563	24987

表 5.18 灰色预测计算表

t	$x(t)$	$y(t)$	$z(t)$	$[z(t)]^2$	$x(t)z(t)$	$\hat{y}(t)$	$\hat{x}(t)$	$\varepsilon(t)$	相对误差(%)	$[\varepsilon(t)]^2$	$[x(t)]^2$
(1)	(2)	(3)	(4)	(5)	(6)	(7)	(8)	(9)	(10)	(11)	(12)
1	12308	12308				12308	12308	0	0.00	0	151486864
2	14479	26787	19547.5	382104756.3	283028253	26677	14369	110	0.76	12100	209641441
3	16451	43238	35012.5	1225875156	575990638	43152	16475	−24	0.15	576	270635401
4	18957	62195	52716.5	2779029372	999346691	62040	18888	69	0.36	4761	359367849
5	21563	83758	72976.5	5325569552	1573592270	83696	21656	−93	0.43	8649	464962969
6	24987	108745	96251.5	9264351252	2405036231	108524	24828	159	0.64	25281	624350169
Σ	96437		276504.5	18976930089	5836994081			221	2.34	51367	1928957829

计算步骤如下:

1. 对原始数列进行一次累加生成,得 $y(t)$,见表 5.18 第(3)列。

2. 对 $y(t)$ 进行均值生成,得 $z(t)$,见表 5.18 第(4)列。

3. 分别计算 $[z(t)]^2$、$x(t)z(t)$,见表 5.18 第(5)、(6)列。

4. 分别计算 $x(t)$、$z(t)$、$[z(t)]^2$、$x(t)z(t)$ 的累计之和,见表 5.18 最后一行。注意是从 $t=2$ 开始累计的。

5. 将表最后一行的相应数值分别代入公式(5.31)和(5.32),求 a 和 u 的估计值

$$a = \frac{96437 \times 276504.5 - (6-1) \times 5836994081}{(6-1) \times 18976930089 - 276504.5^2} = -0.136718$$

$$u = \frac{96437 \times 18976930080 - 276504.5 \times 5836994081}{(6-1) \times 18976930089 - 276504.5^2} = 11726.76$$

6. 将 a, u 的估计值代入式(5.33),得时间响应方程为:

$$\hat{y}(t) = \left(12308 - \frac{11726.76}{-0.136718}\right) e^{-(-0.136718)(t-1)} + \frac{11726.76}{-0.136718}$$

$$= 85547.93 e^{0.136718t} - 85773.13$$

分别计算 $\hat{y}(1), \hat{y}(2), \cdots, \hat{y}(6)$,见表5.18第(7)列。

7. 将 $\hat{y}(t)$ 累减还原生成,得到 $\hat{x}(t)$,见表5.18第(8)列。

8. 对模型进行拟合效果检验。

1)计算平均相对误差 $\bar{e}$

计算残差 $\varepsilon(t)$ 列于表5.18第(9)列,计算相对误差列于表5.18第(10)列,将相对误差累计求和得2.34%,则平均相对误差为:

$$\bar{e} = \frac{0.0234}{6} \times 100\% = 0.39\%$$

$\bar{e} < 5\%$,拟合精度等级为合格。

2)计算均方差比值 C

$$计算 S_1 = \sqrt{\frac{1}{n}\left\{\sum [x(t)]^2 - \frac{\left[\sum x(t)\right]^2}{n}\right\}} = \sqrt{\frac{1}{6}\left\{1928957829 - \frac{96437^2}{6}\right\}}$$

$$= 7947.14$$

$$计算 S_2 = \sqrt{\frac{1}{n}\left\{\sum [\varepsilon(t)]^2 - \frac{\left[\sum \varepsilon(t)\right]^2}{n}\right\}} = \sqrt{\frac{1}{6}\left\{51367 - \frac{221^2}{6}\right\}} = 84.88$$

则 $C = \frac{S_2}{S_1} = \frac{84.88}{7947.14} = 0.011$

$C < 0.35$,拟合精度为好。

3)计算小误差概率 P

$$\bar{\varepsilon} = \frac{\sum \varepsilon(t)}{n} = \frac{221}{6} = 36.8$$

$$0.6745 S_1 = 0.6745 \times 7947.14 = 5360.34$$

则 $P = P\{|\varepsilon(t) - \bar{\varepsilon}| < 0.6745 S_1\} = \frac{k}{n} = \frac{6}{6} = 1$

$P > 0.95$,拟合精度为好。

从以上三个指标的情况来看,该模型的拟合效果还是令人满意的。

9. 外推预测

令 $t=7$，外推得 $\hat{y}(7)=136989$，$\hat{x}(7)=28465$

令 $t=8$，外推得 $\hat{y}(8)=169625$，$\hat{x}(8)=32636$

即预测该医院 2013 年、2014 年的出院人数分别为 28465、32636。

本章小结

在医院统计工作中，时间序列是常见的资料类型，统计预测也是需要掌握的基本技能。本章阐述了医院时间序列分析与统计预测的概念、统计预测的步骤，并详细介绍了在医院统计实务中运用较多的自回归分析、移动平均法、指数平滑法、季节变动预测法以及灰色预测法。这些分析和预测方法都不难掌握，易于使用。而 ARIMA 季节模型预测法需要借助专门的季节调整软件才能应用，因此只做一般性介绍，具体内容可以参考有关文献。在实际应用中应注意时间序列的类型和特点，选择合适的预测方法。通常的做法是采用历史数据验证，选择平均相对误差较小的预测方法。

思考与练习题

1. 简述时间序列分析和统计预测的概念。

2. 简述医院统计预测的步骤。

3. 自回归分析法、移动平均法、指数平滑法三种预测方法的特点和适用条件是什么？

4. 简述季节变动预测法的分析思路。

5. 某医院 2003—2010 年的门诊人次见下表，请采用灰色预测法预测 2011 年和 2012 年的门诊人次。

某医院 2003—2010 年门诊人次　　　　　　　　单位:万人次

年份	2003	2004	2005	2006	2007	2008	2009	2010
门诊人次	20.1	21.3	23.2	25.7	28.4	32.9	37.5	44.8

第六章　医院目标管理与绩效评价

§6.1　目标管理与绩效评价的一般原理和方法

目标,是人们行为所期望的结果。实行目标管理是一个计划、实施、检查、评价、反馈、再计划、再实施……的动态管理过程,它是对组织中人们的行为进行有效的诱导和控制,以提高工作效率,完成组织预定的计划。因此,实行目标管理首先要有一套完整的目标体系,其次是组织实施,再就是对各级目标的完成情况及时进行检查和评价,将目标制定、实施检查、绩效评价、以及反馈改进构成为一个整体。

绩效可以是一个结果,也可以是工作效率、工作产生的效益或对待工作的态度等等。可以说:只要有目标、组织、工作就必然存在绩效问题。绩效是相对目标而言,绩效首先是结果,绩效评估的是目标完成的好坏,是目标管理的一个组成部分。当改变特定因素能促进产生良好的结果时,控制这些因素就等于同时控制了绩效。因此,绩效评价实质上就是关注和考核这些影响绩效的因素以及结果。

绩效评价的一般步骤是:

1. 确定目标体系;
2. 选择评价指标,确定各评价指标的权重;
3. 收集整理指标数据;
4. 选择合适的评价方法进行评价;
5. 根据评价结果作出结论。

6.1.1　目标体系的建立

6.1.1.1　目标系统制定的基本原则

1. 遵循管理科学和统计学的基本原理,管理系统要做到有目标、有检查评价、有反馈。每月有月评价和月反馈,年终有总体评价和总体反馈。

2. 考核体系统一,考核标准统一,评价方法统一,考核系统切实可行,具有可操作性,考核与评价结果公开,对任一评价对象公平、公正,最大限度减少人为因素影响。

3. 考核指标尽量采用硬指标,力争做到"以数据说话"。

6.1.1.2　目标体系的建立

目标的制定应从医院整体性出发,根据医院的总目标,制定相应的政策目标、策略目标、实施措施和评价考核指标体系,以明确我们的行动准则和方式方法。同时目标的制定要具有合理性与可操作性,这是实施目标管理的基础。如为了实现医院的总目标,用适量的卫生资源,提供优质、高效、低耗、便捷的医疗卫生服务,达到持续稳定的医疗质量改进、全面有效的医疗服务和较大的社会效益,制定科室相应的政策目标、策略目标、实施措施和考核体系见图 6.1。

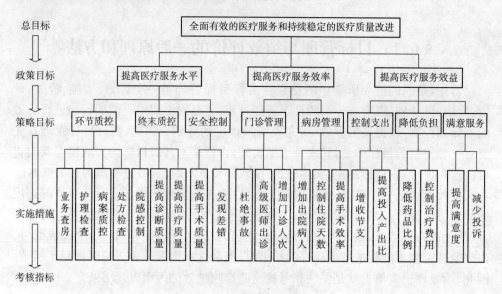

图 6.1 临床科室目标体系

6.1.1.3 考核指标的选择

指标体系是目标管理的重要和主要组成部分,确立合理的指标体系是进行绩效评价的基础,评价体系的优劣直接关系到评价的客观性与可靠性。

1. 建立评价指标体系的原则

1)科学性。每项指标都要经过科学的调研与论证。要考虑到评价的系统性,指标体系必须分类合理,层次清晰,最好呈现层次化的树状结构,即宏观体系能够包容微观体系,微观体系能够服务于宏观体系,指标体系可分可合,以满足不同的评价需要。

2)灵敏性。要求同一指标在考核不同医疗单位医疗质量时要有一定的波动范围。也要考虑控制变量的引入,如病种构成指标等,在分析中起校正作用,其作用是减少综合评价的片面性。

3)实用性。要求评价指标体系尽量简明扼要,操作性强。即要考虑到评价指标的可行性,选取指标的名称内涵,计算口径,测算方法要标准化。

4)独立性。要求入选的指标要有良好的代表性,评价指标不能相互交叉,独立性好，准确度高，力求以较少的指标个数反映较多的评价信息。

2. 指标体系的分类

1）从用途上对指标进行分类

主要是从横向上考虑到医疗服务质量内涵的全面性和不同医疗单元的相通性。为此可将评价指标分为效率指标、效益指标和质量指标。

效率指标主要包括平均住院日、病床使用率及病床周转次数、日门诊人次等。

效益指标主要包括人均门诊医药费用、人均住院床日费用、医药费用比、平均手术费用等指标。

质量指标又可分为诊断质量指标和医疗质量指标。前者主要包括门诊与出院诊断符合率、入院与出院诊断符合率等。后者则主要包括治愈率、好转率、病死率等终末指标。

2）从来源上对指标进行分类

医院服务系统的基本框架是：结构—过程—结果。因此可以分别进行基础评价、过程评价和结果评价。其特性比较如表 6.1。

表 6.1　基础评价、过程评价和结果评价特性比较

		结果评价	过程评价	基础评价
作	用	反映医疗行为的结果	反映医务人员做了些什么	反映提供医疗服务的规模
内	容	医疗服务对健康结果的净变化	对医务人员工作评价 治疗程度与专业标准符合程度	组织机构设置、固定资产程序、组织形式、特征
效	度	高	中	低
方	法	复杂	简便	简便
敏感度		强	中（相同过程，不同结果）	低（高投入低产出）
时	间	固定	相对固定	自由

考虑到医疗服务流程框架，从数据来源上可以分为基础质量指标、环节质量指标和终末质量指标。

基础质量指标主要是用来考核医疗机构在人、财、物方面投入数量的多寡和质量的高低。其评价应强调内涵发展能力的提高，强化资源配置结构与比例的测量，加强针对医疗需求强度变化的结构适应性评价，弱化规模评价。

环节质量指标主要是从操作流程上来衡量具体操作行为的合理性和适宜性，这是质量控制的重要内容，属于事中评价的范畴。其评价是对医疗工作顺序及其协调性进行考核，以检验治疗程序与专业标准是否相符合。局限性在于对健康结果的敏感性较差。存在相同过程、不同结果，以及不同过程、结果相同的情况。应

加强针对医务人员理想负荷与工作效率的测量。

终末质量指标是在医疗工作完成后对数据资料进行分析评价的指标,这属于传统的事后评价指标,各种医学指标构成终末评价的主体。终末指标具有真实性高、客观性强的特点。评价反映了健康状况因医疗保健而发生的净变化。

3)从性质上对指标进行分类

考虑到评价指标体系的全面性和客观性,将评价指标人为地作出正向、负向和双向之分。

正向指标主要是从有利于医疗机构的自身发展方面作出的对指标的分类。主要包括:病床周转次数、门诊人次数、门诊与出院诊断符合率、临床与医技诊断符合率等。

负向指标主要有手术并发症发生率、医疗事故发生率、院内感染率、平均住院日等。

双向指标则有病床使用率、每床日门诊人次、每床日手术次数等。

4)从资料特性上对指标进行分类

某医院根据上述建立的临床科室目标体系,对目标考核指标资料进行分析,考虑评价指标体系的灵敏性和特异性,将所有评价指标人为地分为评价指数指标、达标控制指标、缺陷控制指标三类。

评价指数指标:如业务查房评分、护理检查评分、首页合格率、治愈好转率、抢救成功率、三日确诊率、平均住院日、药品比例、投入产出比、支出同期比、门诊人次完成比、出院人数完成比等,应用评价方法计算综合指数。

达标控制指标:这些指标在科室间变异度小,大部分科室完成情况较好,如入院出院诊断符合率、门诊出院诊断符合率、无菌手术切口甲级愈合率、甲级病案率、院内感染率等,未达标作为负分修正评价指数。

缺陷控制指标:如丙级病案数、有效投诉数、医疗差错次数等,出现则作为负分修正评价指数。

3. 评价指标的筛选方法

1)专家评估法。即根据专家在相关领域有关的理论和实践,凭经验对指标体系进行修改,然后根据指标重要程度进行排序,择优选择评价指标。

2)统计分析方法,特别是多元统计分析。挑选具有代表性和独立性的指标入选指标体系,如变异系数法、相关系数法、逐步回归法、系统聚类法、主成分分析法、因子分析法、类成分分析法等。

目前,指标体系的构建主要是这两大类方法,两类方法都有不足之处,经验法缺乏客观依据,统计法选出的指标缺乏可行性和可靠性的度量。科室综合绩效评价是复杂的质和量的评价,它涉及到医院的医疗措施,又涉及到医院的结构,还涉及到患者,要考虑的因素除了医疗的质量,还有医疗的效益以及伦理道德、政治、经济等一系列难以准确度量的成分。因此,评价指标的筛选有必要是主客观两种办法的有机结合,按照评价目的、评价对象以及特点构建一套合理规范的指标体系。

6.1.1.4　考核指标目标值的合理制定

目标的制定必须依据科学的原理、统一的标准和合理的计算方法,这样制定的目标才有激励的作用(见§6.2,§6.3)。

6.1.2　评价指标的标化和赋权

6.1.2.1　评价指标的标化

筛选出的指标量纲不同,在评价中的重要程度也不一样,因此在综合之前,需要对指标进行必要的处理。

标化的实质是使指标值指数化,实现不同单位与不同方向的指标单项可比。理想的标化方法是既能达到标化目的,消除量纲及指标数据波动范围各异对综合结果的影响,又使信息损失最小。

常用的标化方法:

1. 秩次法:将各指标值 X_i 从小到大(正向指标)或从大到小(反向指标)编秩次,秩次即为标化值,范围在 $1 \sim n$ 之间(n 为样本含量)。不足之处是标化时损失了部分原始指标值提供的信息。

2. 指数法:

对于正向指标: $x_i = \dfrac{X_i}{X_{max}}$ (X_{max} 即最大值)

对于负向指标: $x_i = \dfrac{X_{min}}{X_i}$ (X_{min} 即最小值)

x_i 的范围一般在 $0 \sim 1$ 之间。

3. 线性插值法:

对于正向指标: $x_i = \dfrac{X_i - X_{min}}{X_{max} - X_{min}} \times 100$

对于负向指标: $x_i = \dfrac{X_{max} - X_i}{X_{max} - X_{min}} \times 100$

x_i 的范围一般在 $0 \sim 100$ 之间,各 x_i 的分布与原相应 X_i 的分布相同。

6.1.2.2　评价指标的赋权

赋权是根据指标在评价中相应的重要性赋予相应的权重系数.确定权重是客观地做出评价的关键。不同的权重赋值会导致评价结果不同,所以如何合理赋权极为重要。

1. 专家评估方法，又称主观权重。基本思想是专家对各指标相对重要性打分，然后借助统计手段，确定各指标的权重。这类方法简单，但所得权重易受专家的主观认识、信息反馈等主客观因素的影响。代表性方法有：德尔菲法，层次分析法等。

1）德尔菲法（Delphi）

又称专家经验统计判断法，是将征求得到的专家意见，经过简单的数学处理求得权重。这是美国兰德公司20世纪40年代末期制定的。

其大意是向专家发调查表，然后统计专家的意见并作出结论。专家之间彼此不"通气"，以免相互干扰，使专家意见的独立性、"客观"性受到影响。大致的作法是：由主持单位提出被调查事件有几种可能的情况、后果、意见、结论，然后由专家根据自己的经验作出判断和评定，一般采取"打分"和"可能性的百分比"给出这种评定。"可能性的百分比"亦称主观概率。

德尔菲法要点：

（1）专家意见应是无矛盾的，否则不用。

（2）主观概率合理性。

（3）相互影响分析。

（4）反复调查，如第一次向专家提出调查意图，询问专家需要何种资料；第二次向专家提供资料，专家作出判断和评定；第三次补充资料，修改调查提纲，再作调查。

2）层次分析法（AHP）

主要是根据目标树图中每一层次各因素的相对重要性给出的判断，通过引入合适的标度用数值把这些判断表示出来。

AHP的基本步骤及应用实例：

（1）建立综合评价分析模式

在分析评价工作任务或目标之后，即可确定总目标，再将总目标所包含的因素划分为不同层次的子目标，最底层为硬指标层，用目标树图说明层次的递阶结构与因素的从属关系。

（2）构造判断矩阵

层次 \ 项目	w_1	w_2	…	w_m
w_1	a_{11}	a_{12}	…	a_{1m}
w_2	a_{21}	a_{22}	…	a_{2m}
…	…	…	…	…
w	a_{m1}	a_{m2}	…	a_{mm}

表中 $a_{ij} = w_i/w_j$ 为判断矩阵的元素。当 $i=j$ 时，$a_{ij}=1$，即项目自身比较；$a_{ij} = 1/a_{ij}$，即矩阵左下三角元素为右上三角元素的倒数。

例 6.1 某市有六个综合性医院，现在从医疗工作、护理工作、膳食供应以及设备利用等四个方面进行综合评价。

表 6.2 第一层子目标的判断矩阵

	医疗工作	护理工作	膳食供应	设备利用
医疗工作	1	3	5	9
护理工作	1/3	1	3	5
膳食供应	1/5	1/3	1	3
设备利用	1/9	1/5	1/3	1

判断矩阵：

$$A = \begin{pmatrix} 1 & 3 & 5 & 9 \\ 1/3 & 1 & 3 & 5 \\ 1/5 & 1/3 & 1 & 3 \\ 1/9 & 1/5 & 1/3 & 1 \end{pmatrix}$$

判断矩阵元素的数值，反映了人们对各因素相对重要性的认识。a_{ij} 就是咨询专家确定指标 i 对指标 j 的相对重要程度，实际上是专家对指标 i、j 的权数 w_i 和 w_j 估计值之比。为了判断定量化，形成上述数值判断矩阵，一般采用 T. L. Satty 氏 1～9 级标度方法，对每层中的项目一一对比打分。

表 6.3 判断标度及其含义

对比打分	相对重要程度	说明
1	同等重要	两者对目标的贡献相等
2		介于 1 与 3 中间
3	略为重要	前一个比后一个在评价中稍为重要
4		介于 3 与 5 中间
5	较为重要	前一个比后一个在评价中较为重要
6		介于 5 与 7 中间
7	确实重要	前一个比后一个在评价中更为重要
8		介于 7 与 9 中间
9	绝对重要	前一个比后一个在评价中绝对重要

从 Satty 的 1～9 级标度法可见，在估计事物属性的区别时，可以用五种判断来

表示,即相等、较强、强、很强、绝对强,当需要精度更高时,还可以在相邻判断之间作出标度,这样,总共有九级,它们有连贯性,因此在实践中可以应用。

(3)权重计算   将判断矩阵计算出最大特征根及其对应的特征向量,即为该层中各项的权重。但该法是以矩阵计算为主,若不用计算机难以实现。

第一步:用方根法(近似解法)简便地求解权重(w_i):

$$w'_i = \sqrt[n]{\prod_{j=1}^{n} a_{ij}} \quad (注:\prod 表示连乘)$$

$$w_i = \frac{w'_i}{\sum\limits_{i=1}^{n} w'_i}$$

本例:

$$w'_1 = \sqrt[4]{\prod_{j=1}^{4} a_{1j}} = \sqrt[4]{1 \times 3 \times 5 \times 9} = 3.4087$$

$$w'_2 = \sqrt[4]{\prod_{j=1}^{4} a_{2j}} = \sqrt[4]{\frac{1}{3} \times 1 \times 3 \times 5} = 1.4953$$

$$w'_3 = \sqrt[4]{\prod_{j=1}^{4} a_{3j}} = \sqrt[4]{\frac{1}{5} \times \frac{1}{3} \times 1 \times 3} = 0.6687$$

$$w'_4 = \sqrt[4]{\prod_{j=1}^{4} a_{4j}} = \sqrt[4]{\frac{1}{9} \times \frac{1}{5} \times \frac{1}{3} \times 1} = 0.2934$$

$$\sum_{i=1}^{4} w'_i = 5.8661$$

则子目标的权重为:

$$w_1 = \frac{w'_1}{\sum\limits_{i=1}^{4} w'_i} = \frac{3.4087}{5.8661} = 0.5811$$

$$w_2 = \frac{w'_2}{\sum\limits_{i=1}^{4} w'_i} = \frac{1.4953}{5.8661} = 0.2549$$

$$w_3 = \frac{w'_3}{\sum\limits_{i=1}^{4} w'_i} = \frac{0.6687}{5.8661} = 0.1140$$

$$w_4 = \frac{w'_4}{\sum\limits_{i=1}^{4} w'_i} = \frac{0.2934}{5.8661} = 0.0500$$

第二步:求最大特征根(λ_{max})

$$\lambda_i = \frac{\sum_{j=1}^{n} a_{ij} w_j}{w_i}$$

$$\lambda_{\max} = \frac{\sum_{i=1}^{n} \lambda_i}{n}$$

本例：

$$\lambda_1 = \frac{\sum_{j=1}^{4} a_{1j} w_j}{w_1} = \frac{1 \times 0.5811 + 3 \times 0.2549 + 5 \times 0.1140 + 9 \times 0.0500}{0.5811} = 4.0712$$

$$\lambda_2 = \frac{\sum_{j=1}^{4} a_{2j} w_j}{w_2} = \frac{\frac{1}{3} \times 0.5811 + 1 \times 0.2549 + 3 \times 0.1140 + 5 \times 0.0500}{0.2549} = 4.0824$$

$$\lambda_3 = \frac{\sum_{j=1}^{4} a_{3j} w_j}{w_3} = \frac{\frac{1}{5} \times 0.5811 + \frac{1}{3} \times 0.2549 + 1 \times 0.1140 + 3 \times 0.0500}{0.1140} = 4.0806$$

$$\lambda_4 = \frac{\sum_{j=1}^{4} a_{4j} w_j}{w_4} = \frac{\frac{1}{9} \times 0.5811 + \frac{1}{5} \times 0.2549 + \frac{1}{3} \times 0.1140 + 1 \times 0.0500}{0.0500} = 4.0709$$

$$\lambda_{\max} = \frac{\sum_{i=1}^{4} \lambda_i}{4} = \frac{4.0712 + 4.0824 + 4.0806 + 4.0709}{4} = 4.0763$$

第三步：一致性检验

为了避免判断思维的混乱，需要计算一致性比率，以进行一致性检验。

当判断矩阵阶数大于 2 时，判断矩阵一致性指标 CI 与同阶平均随机一致性指标 RI 之比称为随机一致性比率，记为 CR。

$$CR = \frac{CI}{RI}$$

其中：$CI = \frac{\lambda_{\max} - n}{n - 1}$。

CI 为判断矩阵一致性指标，检查决策者判断思维的一致性。

RI 为判断矩阵的平均随机一致性指标，1~9 阶判断矩阵 RI 值见表 6.4。对于 1、2 阶判断距阵，RI 只是形式上的，因为 1、2 阶判断矩阵总具有完全一致性。

表 6.4 1~9 阶平均随机一致指标(RI)

阶数(n)	1	2	3	4	5	6	7	8	9
RI	0	0	0.58	0.90	1.12	1.24	1.32	1.41	1.45

当 $CR < 0.10$ 时,即认为判断矩阵具有满意的一致性,否则就需要调整判断矩阵。

本例:
$$CI = \frac{\lambda_{\max} - \dot{n}}{n - 1} = \frac{4.0763 - 4}{4 - 1} = 0.0254$$

$$CR = \frac{CI}{RI} = \frac{0.0254}{0.90} = 0.028 < 0.10$$

说明判断矩阵具有满意的一致性。

这是第一层子目标指标体系的权重计算。我们可以将具有满意的一致性的各层权重,利用概率乘法原理,从底层到最高层将各项权重连乘即得到综合权重,其实际意义是该项指标在作总目标评价时所处的地位(权重),也就是总排序的权值。

2. 统计分析法,又称客观权重。其思路是利用样本数据所隐含的信息,经统计方法进行处理,得到有关指标的权重。代表性方法有:回归系数法,相关系数法,熵值法等。以下介绍熵值法。

在信息论中,熵值是对系统无序程度的度量,信息被解释为系统无序程度的表达,表现为系统的某项指标的变异度。即系统的熵值越大,则它所蕴涵的信息量越小,系统的某项指标的变异程度越小,则该指标在综合评价中对应的权重就越小;反之,系统的熵值越小,则它所蕴涵的信息量越大,系统的某项指标的变异程度越大,则该指标在综合评价中对应的权重就越大。

用熵值法确定评价指标权重的步骤如下:

假设有 n 个评价对象,m 项评价指标,原始指标值记为 x_{ij} ($i = 1, 2, \cdots, n; j = 1, 2, \cdots, m$)。

第一步:对原始指标值 x_{ij} 进行无量纲化及同趋势化处理,得到 z_{ij}。

对于正向指标:$z_{ij} = \dfrac{x_{ij} - x_j^{\min}}{x_j^{\max} - x_j^{\min}}$

对于负向指标:$z_{ij} = \dfrac{x_j^{\max} - x_{ij}}{x_j^{\max} - x_j^{\min}}$

这里 $x_j^{\max}$ 和 $x_j^{\min}$ 分别是第 j 项指标的最大值和最小值。

第二步:计算第 j 项指标下第 i 个评价对象指标值的比重 P_{ij}。

$$P_{ij} = \frac{z_{ij}}{\sum\limits_{j=1}^{m} z_{ij}}$$

第三步:计算第 j 项指标的熵值 h_j。

$$h_j = -\frac{1}{\ln m} \sum_{j=1}^{m} P_{ij} \ln P_{ij}$$

第四步:计算第 j 项指标的差异性系数 g_j。

$$g_j = 1 - h_j$$

第五步:计算各项指标的权重 w_j。

$$w_j = \frac{g_j}{\sum\limits_{j=1}^{m} g_j}$$

例 6.2 选取治愈率(%)(X1)、病床周转次数(X2)、病床使用率(%)(X3)、平均住院日(X4)、危重病人抢救成功率(%)(X5)5 个指标对 5 所医院的工作质量进行综合评价。

表 6.5 5 所医院的工作质量综合评价指标

医院	X1	X2	X3	X4	X5
A	82.4	28	98.4	13	82.1
B	82.6	32	89.2	10	90.3
C	69.9	32	113.5	13	87.0
D	78.7	26	89.7	13	86.5
E	77.4	29	79.9	8	89.3

第一步:对原始数据进行无量纲化及同趋势化处理。为简便起见,X3 作为正向指标处理(不作为双向指标),X4 为负向指标,其余均为正向指标。处理后的矩阵为:

$$\begin{pmatrix} 0.9843 & 0.3333 & 0.5506 & 0.0000 & 0.0000 \\ 1.0000 & 1.0000 & 0.2768 & 0.6000 & 1.0000 \\ 0.0000 & 1.0000 & 1.0000 & 0.0000 & 0.5976 \\ 0.6929 & 0.0000 & 0.2917 & 0.0000 & 0.5366 \\ 0.5906 & 0.5000 & 0.0000 & 1.0000 & 0.8780 \end{pmatrix}$$

第二步:计算第 j 项指标下第 i 个评价对象指标值的比重 P_{ij},得矩阵如下:

$$\begin{pmatrix} 0.3012 & 0.1176 & 0.2598 & 0.0000 & 0.0000 \\ 0.3060 & 0.3529 & 0.1306 & 0.3750 & 0.3320 \\ 0.0000 & 0.3529 & 0.4719 & 0.0000 & 0.1984 \\ 0.2120 & 0.0000 & 0.1376 & 0.0000 & 0.1781 \\ 0.1807 & 0.1765 & 0.0000 & 0.6250 & 0.2915 \end{pmatrix}$$

第三步:计算第 j 项指标的熵值 h_j,得矩阵为:

$$(0.8462 \quad 0.8034 \quad 0.7726 \quad 0.4111 \quad 0.8411)$$

第四步:计算第 j 项指标的差异性系数 g_j,得矩阵为:

$$(0.1538 \quad 0.1966 \quad 0.2274 \quad 0.5889 \quad 0.1589)$$

第五步:计算各项指标的权重 w_j,得矩阵为:

$$(0.1160 \quad 0.1483 \quad 0.1715 \quad 0.4442 \quad 0.1199)$$

3. 组合赋权法,又称组合权重。

第一类方法不可避免的会掺杂主观因素的影响,而第二类方法又往往会忽略了指标本身的重要程度。因为在医院综合评价中,影响指标相对重要性因素包括社会环境,经济政策等一系列难以度量的成分,它们对各指标相对重要性,无法从指标本身获得,必须由有关专家凭经验决断。

因此,合理的办法应该是把两类方法有机的结合起来,形成所谓的组合赋权法,能更加客观真实的反映各指标对于被评价对象的相对重要程度。

6.1.3　绩效评价方法

对一个复杂系统的多个指标信息绩效评价,常用综合评价法。即用数理统计方法或其他数学方法制订出恰当的评价模型,以谋求对评价对象的类别或优劣等级进行较为客观的判断,为医疗卫生工作决策提供依据。

基本评价方法有:综合指数法,秩和比法,TOPSIS 法,模糊评价法,判别分析法,灰色聚类法等。各种方法的实质,都是将反映被评价对象各个侧面的代表性指标值有机的结合起来,合成为一个综合变量,该变量集中了系统信息反映整体状况。以下分别介绍综合指数法、秩和比法和 TOPSIS 法。

6.1.3.1　综合指数法

综合指数法是将一组指标值通过统计学处理转化成一个综合指数,以正确评价工作效率、质量、管理等综合水平的一种方法。我们用数学公式来表示为:

$$E_i = \sum_{j=1}^{m} p_{ij} w_j \quad i = 1, 2, \cdots, n$$

式中 E_i 指第 i 个评价对象的综合指数; p_{ij} 为第 i 个评价对象第 j 项指标值,通常是标化处理后的无量纲值; w_j 是第 j 项指标的权重。

在获得了指标的权重、对原始数据进行标化处理后,综合指数法的计算并不复杂,这里举例说明。

例 6.3 采用表 6.5 的数据,标化后计算综合指数,见表 6.6。

表 6.6　综合指数计算表

医院	X1 (0.1160)	X2 (0.1483)	X3 (0.1715)	X4 (0.4442)	X5 (0.1199)	综合指数
A	0.9843	0.3333	0.5506	0.0000	0.0000	0.2581
B	1.0000	1.0000	0.2768	0.6000	1.0000	0.6982
C	0.0000	1.0000	1.0000	0.0000	0.5976	0.3915
D	0.6929	0.0000	0.2917	0.0000	0.5366	0.1948
E	0.5906	0.5000	0.0000	1.0000	0.8780	0.6922

6.1.3.2　秩和比法

1. 秩和比的定义与计算

秩和比(rank-sum ratio,RSR)是行(或列)秩次的平均值,具有 $0-1$ 连续变量的特征,表明不同计量单位多个指标的综合水平,即通用的综合指数。影响秩和比的因素有两个:一是分组数的多少,二是指标数的多少。

秩和比的计算常需按行(R)或按列(C)分别进行:

$$RSR_R = \frac{\sum_{i=1}^{m} R_i}{m \times n} \quad \text{或} \quad RSR_C = \frac{\sum_{i=1}^{n} R_i}{m \times n}$$

式中 m 为指标数,n 为分组数。

几个 RSR 的合并方法:各组 $RSR \rightarrow R \rightarrow$ 合并 RSR。

加权 RSR:

$$RSR_w = \frac{\sum wR}{n}$$

式中 w 为权重系数。

设计思想:算得的 RSR 越大越好。为此,指标编秩时要严格区分高优与低优。例如治疗有效率、诊断符合率等可视为高优指标;发病率、住院病死率、平均住院日等可视为低优指标。编秩时,还可参照指标间相关分析和参照指定的"标准"。但有时还需实事求是地加以限定,例如病床利用率、平均病床周转次数一般可作高优指标理解,但过高也不见得是好事。除区分高优指标与低优指标外,有时还要运用不分高优与低优及其种种组合形式,例如偏高优(高优与"不分"的均数)与稍低优(偏低优与"不分"的均数),编秩的技巧问题要从业务出发来合理地解决。

2. 基本编秩方法

在 n 个指标中,高优指标的编法是以最大的指标值编以最高的秩次 n,次大的编以 $n-1$,…,次小的指标值编以 2,最小的编以 1;低优指标的编法与高优指标相反,最小的指标值编以最高的秩次 n,次小的编以 $n-1$,…,次大的编以 2,最大的编以 1。如遇几个指标值相同,则均编以平均秩次。

3. 秩和比法的优缺点

优点:涵义自明、容易推广,可以消除异常值干扰,指标排序弥补了综合指数法评分上下限均不限定而影响评价结果的不足,还可合理解决指标值为零时在统计处理中的困惑,不仅适用于有序资料,同样也适用于无序资料。

缺点:在指标值转换为秩次时会丢失一些信息,编秩时要正确区分高优指标、低优指标、不分高低及其组合。

4. 秩和比法的一般步骤

1)计算 RSR。遇有指标很多时,应按指标组分段进行,最后将各段 RSR 合并;

2)确定 RSR 的分布。RSR 的分布指 RSR 值特定的向下累计频率,以概率单位 Y 表达:$RSR \to f$,$f\downarrow$,秩次范围 R,平均秩次 $\bar{R}$,向下累计频率 $\bar{R}/n \to Y$(概率单位);

3)计算回归方程:$\hat{RSR} = A + BY$;

4)必要时对 RSR 还可选用适当代换量,达到偏态对称化的目的;

5)计算 RSR 的可信区间:

根据参数统计的要求,在几个 RSR 值对比时(两组比较尤为必要),应采用反正弦代换,并以代换量 y 的 95％可信区间(CL)作比较。

$$y = \sin^{-1}\sqrt{RSR}\quad(\text{以角度表示})$$

$$S_y = \sqrt{\frac{820.7}{N}}\quad(N\text{ 为各组队调和均数})$$

y 的 95％CL:$y \pm 1.96 S_y$

对比各组 95％可信区间,如交叉重叠超过一半,不拒绝 H_0,不能认为各组在 $\alpha = 0.05$ 时相差显著;如交叉重叠小于一半,拒绝 H_0,各组在 $\alpha = 0.05$ 时相差显著。恰好一半,下结论应慎重,最好补作其他处理以作比较。

6)合理分档数与最佳分档数

表 6.7　合理分档数表

分档数		Y					
3	<4	4—	6—				
4	<3.5	3.5—	5—	6.5—			
5	<3.2	3.2—	4.4—	5.6—	6.8—		
6	<3	3—	4—	5—	6—	7—	
7	<2.86	2.86—	3.72—	4.57—	5.44—	6.28—	7.14—

最佳分档

最佳的涵义是:各档方差一致.相差具有显著性.最佳分档准则:每档至少 2 例,尽量多分几组。参照合理分档数表,反复试验,充分利用"以下","及以上"作调整。

最佳分档步骤:首先进行方差一致性检验,在方差一致的前提下,再作统计检验。

例 6.4　某医院选用三日确诊率、入出院诊断符合率、治疗有效率、病死率、医院感染率、住院病人满意率、门诊病人满意率七项指标对该院某科 1990－1996 年医疗工作质量进行综合评价,其中病死率、医院感染率为低优指标,其余为高优指标。数据见表 6.8。

(1) 编秩并计算 RSR 值。

表 6.8 某科 1990—1996 年医疗工作质量综合评价计算表(RSR 法)

年份	三日确诊率(%)	入出院诊断符合率(%)	治疗有效率(%)	病死率(%)	医院感染率(%)	住院病人满意率(%)	门诊病人满意率(%)	RSR 值
1990	95.40(1)	99.60(2.5)	94.70(7)	3.91(1)	8.82(1.5)	90.01(1)	86.12(1)	0.3061
1991	97.60(3)	99.70(4)	94.40(6)	3.70(2)	8.82(1.5)	94.56(3)	86.33(2)	0.4388
1992	97.40(2)	99.60(2.5)	93.70(2)	3.50(3)	7.22(5)	98.15(7)	96.40(7)	0.5816
1993	98.57(4)	99.79(5)	94.08(5)	3.20(4)	5.30(6)	91.21(2)	88.00(3)	0.5918
1994	99.23(6)	99.90(7)	93.83(4)	3.00(6.5)	8.40(3)	95.29(4)	89.31(5)	0.7245
1995	98.95(5)	99.82(6)	93.80(3)	3.10(5)	8.10(4)	96.49(5)	88.32(4)	0.6531
1996	99.28(7)	99.47(1)	93.60(1)	3.00(6.5)	5.12(7)	96.74(7)	89.44(6)	0.7041

(2)综合评价分级与排位

根据各年份 RSR 值分布、累计频率和回归分析的结果,参照田凤调合理分档数和最佳分档数的确定方法,将综合评价结果分为三级,见表 6.10。RSR 值越大,等级越高,排位越前,表明该年份医疗工作质量越好;RSR 值越低,等级越低,排位越后,则医疗工作质量越差。

表 6.9 各年份 RSR 的分布

组别	RSR	$f\downarrow(\bar{R})$	$\bar{R}/n\times100$	概率单位(Y)
1990	0.3061	1	14.3	3.93
1991	0.4388	2	28.6	4.43
1992	0.5816	3	42.9	4.82
1993	0.5918	4	57.1	5.18
1995	0.6531	5	71.4	5.57
1996	0.7041	6	85.7	6.07
1994	0.7245	K=7	96.4 *	6.80

注:* 按(1−1/(4×7))×100 计算。

$K=7, r=0.9296$

$RSR=-0.1805+0.1430Y$

$Y=4, RSR=0.3915$

$Y=6, RSR=0.6775$

表 6.10 各年份 *RSR* 的排序与分档

分级	RSR	年份(位次)
好	0.6775—	1994(1)、1996(2)
中	0.3915—	1995(3)、1993(4)、1992(5)、1991(6)
差	<0.3915	1990(7)

6.1.3.3 TOPSIS 法

TOPSIS 法（technique for order preference by similarity to ideal solution, TOPSIS)是系统工程中有限方案多目标决策分析用的一种决策方法。它是将原始数据进行同趋势变换和归一化矩阵后,计算各指标值与最优值和最劣值的距离,以及最优值的相对接近程度。计算步骤如下:

1. 收集原始数据:n 个评价对象 m 个指标,得到一个 $n \times m$ 的矩阵 X。

$$X = \begin{bmatrix} x_{11} & x_{12} & \cdots & x_{1m} \\ x_{21} & x_{22} & \cdots & x_{2m} \\ \vdots & \vdots & & \vdots \\ x_{n1} & x_{n2} & \cdots & x_{nm} \end{bmatrix}$$

2. 数据同趋势化:因各评价指标具有不同的属性,有的为高优指标,有的为低优指标,因此需要进行同趋势化处理。一般选择将低优转变为高优指标的做法。可采用:①倒数法($1/x$),适用于绝对数指标;②差值法($1-x$),适用于相对数指标。同趋势化的数据矩阵记为 X',其中元素相应为 x'_{ij} ($i=1,2,\cdots,n;j=1,2,\cdots,m$)。

3. 构造规范化的决策矩阵,消除指标间因单位和数值的差异对结果的影响程度的不同,经归一化得矩阵 Z,其元素 z_{ij} 的计算公式如下:

$$z_{ij} = \frac{x'_{ij}}{\sqrt{\sum_{k=1}^{n} (x'_{kj})^2}}$$

4. 确定理想解和负理想解,构成最优值向量 Z^+ 和最劣值向量 Z^-:

$$Z^+ = (z_1^+, z_2^+, \cdots, z_m^+)$$
$$Z^- = (z_1^-, z_2^-, \cdots, z_m^-)$$

其中:$z_j^+ = \max(z_{1j}, z_{2j}, \cdots, z_{nj})$

$z_j^- = \min(z_{1j}, z_{2j}, \cdots, z_{nj})$ $\qquad j=1,2,\cdots,m$

5. 计算各指标值与理想解和负理想解的距离 D^+ 和 D^-:

$$D_i^+ = \sqrt{\sum_{j=1}^{m} (z_{ij} - z_j^+)^2}$$

$$D_i^- = \sqrt{\sum_{j=1}^m (z_{ij} - z_j^-)^2}$$

6. 计算各指标值与理想解的相对接近度 C_i；

$$C_i = \frac{D_i^-}{D_i^+ + D_i^-}$$

7. 按相对接近度 C_i 大小对评价对象进行排序，C_i 越大，表明越接近最优水平。

例 6.5　对表 6.8 数据，采用 TOPSIS 法进行综合评价。

将七年评价指标的原始数据以矩阵表示为 X：

$$X = \begin{bmatrix} 95.40 & 99.60 & 94.70 & 3.91 & 8.82 & 90.01 & 86.12 \\ 97.60 & 99.70 & 94.40 & 3.70 & 8.82 & 94.56 & 86.33 \\ 97.40 & 99.60 & 93.70 & 3.50 & 7.22 & 98.15 & 96.40 \\ 98.57 & 99.79 & 94.08 & 3.20 & 5.30 & 91.21 & 88.00 \\ 99.23 & 99.90 & 93.83 & 3.00 & 8.40 & 95.29 & 89.31 \\ 98.95 & 99.82 & 93.80 & 3.10 & 8.10 & 96.49 & 88.32 \\ 99.28 & 99.47 & 93.60 & 3.00 & 5.12 & 96.74 & 89.44 \end{bmatrix}_{7 \times 7}$$

其中死亡率、医院感染率为低优指标，用差值法得到同趋势的数据结构矩阵 X'

$$X' = \begin{bmatrix} 95.40 & 99.60 & 94.70 & 96.10 & 91.18 & 90.01 & 86.12 \\ 97.60 & 99.70 & 94.40 & 96.30 & 91.18 & 94.56 & 86.33 \\ 97.40 & 99.60 & 93.70 & 96.50 & 92.78 & 98.15 & 96.40 \\ 98.57 & 99.79 & 94.08 & 96.80 & 94.70 & 91.21 & 88.00 \\ 99.23 & 99.90 & 93.83 & 97.00 & 91.60 & 95.29 & 89.31 \\ 98.95 & 99.82 & 93.80 & 96.90 & 91.90 & 96.49 & 88.32 \\ 99.28 & 99.47 & 93.60 & 97.00 & 94.88 & 96.74 & 89.44 \end{bmatrix}_{7 \times 7}$$

归一化得矩阵 Z_1

$$Z_1 = \begin{bmatrix} 0.36767 & 0.37759 & 0.38071 & 0.37578 & 0.37211 & 0.35933 & 0.36495 \\ 0.37615 & 0.37797 & 0.37950 & 0.37656 & 0.37212 & 0.37749 & 0.36584 \\ 0.37538 & 0.37759 & 0.37669 & 0.37724 & 0.37862 & 0.39183 & 0.40852 \\ 0.37985 & 0.37831 & 0.37832 & 0.37852 & 0.38647 & 0.36412 & 0.37292 \\ 0.38243 & 0.37873 & 0.37722 & 0.37930 & 0.37382 & 0.38040 & 0.37847 \\ 0.38135 & 0.37843 & 0.37707 & 0.37891 & 0.37505 & 0.38522 & 0.37428 \\ 0.38262 & 0.37710 & 0.37628 & 0.37930 & 0.38719 & 0.38620 & 0.37902 \end{bmatrix}_{7 \times 7}$$

根据 Z_1 矩阵得到最优值向量和最劣值向量：

$Z^+ = (0.38262 \quad 0.37873 \quad 0.38071 \quad 0.37930 \quad 0.38919 \quad 0.39183 \quad 0.40852)$

$Z^- = (0.36767 \quad 0.37710 \quad 0.37628 \quad 0.37578 \quad 0.37211 \quad 0.35933 \quad 0.36495)$

计算各年份指标值与最优值和最劣值的距离及与最优值的相对接近度 C_i：

表 6.11　不同年份质量指标与最优值的相对接近度及排序

年份	D_i^+	D_i^-	C_i	排序结果
1990	0.05847	0.00445	0.07072	1
1991	0.04901	0.02035	0.29774	2
1992	0.01214	0.05530	0.82004	7
1993	0.04527	0.02133	0.32022	3
1994	0.03499	0.02938	0.45648	5
1995	0.03713	0.03106	0.45552	4
1996	0.03639	0.03719	0.55033	6

可见,该科 1990—1996 年医疗工作质量经 TOPSIS 评估从高到低排序依此为:1992 年、1996 年、1994 年、1995 年、1993 年、1991 年、1990 年。

综合评价方法很多,每种方法都有各自的特点。对同一对象用不同方法评价,会因为方法不同使评价结果出现差异。目前,还没有一个客观标准对各种评价方法进行评价,谁优谁劣还不能进行有效的检验。在医院实际应用时,建议选择简单、实用,能较客观、准确反映被评价对象,且能被评价对象理解的方法。

6.1.3.4　应用实例

例 6.6　某医院从医疗环节和医疗结果两方面,对医疗、护理工作环节质控检查的评分以及对各科综合目标值在诊疗质量、工作强度、经济效益三方面完成的终末结果,应用秩和比法进行评价和比较。计算出各科室医疗工作质量的环节指数、结果指数以及综合指数和排位,并指出各科室需要改进的问题,建立了住院科室医疗工作质量常规月评价系统,每月对住院科室医疗工作质量进行分析、比较和评价,把医疗质量的评估、监测和改进融入日常目标管理制度中,以有效地促进医疗工作质量的改进与提高。

1. 材料来源

医疗环节检查资料包括业务查房的检查评分,以及病历、处方质控结果;护理质量检查资料包括八项护理质量检查内容的检查评分;医院工作报表资料来自每月上报的医院工作报表和财务工作报表,依据各科综合目标责任书对各科医疗指标从诊疗质量、工作强度、经济效益和诊疗达标等方面进行评价。

2. 评价方法

评价模式:由环节质量和终末质量所组成。住院科室每月医疗工作质量的综合评价包括根据医疗、护理工作检查资料对环节质量进行的评价,以及根据医院业务工作报表指标对终末质量的评价。评价系统如图 6.2。

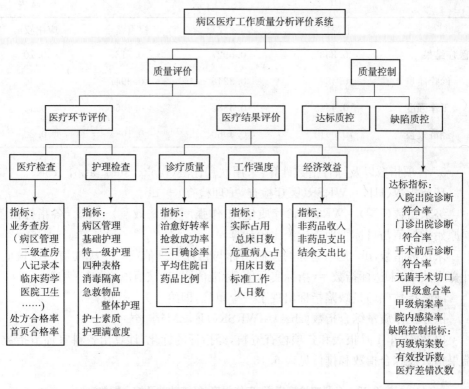

图 6.2 医疗工作质量综合月评价系统

指标的标化:采用秩次法。在评价指标中,受科室收治病人及病种影响较大的诊疗指标,由原始指标值与目标管理值比较计算指标分值进行标化;对于环节评价的检查评分和各种指数则直接标化。

权重系数的确定:采用主、客观权重系数及其整合的方法,主观权数采用专家咨询(delphi)法,根据各位科室主任和专家对于月评价模式各层次和指标相对重要性,按 Saaty1~9 级标度方法给出判断,用层次分析(AHP)递推法计算;客观权数利用两年统计资料计算采用熵值法计算;再应用平均整合法,对主、客观权数进行调整、计算并归一化处理,得到一组校正权数见表 6.12。

表 6.12 主客观权重系数及其整合

	主观权重	客观权重	权重整合	应用权重
医疗环节	0.1667	0.4073	0.2870	0.30
医疗检查	0.7500	0.5132	0.6316	0.65
护理检查	0.2500	0.4868	0.3684	0.35

续表

	主观权重	客观权重	权重整合	应用权重
医疗结果	0.8333	0.5927	0.7130	0.70
诊疗质量	0.4545	0.3348	0.3947	0.40
工作强度	0.4545	0.3582	0.4064	0.40
经济效益	0.0910	0.3060	0.1985	0.20

3. 各项指数以及综合指数计算:采用秩和比法(rank-sum ratio, RSR)。

环节指数(HJ)=WRSR(医疗检查,护理检查)+ db。

终末指数(ZM)=WRSR(诊疗质量,工作强度,经济效益)+ db。各指标由各项原始指标值与目标管理指标值比较计算

未达标指数(db)是未达标的控制指标与目标管理值或三甲标准值的比较值,计算方法为:未达标指数=(指标实际值/标准值)-1,该值以-0.05为底。

缺陷指数(qx)是缺陷指标出现了一个单位,即给-0.015值。

医疗工作质量综合指数(zhzs)=WRSR(HJ,ZM)+ qx

以2001年1月报表和各项检查资料,经指标的标化,计算出各科室环节指数、结果指数及综合指数和排位见表6.13。

表 6.13   各科室诊疗指标、工作强度、经济效益及综合指数排位

科室	医疗过程评价						医疗结果评价								综合	
	业务检查		护理检查		环节指数		诊疗质量		工作强度		经济效益		结果指数			
	指数	排位	指数	排位	指数	排位	指数	排位	指数	排位	指数	排位	指数	排位	指数	排位
内科																
呼吸	0.2847	24	0.3270	6	0.1083	21	0.2883*	23	1.4395	14	0.6096	13	0.1055	21	0.0373	23
消化	1.8194	7	0.2930	13	0.3004	9	0.4917	7	1.8315	7	0.8923	8	0.2444	3	0.4208	1
神经	1.1160	15	0.4050	3	0.2521	12	0.4167	15	1.7857	8	1.1364	5	0.2028	7	0.3437	6
心内科	1.5972	10	0.3780	4	0.3125	7	0.5667	3	1.4727	12	0.5479	14	0.2250	4	0.4188*	2
血液科	0.7152	20	0.3230	9	0.1479	19	0.4417	11	1.6550	9	-0.0627	22	0.1750	14	0.1906	16
泌尿	1.6736	8	0.2930	13	0.2885	10	0.4250	10	1.2893	18	-0.1619	23	0.1250	20	0.1667	20
内分泌	0.5764	23	0.3270	6	0.1219	20	0.5833	2	1.1746	19	0.9350	6	0.2139	5	0.3229	7
老年病	0.6736	21	0.3440	5	0.1562	18	0.6583	1	0.8761	23	0.8087	11	0.1833	11	0.2479	13

续表

科室	医疗过程评价						医疗结果评价								综合	
	业务检查		护理检查		环节指数		诊疗质量		工作强度		经济效益		结果指数			
	指数	排位	指数	排位	指数	排位	指数	排位	指数	排位	指数	排位	指数	排位	指数	排位
外科																
普外科	1.3958	13	0.2350	21	0.1844	17	0.3000	21	2.2190	3	0.8168	10	0.1861	10	0.2688	10
神经	0.9652	17	0.4250	1	0.2396	13	0.3750	18	1.9516	4	0.3446	17	0.1778	13	0.2500	12
骨一科	2.3402	3	0.3160	10	0.3708	3	0.4083	17	1.8633	6	0.3713	16	0.1750	14	0.2606*	11
骨二科	1.8541	6	0.2820	15	0.3083	8	0.3250	20	2.2202	2	0.6534	12	0.1917	8	0.2942*	9
泌尿	0.7917	19	0.1090	23	0.0785*	24	0.4750	9	1.4502	13	0.1108	20	0.1694	16	0.1225*	22
胸外科	0.9513	18	0.1090	23	0.1021	22	0.2917	22	0.8888	22	−0.2218	24	0.0361	24	0.0033*	24
创伤科	1.5416	11	0.4120	2	0.3135	6	0.4250	13	1.6349	10	1.1439	4	0.2056	7	0.3958	4
烧伤科	0.6250	22	0.2760	17	0.0843	23	0.5167*	5	1.8954	5	1.7103	1	0.2889	1	0.3625	5
外 ICU	0.9930	16	0.3250	8	0.1994*	14	0.4167	14	2.6520	1	1.6897	2	0.2500	2	0.4042	3
妇产科																
妇科	1.5278	12	0.2140	22	0.1906	15	0.5500	4	0.7428	24	0.8591	9	0.1667	17	0.1569*	21
产科	2.5625	1	0.2820	15	0.3760	2	0.2583	24	1.0326	19	0.9310	7	0.0833	22	0.1802	17
儿科	2.0972	4	0.2480	20	0.3135	6	0.4333	11	1.5044	11	0.2678	19	0.1667	17	0.2281	15
眼科	1.6250	9	0.3030	11	0.2823	11	0.4917	7	1.2900	16	0.0121	21	0.1583	19	0.1750	18
耳鼻喉	1.9236	5	0.3030	11	0.3365	5	0.5083	6	1.3690	15	0.3026	18	0.1806	12	0.3146	8
中医康复	2.3889	2	0.2760	17	0.3552	4	0.3500	19	0.8997	21	0.4399	15	0.0833	22	0.1677	19
肿瘤科	1.3263	14	0.2550	19	0.1854	16	0.4500	10	1.2898	17	1.3495	3	0.1889	9	0.2446*	14

* 甲级病案率:泌尿外科,外 ICU 未达标,已分别减去环节指数 0.01。

　无菌手术甲级愈合率:呼吸内科、烧伤科未达标,已分别减去诊疗指数 0.02,0.05。

　丙级病历:泌外、妇科 1 份;骨一、胸外 2 份;肿瘤 3 份;骨二 4 份,已减去综合指数 0.015;0.03;0.045;0.06。

　　根据各科室综合指数,应用田氏方法,将科室绩效评价结果分为好、较好、一般、差四个等级见表 6.14。

表 6.14　各科室医疗工作综合评价分级

分级	科室
好	消化内科　心内 . CCU　外 ICU　创伤科　烧伤科
较好	神经内科　内分泌　耳鼻喉科　骨二　普外科　骨一
一般	神经外科　老年病科　肿瘤科　儿科　血液　产科　眼科　中医康复　泌尿内科　妇科计生科
差	泌尿外科　呼吸内科　胸外科

进一步分析指标分值和标化值,高优指标的指标分值<1,低优指标的指标分值>1及各标化值偏小的指标则为各科室需要改进的指标。

§6.2　临床科室目标值的制定与绩效评价

医院是一个特殊的服务行业,它的服务对象和产品完全不同于其他的行业。所以它的目标值的制定必须依赖它自身的特点来制定。

6.2.1　环节质量、终末质量目标值的制定

环节质量、终末工作和服务质量的目标值,应以卫生部或各省、市基本医疗管理制度和关于护理质量、病历、处方质控的检查内容、评分标准为标准。

终末质量有关医疗考核指标可以各临床科室三年相应指标的平均水平为标准。

6.2.2　临床科室工作量目标值的制定

应用我国医院现行的人员编制方案以及各省、市卫生局对人员配备和结构的规定,根据人员配备和病床设置、病床使用率、平均住院日等指标之间的相互关系,计算各科室应该完成的工作量目标值。

6.2.2.1　制定工作量目标值的依据

医院人力资源配备标准:根据我国医院现行的人员编制方案,以及各省、市卫生局对人员配备和结构的规定,确定每名住院医师和护理人员病床工作量和每名门诊医师每小时门诊工作量标准和人员结构配备标准。

医院病床利用效率标准:根据医院分级管理质量指标标准,地方医院病床使用率的规定为标准。

6.2.2.2　制定工作量目标值的数据来源

实际开放床位数:在上一年医院工作报表核定床位基础上,由主管院长和医务科核定各科当年实际开放床位数。

平均住院日:取上一年医院工作报表中科室实际出院病人平均住院日为效率指标值。

年有效工作天数:365-52×2-11=250天(注:每年法定节假日为11天)

实际医护人员数:以各科工资报表人数为准,实习期医师按0.5人计算。

病床使用率:除ICU为85%外,其余各科统一为93%。

6.2.2.3　制定工作量目标值的方法

期望出院病人数=开放床位数×365×93%÷平均住院日

期望医师数＝(开放床位数×365÷每名住院医师担当床位数÷250)×结构比

期望护士数＝开放床位数×床位护士比 (注:监护病房需特殊处理)

出院病人数目标值＝期望出院病人数×科室实际医护人员数÷(期望医师数＋期望护士数)

每医师年门诊人次数期望值＝每名门诊医师每小时门诊工作量×6×250

门诊人次数目标值＝每医师年门诊人次数期望值×科室出门诊医师人员数

例 6.7 某院临床科室工作量目标值的制定,结果见表 6.15。

计算举例:

病区 1:出院病人数＝38×365×93%÷9.8＝1316

期望医师数＝(38×365÷16÷250)×3＝10

期望护士数＝38×0.4＝15

出院人数目标值＝1316÷25×36＝1895

门诊人次数目标值＝6×6×250×2＝18000

表 6.15 某院临床科室工作量目标值

科室	病床数	平均住院日	出院病人数	期望医师数	期望护士数	期望医护数	实际医护数	门诊医师数	门诊人次目标值	出院人数目标值
病区 1	38	9.8	1316	10	15	25	36	2	18000	1895
病区 2	38	9.4	1372	10	15	25	33	1	9000	1811
病区 3	38	12.6	1024	10	15	25	34	1	9000	1393
病区 5	38	9.1	1417	10	15	25	41	0	0	2324
病区 6	35	21.1	563	10	14	24	27	0	0	633
病区 7	23	12.5	625	6	9	15	28	1	9000	1167
病区 8	35	12.3	966	10	14	24	24	0	0	966
病区 9	26	11.8	748	7	10	17	22	0	0	968

6.2.3 临床科室绩效评价

临床科室绩效评价就是对各科室目标的完成情况及时进行检查和评价。因此,年初制定的目标分解为月目标,每月对实施结果进行评价,从而真正起到目标管理计划、实施、检查、评价、反馈、再计划、再实施……的动态管理作用。

6.2.3.1 数据的标化

依据目标体系确定的考核指标,每月按时收集评价所需要的数据,对环节过程、终末结果不同属性的资料分别给予不同的处理,计算出各科的绩效指数。

1. 定性指标:按项目检查标准的评分直接进行评价

服务水平中各项环节质量考核指标,以及服务效益中提供满意服务的指标,不论医院大小,收治病人病情轻重等都应该同等遵守卫生部、卫生厅或市卫生局基本医疗管理制度和关于护理质量、病历、处方质控的检查内容及评分标准,所以这部分数据资料直接以检查计分进行评价;

2. 定量指标:制定了目标值的指标则以实际值/目标值的比值进行评价

终末质量有关医疗考核指标,由于各科室收治的病人病情、病型的不同而不能直接以结果数据比较,可以各临床科室三年相应指标的平均水平为标准标化计算指标分值进行评价。

服务效率中工作量的指标,则以应用我国医院现行的人员编制方案及对人员配备和结构的规定,根据人员配备和病床设置、病床使用率、平均住院日等指标之间的相互关系,计算的工作量目标值为标准,计算完成系数进行评价。

6.2.3.2　计算绩效指数

例6.8　应用某医院月数据按照目标模型、指标分类,计算绩效指数见表6.16。

表6.16　临床科室目标管理绩效评价表

科室名称	业务查房	首页合格率	护理检查	治愈好转率	抢救成功率	三日确诊率	平均住院日	药品比例	投入产出比	支出同期比	门诊完成比	出院完成比	RSR值	风险系数	绩效指数
权重	0.100	0.025	0.0418	0.0473	0.0473	0.0473	0.0947	0.0947	0.1004	0.0227	0.1136	0.2651			
病区1	93.8	96	0.504	0.9721	0.8702	1.0071	0.8878	1.0026	1.5971	1.4061	1.1255	0.885	0.0379	1.2	0.0455
病区2	94.0	85.4	0.549	1.0145	1.0415	0.9756	1.0532	1.0466	1.089	0.9504	1.3553	0.8957	0.0354	1.1	0.0389
病区3	92.5	100	0.525	1.001	0.8912	1.0082	0.9206	1.014	1.335	1.0154	2.0122	0.9529	0.0418	1.1	0.046
病区5	95.0	97.5	0.584	1	0.9989	1.0431	0.8791	0.7899	1.3544	1.2876	1.225	1.1081	0.0572	1.2	0.0686
病区6	97.5	96.2	0.518	1.076	0.9896	1.0163	0.7251	0.8739	0.7795	1.1867	0.6502	1.2045	0.0543	1.1	0.0597
病区7	94.0	93.8	0.584	1.0142	1.0288	1.0163	1.1040	0.9504	1.4247	1.095	1.7654	0.8909	0.0426	1.2	0.0511
病区8	94.2	86.6	0.524	0.9979	0.9496	1.0504	0.8862	1.0747	1.3002	1.7664	1.7243	0.8696	0.0384	1	0.0384
病区9	92.0	95.1	0.560	1.0194	1.1403	1.0113	1.1186	1.0303	2.2518	1.3083	0.7503	1.0333	0.0414	1.1	0.0455
病区1	92.9	95.5	0.561	0.9926	0.9812	1.0173	0.8987	0.9734	1.0384	1.0137	0	0.625	0.0257	1.2	0.0308

注:科室的风险系数应用每月出院病人的病例分型资料计算(见§6.2.4)。

6.2.3.3　评价结果的反馈与应用

根据未完成目标的实际值提示科室存在的问题和可以改进工作的方面。

6.2.4　临床科室风险系数

对于临床科室来说,其承担的医疗任务各不相同,风险各异,为此可考虑引入临床科室风险系数对绩效评价进行补充和调整,以期使绩效评价更为合理。

临床科室承担临床风险的大小主要体现在收治病种范围以及病情的轻重程度,因此可以通过病例分型来体现这种风险程度。病例分型就是依据患者的病情轻重缓急和相应基本医疗行为特征,将病例划分为 A、B、C、D 四型,即单纯普通型、单纯急症型、复杂疑难型和复杂危重型。应用各科室出院病人病例分型的资料,能比较客观的反映各科室各型病人的分布,以及疾病的严重性和病情变化的复杂性,也就反映了临床科室所承担的临床风险。

另一方面,科室危重病人的比例也是反映临床科室风险的一个重要参数,因此也将各科的危重病人抢救次数与出院病人的比值(简称"抢救比值")引入风险系数的计算。

6.2.4.1 计算各科室平均 Ridit 值和可信区间

依据病例 A、B、C、D 分型标准,对每份出院病例进行病例分型评价与复核,确定类别。应用 Ridit 方法对临床各科 A、B、C、D 病例分布情况进行比较,以合计组数据为参照组,计算 Ridit 值和各科室平均 Ridit 值及可信区间,以反映各科住院病人病情的轻重缓急程度。

例 6.9 某医院临床各科病例分型及 Ridit 值和可信区间计算见表 6.17。

表 6.17 临床各科病例分型及 Ridit 值和可信区间

科室	A	B	C	D	合计	平均 R	95LR	下限	上限	等级
病区 1	29	14	42	6	91	0.4477	0.0605	0.3872	0.5082	2
病区 2	28	11	68	12	119	0.5215	0.0529	0.4686	0.5744	2
病区 3	26	22	52	10	110	0.4818	0.0550	0.4268	0.5369	2
病区 5	18	2	88	14	122	0.5954	0.0523	0.5431	0.6476	1
病区 6	6	1	44	1	52	0.5786	0.0801	0.4986	0.6587	1
病区 7	9	1	27	13	50	0.6264	0.0816	0.5447	0.7080	1
病区 8	51	2	21	0	74	0.2828	0.0671	0.2157	0.3499	3
病区 9	14	1	30	4	49	0.5139	0.0825	0.4314	0.5964	2
········										
合计参照组	642	141	1427	142	2352	0.5000	0.0119	0.4881	0.5119	

$\chi^2 = 181.56, P < 0.05$。

6.2.4.2 调整科室平均 Ridit 值及临床科室风险系数的分类

以各科抢救病人次数与出院病人的比值来反映各科住院病人病情的危急程度。将各科室平均 Ridit 值+各科室抢救危重病人比值作为调整平均 Ridit 值,就是临床科室各科的风险系数。依据调整平均 Ridit 值求出可信区间与合计参照组比较并进行差异的显著性检验,将各科室 95%可信区间与合计参照组可信区间比较,大于参照组可信限上限,且可信区间不重叠的科室为一类风险科室;与参照组可信区间重叠的科室为二类风险科室;小于参照组可信限下限,且可信区间不重叠的科室为三类风险科室。计算结果见表 6.18。

表 6.18 临床各科抢救危重病人及风险系数等级

科室	抢救次数	抢救比值	风险系数	可信区间下限	可信区间上限	风险等级
病区 1	24	0.2637	0.7115	0.6509	0.7720	1
病区 2	15	0.1261	0.6476	0.5946	0.7005	2
病区 3	16	0.1455	0.6273	0.4813	0.5914	2
病区 5	20	0.1639	0.7593	0.7070	0.8116	1
病区 6	3	0.0577	0.6363	0.5563	0.7164	2
病区 7	13	0.2600	0.8864	0.8047	0.9680	1
病区 8	0	0.0000	0.2828	0.2157	0.3499	3
病区 9	5	0.1020	0.6160	0.5335	0.6984	2
合计参照组	204	0.0867	0.5867	0.5748	0.5986	

$\chi^2 = 567.93, P < 0.05$。

6.2.4.3 临床科室风险系数的使用

临床科室风险系数的主要作用是对绩效评价结果进行调整。实际应用中可以将临床科室风险系数按风险等级转化为调整系数,将绩效评价结果乘以调整系数,从而得到最后的评价结果。如将风险等级分别为 1、2、3 的科室分别给以调整系数 1.1、1.05、1.0,这样就达到了风险越高、调整越大的效果。至于调整系数的大小,可以由医院管理层讨论决定,或采用专家评估法确定。

§6.3 医院主要临床工作量目标值的制定与绩效评价

在医院管理中,医院临床工作量的大小是卫生主管部门和医院领导重点关注的内容。所以,医院工作量目标的制定是医院目标管理与绩效考核不可缺少的重要组成部分。而临床工作量测评是医院工作量考核的一个主要方面。按工作对象和性质,临床工作量主要有门急诊工作量和住院工作量二个维度。反映门急诊工作量大小的主要指标是门急诊人次,反映住院工作量的主要指标是出院人数,它们的单位工作量大小是不相等的。主要临床工作量是指门急诊工作量和住院工作量。在不同医院或在不同科室之间,常以门急诊人次和出院人数为重点考核的指标。对于一家医院或一个科室而言,这二个维度的目标值均可各自制定和实施评价;对于多家医院或多个科室的比较评价,则面临着如何将二个维度的指标值进行同一化处理的问题。在实际应用中,可依据《综合医院组织编制原则试行草案》和《综合医院分级管理标准(试行草案)》关于人员设置和工作量标准,构建相互转换系数,从而可以解决这二个指标的同一化问题。

6.3.1 医院主要临床工作量同一化计算方法

对门急诊人次和出院人数进行统一评价考核的问题,这里介绍的主要临床工作量是指门诊工作量以门急诊人次(即门诊人次加急诊人次,不含其他诊疗人次)统计,住院工作量以出院人数或实际占用总床日数统计。同一化计算就是指采用统一的算法将门诊工作量转化为住院工作量,或将住院工作量转化为门诊工作量后的合并计算值。

6.3.1.1 同一化转换依据

根据 1978 年国务院《综合医院组织编制原则试行草案》规定,一般医院每名门诊医师每小时门诊工作量各科平均为 5 门诊人次。按每天实际有效工作时间 7 小时计算,每天每门诊医师工作量标准为 35 人次。每名住院医师工作量各科担当床位数 10~20 不等,结合现代医院实情,按医学院校附属医院每名住院医师担当病床工作量,各科平均为 8~12 床,取 8 床计算。

按卫生部《综合医院分级管理标准(试行草案)》规定的医师配置标准,主任医师、副主任医师、主治医师、住院医师的比例为 1∶3∶5∶7,即上级医师与住院医师的配比是 1.286∶1。也就是住院部 8 张病床的工作量是由 1 名住院医师和 1.286 名上级医师完成,即 2.286 名住院部医师共同完成 8 张病床的工作量,相当于住院部每名医师每天担负 $8/2.286 = 3.5$ 住院床日。

6.3.1.2 同一化计算方法

1. 门诊工作量转换为住院工作量计算方法

$$转换系数 K = \frac{每天每名住院部医师担负住院床日标准}{每天每门诊医师诊疗人次标准} = \frac{3.5 床日}{35 人次} = 0.1$$

即:每门急诊人次相当于 0.1 住院床日。

由门急诊人次转换实际占用总床日数计算同一化主要临床工作量的方法:

同一化主要临床工作量 = 门急诊人次数 × 0.1 + 实际占用总床日数

2. 住院工作量转换为门诊工作量计算方法

$$转换系数 K = \frac{每天每门诊医师诊疗人次标准}{每天每名住院部医师担负住院床日标准} = \frac{35 人次}{3.5 床日} = 10$$

即:每住院床日相当于 10 门急诊人次。

由实际占用总床日数转换门急诊人次计算同一化主要临床工作量的方法:

同一化主要临床工作量 = 门急诊人次 + 实际占用总床日数 × 10

例 6.10 以实际占用总床日数为住院工作量计算同一化主要临床工作量见表 6.19。

表 6.19   以实际占用总床日数为住院工作量主要临床工作量同一化的计算

	门急诊人次	出院人数	平均住院日	实际占用床日数同一化工作量	门急诊人次同一化工作量
医院 1	2384138	53819	9.2	733549	7335486
医院 2	1785009	36084	11.0	575425	5754249
医院 3	1925827	38813	9.2	549662	5496623
医院 4	1308680	26736	7.0	318020	3180200
医院 5	121682	3220	36.3	129054	1290542
医院 6	1407085	17731	11.6	346388	3463881
医院 7	1317875	33156	6.2	337355	3373547
医院 8	278194	9540	13.5	156609	1566094
医院 9	265719	7723	5.2	66732	667315
医院 10	110030	3043	9.1	38694	386943

以出院人数为住院工作量,同一化主要临床工作量的计算方法

门急诊人次转换为出院人数时:

$$同一化主要临床工作量 = \frac{门急诊人次 \times 0.1}{平均住院日} + 出院人数$$

出院人数转换为门急诊人次时:

同一化主要临床工作量 = 门急诊人次 + 出院人数 × 平均住院日 × 10

3. 以出院人数为住院工作量计算同一化主要临床工作量及其偏差见表 6.20。

表 6.20   以出院人数为住院工作量主要临床工作量同一化的计算

	门急诊人次	出院人数	平均住院日	出院人数同一化工作量	工作量排序	门急诊人次同一化工作量	工作量排序
医院 1	2384138	53819	9.2	79734	1	7335486	1
医院 2	1785009	36084	11.0	52311	4	5754249	2
医院 3	1925827	38813	9.2	59746	2	5496623	3
医院 4	1308680	26736	7.0	45431	5	3180200	6
医院 5	121682	3220	36.3	3555	10	1290542	8
医院 6	1407085	17731	11.6	29861	6	3463881	4
医院 7	1317875	33156	6.2	54412	3	3373547	5
医院 8	278194	9540	13.5	11601	8	1566094	7
医院 9	265719	7723	5.2	12833	7	667315	9
医院 10	110030	3043	9.1	4252	9	386943	10

在做同一化应用时常是单向的,或者将门急诊工作量转换为住院工作量,或者将住院工作量转换为门急诊工作量,这时候要注意不同方向的转换是否存在偏差。我们可以对应用不同的指标,或同一资料双向转换计算同一化工作量,来检验这种转换的有效性和准确性。

评判同一化处理有效性和准确性的一个重要方面,是要求经双向转换处理后的结果具有高度一致性。为了检验同一化处理的有效性和准确性,以实际占用总床日数作为住院工作量,双向计算同一化工作量,其结果的大小排序具有完全一致性;以出院人数作为住院工作量,计算出院人数同一化工作量与门急诊人次同一化工作量,这两个同一化工作量结果的大小排序不具有一致性。与实际占用总床日数作为住院工作量计算方法和结果比较发现,以出院人数作为住院工作量计算出现的不一致性,只表现在计算出院人数同一化工作量方面。究其原因,是平均住院日指标在转换过程中对转换结果起了作用,引起了排序偏差。同样的门急诊人次,转换计算出院人数同一化工作量,平均住院日偏长的,计算结果偏小,排序向后移;平均住院日偏短的,出院人数同一化工作量偏大,排序向前移。对门急诊人次转换出院人数的同一化工作量计算公式,两边同时乘以平均住院日,或将结果出院人数同一化工作量乘以平均住院日,这种偏差就消失了。因此,在同一化转换过程中,若以住院工作量为同一化工作量,为避免平均住院日对转换结果的影响,应以实际占用总床日数计算同一化工作量。

在医院管理中,平均住院日对于评价医疗质量、提高资源效率、减轻病人负担是一个重要的统计指标,卫生部也要求各级公立医院以缩短平均住院日为切入点,优化医疗服务系统与流程,开展重大疾病规范化诊疗,有效减轻患者负担。为了保证同一化转换结果的一致性,应用实际占用总床日数作为住院工作量计算同一化工作量,避免了平均住院日对转换结果的影响。但在应用同一化转换工作量的结果进行考评时,平均住院日指标应是同一考核体系的重要指标,二者结合应用,才能更好的体现工作量的多少与效率。

6.3.2 医院主要临床工作量目标值的制定

在医院绩效考核评价体系中,科学合理地制定医院工作量目标值,是考核评价医院工作量大小,以及医院之间工作量完成情况相互比较的基础,客观合理的评价考核医院工作量,建立以工作量为基础的绩效考核体系,有利于充分调动医务人员的工作积极性,促进医疗服务健康有序的发展。所以,医院工作量目标值的制定,以及医院之间工作量大小的考核评价应该有一个较客观的可以相互比较的方法。根据国务院和卫生部制定的关于人员和病床配置标准的相关规定,依据资源配置和投入产出原理,应用人力资源与病床资源配比的关系,我们可以制定医院主要临床工作量基础目标值,实现对医院主要临床工作量完成情况的考核和医院之间的比较评价。

门诊工作量和住院工作量是反映医院临床工作量的两个主要方面。选取门急诊人次和实际占用总床位数(或出院人数)两个指标作为医院主要临床工作量指标进行评价与考核,由于这两个指标的单位工作量取值是不等量的,为了便于医院工作量基础目标值的制定,以及不同医院之间的比较评价,可以采用医院主要临床工作量同一化转换方法对这两个不等值的工作量指标进行转换处理,使之统一成为一个总工作量指标。在实际应用中,还一定要注意借助信息化手段,保证指标数据收集的准确性、及时性和完整性。

6.3.2.1　目标值制定方法的依据

根据国务院颁布《综合医院组织编制原则试行草案》,门诊工作量与床位数之比为 3∶1,医院病床数按 500 以上、300～500、300 以下分三个层次,人员与床位之比标准分别为 1.7、1.5、1.4。根据卫生部制定《综合医院分级管理标准(试行草案)》,综合医院病床使用率为 85%～93%。每年工作日以 365－52×2－11＝250 计算。

6.3.2.2　制定目标值的数据来源

所有分析测算数据均来源于各家医院统计工作报表和人员报表。门诊工作量以门急诊人次为统计指标,住院工作量以实际占用总床日数为统计指标。

6.3.2.3　制定目标值的方法

编制人员与编制床位是人事主管部门根据人们对卫生服务的需求情况,批复配备的卫生资源。因此,在医院主要临床工作量目标值的制定过程中,应以编制床位数来推算主要临床工作量的目标值。

在医院实际管理工作中,这样计算的目标值有两个偏差需要校正,一是批复的编制配置与试行草案的标准配置存在一定的差异,二是在各家医院实际在编人员与核准编制人员还存在一个差异。因此,必须考虑编制配置与标准配置,以及实际在编人员与核准编制人员的情况。所以,在计算过程中可以应用两个比值,即编制人员与编制床位比除以标准人员与床位比的比值,以及实际在编人员与核准编制人员的比值,对按编制推算的基础工作量进行调整,以使计算的目标值避免由于编制配置与标准配置,或与实际配置的不同带来的偏差。

具体方法如下:

门诊基础工作量＝编制床位数×3×250×(编制人员与编制床位比/标准人员与床位比)

住院基础工作量＝编制床位数×365×90%

综合医院病床使用率取 90%;专科医院参照综合医院取 90%,部分专科医院根据实际情况取 80%。

工作量目标值＝（门诊基础工作量×0.1＋住院基础工作量）×（实际在编人数／编制人数）×专科调整系数

0.1 为主要临床工作量同一化转换系数。

专科调整系数：考虑相关专科医院承担公共卫生服务及专科专病的特殊性，基础工作量可根据医疗与预防人员比例确定为调整系数。

例 6.11　各医院主要临床工作量基础目标值的制定见表 6.21。

表 6.21　各医院主要临床工作量基础目标值　　　　　　　　单位：床日

	编制床位数	病床使用率	预期占用总床日数	标准人员床位比	编制人员床位比	门诊基础工作量	在编与编制人数比	专科系数	总基础工作量
医院 1	1090	90	358065	1.7	1.9560	940588	0.8518	1	385111
医院 2	850	90	279225	1.7	1.9506	731471	0.9379	1	330482
医院 3	800	90	262800	1.7	1.6775	592059	0.8994	1	289613
医院 4	350	90	114975	1.5	1.7000	297500	0.8319	1	120401
医院 5	280	90	91980	1.4	1.4464	216964	0.7160	1	81398
医院 6	432	90	141912	1.5	2.4745	534500	0.7783	1	152050
医院 7	512	90	168192	1.7	2.0645	466324	0.7446	0.8	127960
医院 8	500	80	146000	1.7	1.3020	287206	0.7296	0.8	101987
医院 9	180	90	59130	1.4	1.4000	135000	0.6468	0.8	37583
医院 10	150	80	43800	1.4	1.7600	141429	0.9583	0.8	44423

6.3.3　医院主要临床工作量完成系数的计算

医院主要临床工作量目标值的制定为医院工作量考核建立了评价的标准，完成系数的计算和应用就解决了医院完成工作量的评价和医院间比较的问题。

6.3.3.1　医院主要临床工作量实际完成值的数据来源

实际完成门诊工作量取当年门急诊人次。

实际完成住院工作量取当年实际占用总床日数。

按医院主要临床工作量同一化转换方法和在编人员对医院主要临床工作量贡献比的估算方法计算实际完成总工作量：

实际完成总工作量＝（年门急诊人次×0.1＋年实际占用总床日数）×在编人员贡献比

6.3.3.2　主要临床工作量完成系数的计算

$$工作量完成系数 = \frac{实际完成总工作量}{工作量目标值}$$

各家医院在尽力满足人们日益增长的医疗服务需求时,除了编制人员,还聘用了一部分非编制人员以补充人员的不足。所以,在对各医院主要临床工作量完成情况进行考核评价时,必须从实际完成的总工作量中剔除非编制人员对医院主要临床工作量所做的贡献,计算出在编人员对主要临床工作量的贡献量。这样才能与以编制床位和编制人员核算的基础目标值进行比较,计算出各医院主要临床工作量的完成系数,实施对医院完成工作量大小的考核评价。

例 6.12　各医院主要临床工作量完成系数的计算见表 6.22。

表 6.22　各医院主要临床工作量完成系数值

	基础工作量	门急诊人次	出院人数	平均住院日	总工作量	在编贡献比	完成系数
医院 1	385111	2384138	53819	9.2	733549	0.8118	1.5463
医院 2	330482	1785009	36084	11.0	575425	0.8229	1.4328
医院 3	289613	1925827	38813	9.2	548496	0.7331	1.3884
医院 4	120401	1308680	26736	7.0	318020	0.7759	2.0494
医院 5	81398	121682	3220	36.3	129054	0.826	1.3096
医院 6	152050	1407085	17731	11.6	346388	0.8053	1.8346
医院 7	127960	1317875	33156	6.2	337355	0.761	2.0063
医院 8	101987	278194	9540	13.5	156609	0.8348	1.2819
医院 9	37583	265719	7723	5.2	66732	0.7521	1.3354
医院 10	44423	110030	3043	9.1	38694	0.9237	0.8046

为了完成或超额完成目标值,实际占用总床日作为制定目标值指标,在一定程度上可能存在着导致效率低下的问题。在住院人数不足的情况下,可能造成平均住院日的延长,从而增加病人的负担。因此,在绩效评价考核体系中,若只对医院自身工作量完成情况进行评价,而不与其他医院比较,住院工作量可以采用出院人数指标进行评价。若需要与其他医院比较,应采用实际占用总床日数作为住院工作量,计算完成系数后与平均住院日结合应用进行评价。

在医院绩效考核体系中,将医院主要临床工作量完成系数与平均住院日结合,可用于评价医院工作量大小与效率。

6.3.4　在编与临聘人员工作量贡献比的估算

医院人力资源管理是为了更好地完成医院的各项任务而充分发挥人力作用的管理活动,管理功能之一包括了有效配置各级各类人员及其工作绩效考评。医院对各类人员的分类或整体绩效考评为医院人力资源的有效开发、合理配置、充分利用和科学管理可以提供有效的依据。由于当前医疗资源配置相对于人口的增长和人们对于卫生服务需求的增长相对不足,各家医院在政府配置了一定编制人员的情况下,都或多或少地聘用了一定的非编制人员,以补充医务人员的不足。作为行政管理部门在考核和管理各医疗卫生单位的绩效时,对于在编人员、临聘人员以及在岗人员整体的考核就需要分层实施,划分出在编人员和临聘人员所做工作量的大小。

医院实际完成的临床工作量是在编人员和临聘人员共同承担和完成的工作量。因此,考核在编或临聘人员的劳动绩效时,应分别剔除不同类人员所承担的工作量。由于在编人员与临聘人员在人力结构上的差异,如知识结构、专业结构和技能结构上的差异,对工作量的计算不能简单用实际在编和临聘人员数占总人员数的比例来计算在编和临聘人员工作量的多少,应该考虑人员结构层次对完成工作量的影响,计算在编和临聘人员对工作量的贡献比进行调整。

6.3.4.1　估算贡献比的数据来源

估算的数据均来源于《国家卫生统计信息网络直报系统》人力资源表。医院实际完成工作量均来源于各医院统计工作报表。在编人员是指事业单位正式在岗在册的事业编制人员。在岗人员包含正式在编人员和临聘人员。

6.3.4.2　各级在岗人员贡献的估算依据

按照卫生部《综合医院分级管理标准(试行草案)》规定的医师配置标准,主任医师、副主任医师、主治医师、住院医师的比例为 $1:3:5:7$,医生护士比为 $1:2$。假定正高人员的贡献度为 1,则副高、中级、初级人员的贡献度分别为 $1/3$、$1/5$、$1/7$、$1/14$。

不同层级人员在医疗活动中的作用大小如何测算还没有一个定量的标准,按照卫生部《综合医院分级管理标准(试行草案)》规定的医师配置标准,假定各级人员的贡献度为 1、$1/3$、$1/5$、$1/7$、$1/14$ 只是一个初步探索。医疗行为是一个思辩性,实验观察性和操作性很强的过程,因此一个医疗团队的组成必须有一个恰当的各级医师比,以及医生和护士的配置比例标准,这个比例标准也间接说明了每一级人员在该团队中的作用及贡献大小。所以以卫生部规定的医师配置标准作为估计各级人员在医疗活动中贡献大小的参照标准,加权计算在编和临聘人员对医院主要临床工作量的贡献比或贡献量。

6.3.4.3　在编人员和临聘人员贡献比的计算方法

在编人员贡献比＝

$$\frac{\text{在编正高人数}\times 1+\text{在编副高人数}\times\frac{1}{3}+\text{在编中级人数}\times\frac{1}{5}+\text{在编初级人数}\times\left(\frac{\text{在编医生比}}{7}+\frac{\text{在编护士比}}{14}\right)}{\text{在岗正高人数}\times 1+\text{在岗副高人数}\times\frac{1}{3}+\text{在岗中级人数}\times\frac{1}{5}+\text{在岗初级人数}\times\left(\frac{\text{在岗医生比}}{7}+\frac{\text{在岗护士比}}{14}\right)}$$

临聘人员贡献比＝1－在编人员贡献比

例 6.13　各医院在编人员贡献比的计算见表 6.23。

表 6.23   各医院在编人员对医院主要临床工作量的贡献比

	在岗人员数				在编人员数				在编 医生比	在岗 医生比	在编 贡献比
	正高	副高	中级	初级	正高	副高	中级	初级			
医院 1	181	438	707	1637	177	408	651	703	0.55	0.48	0.8123
医院 2	104	305	573	1364	104	290	492	714	0.58	0.45	0.8226
医院 3	133	294	566	982	103	250	473	434	0.59	0.51	0.7336
医院 4	43	106	191	603	42	104	185	202	0.70	0.43	0.7758
医院 5	12	37	73	285	12	36	70	173	0.49	0.44	0.8266
医院 6	91	195	276	874	90	188	252	361	0.61	0.48	0.8056
医院 7	34	147	262	861	32	132	234	426	0.64	0.49	0.7607
医院 8	34	78	148	392	29	75	135	252	0.56	0.46	0.8360
医院 9	19	28	83	200	19	28	70	56	0.58	0.38	0.7526
医院 10	17	43	116	167	17	43	115	109	0.52	0.43	0.9242

6.3.4.4   在编人员和临聘人员对医院主要临床工作量贡献量的估算

在编人员对主要临床工作量贡献量＝医院实际完成主要临床工作量×在编人员贡献比

临聘人员对主要临床工作量贡献量＝医院实际完成主要临床工作量×临聘人员贡献比

或：临聘人员对主要临床工作量贡献量＝医院实际完成主要临床工作量－在编人员对主要临床工作量贡献量

例 6.14   各医院在编人员对医院主要临床工作量贡献量的估算见表 6.24。

表 6.24   各医院在编人员对医院主要临床工作量的贡献量

单位名称	实际完成主要工作量			在编人员 贡献比	在编人员 贡献工作量
	门急诊人次	出院人数	总工作量 *		
医院 1	2384138	53819	85115	0.8123	69139
医院 2	1785009	36084	55920	0.8226	46000
医院 3	1925827	38813	63696	0.7336	46727
医院 4	1308680	26736	48105	0.7758	37320
医院 5	121682	3220	3877	0.8266	3205
医院 6	1407085	17731	31634	0.8056	25484
医院 7	1317875	33156	57728	0.7607	43914
医院 8	278194	9540	12555	0.8360	10496
医院 9	265719	7723	13605	0.7526	10239
医院 10	110030	3043	4556	0.9242	4211

各医院临聘人员对医院主要临床工作量贡献比和贡献量的估算见表6.25。

表 6.25 各医院临聘人员对医院主要临床工作量的贡献量

单位名称	实际完成主要工作量	临聘人员贡献比	临聘人员贡献工作量
医院 1	85115	0.1877	15976
医院 2	55920	0.1774	9920
医院 3	63696	0.2664	16969
医院 4	48105	0.2242	10785
医院 5	3877	0.1734	672
医院 6	31634	0.1944	6150
医院 7	57728	0.2393	13814
医院 8	12555	0.1640	2059
医院 9	13605	0.2474	3366
医院 10	4556	0.0758	345

反映医院工作量的指标有许多，案例只选择门急诊人次和出院人数作为医院主要临床工作量，原因之一是因为这两个指标是反映医院临床工作量的主要指标，卫生部《综合医院分级管理标准(试行草案)》配置标准的制定也大多围绕这些指标讨论。原因之二还在于，虽然医院信息化经历了多年的发展和完善，已经能够基本满足医疗卫生服务的需要，但在医疗数据信息的准确性、可靠性和可利用性方面还需要不断改进和完善。而门急诊人次和出院人数在各家医院应用的医院信息系统和病案统计管理系统中获取的数据具有准确性、可靠性和可利用性，所以可以用这两个指标作为医院主要临床工作量的指标来测算和讨论。

本章小结

医院目标管理是一个计划、实施、检查、评价、反馈、再计划、再实施的动态管理过程，目标体系的建立是为了明确我们的行动准则和方式；目标的制定要具有合理性与可操作性，这是实施目标管理的基础。绩效评价是目标管理的一个组成部分，它依据目标的评价指标，确定各评价指标的权重，收集整理指标数据，选择合适的评价方法对目标完成的好坏进行评价，并对评价结果作出反馈，以促进医疗工作质量的改进。

医院目标值必须依赖它自身的特点来制定。环节质量、终末服务质量的目标值，应以卫生部或各省、市基本医疗管理制度和关于护理质量、病历、处方质控的检查内容、评分标准为标准。终末质量有关医疗考核指标可以各临床科室三年相应指标的平均水平为标准。尤其工作量目标值要应用我国医院现行的人员编制方案以及各省、市卫生局对人员配备和结构的规定,根据人员配备和病床设置、病床使用率、平均住院日等指标之间的相互关系制定。

以病例分型资料计算临床科室风险系数的方法要求病例分型准确,否则没有应用的价值。以卫生部规定的医师配置标准测算各级在编与临聘人员对主要临床工作量的贡献,这个方法也只是一个粗略的估算,要精确度量各级人员在医疗活动中的作用和贡献大小,还是一个需要深入研究和探讨的问题。

思考与练习题

1. 简述目标体系的基本内容。

2. 简述建立评价指标体系的原则和评价指标的筛选方法。

3. 简述合理制定医院或临床科室考核指标目标值的依据和方法。

4. 简述标化和赋权的方法和意义?

5. 某医院 2006－2010 年主要业务指标情况见下表,请分别采用秩和比法和 TOPSIS 法对医院工作情况进行综合评价,并比较两者的结果。

某医院 2006－2010 年主要业务指标情况

年度	业务收入（万元）	门急诊人次（人次）	出院人数（人次）	平均住院日（天）	病床使用率（％）	危重病人抢救成功率（％）	院内感染率（％）
2006	14919.28	203613	14832	13.10	90.29	95.03	2.31
2007	16283.15	215439	15573	13.29	91.38	94.97	1.91
2008	17598.64	228762	15625	12.87	92.15	97.22	3.02
2009	19304.68	240574	16829	12.93	90.82	97.44	1.89
2010	20983.59	262910	18408	12.89	91.57	96.48	2.35

第七章 临床药物应用分析

§7.1 药物利用研究方法与应用

7.1.1 药物利用研究的定义和意义

世界卫生组织专家委员会给药物利用研究(drug utilization research, DUR)所下的定义是:"药物利用研究是对全社会的药物市场、供给、处方及其使用的研究,其研究重点是药物利用所引起的医疗的、社会的和经济的后果以及各种药物和非药物的因素对药物利用的影响"。美国的一些学者也提出过较为狭义的定义:"药物利用研究就是对药物处方、调配及其摄入的研究。更通俗地讲,就是"用药分析"。

药物利用研究利用医院信息系统连接到相关的药品销售数据库、门诊处方数据库或病案数据库,直接搜索切合研究主题的部分数据,进行数据整理分析,从根本上改变了药物利用研究收集资料的传统方式,使药物利用研究经常化、制度化,成为一项常规业务工作。

药物利用研究的意义:

1. 可以提示药物消费的基本状况,了解药物临床应用的实际消费。

2. 可以提示药物应用的模式,通过对给药方式、给药剂量、使用频率、使用成本、治疗进展的研究,确定药物治疗的安全性、有效性和经济性。

3. 可以提示药物消费分布与疾病谱的关系,预测药品的需求量和需求结构,为制定药物的生产、引进、销售计划提供依据。

4. 可以对某些药物的滥用进行监测,成为监测滥用药物的重要手段之一。

5. 可以从一个侧面反映国家人口素质和健康状况,以及国家社会、经济、文化等方面的情况。

6. 可以为政府制定、调整卫生保健政策、法规提供研究资料。

7.1.2 药物利用研究的分类

7.1.2.1 定量研究

定量研究是获得药物利用情况的量化数据,按照药品销售总金额、消耗总量等指标排名次,并作纵向比较。这类反映药品消耗总体情况的数据是计划和组织药品进口、生产、销售和供应的决策依据。定量研究的重要评价指标是在特定时间内、特定人群中消耗特定药品的病人数量,实际获得的是近似值(DDD$_S$)。

7.1.2.2 定性研究

定性研究的核心是临床合理用药。例如,处方分析就是通过处方中有限的用药资料,了解一段时间门诊病人的用药趋势,评价用药剂量、给药途径、疗程、合并用药等是否适当。

定性研究的关键在于评价标准,明确划定出合理与不合理、适当与不适当的界限。评价标准包含给药适应症、每日剂量、疗程、给药途径等评判用药合理性的基本要素。

定性研究的评价指标是获取在特定的时间段,特定人群中用药不适当的病人数量,以及使用该药物病人的总数,以便计算用药不合理病人占总用药人群的百分率。这些数据受到药物使用和诊断资料的准确性问题,以及用于评判"适当性"的标准是人为决定的影响。

药物利用研究的重点一般放在具有以下特点的药物上:①消耗量大或者价格昂贵的药物,这类药物在药费开支中占较大比例,对社会医药卫生资源的利用有较大影响。②治疗风险比较大的药物。③容易被滥用的药物。最常被滥用药物是抗生素类,药物利用评价从一开始就把抗生素作为热点。④对常见病、多发病的用药。如心血管药、抗感染药、解热镇痛药、降糖药、抗消化性溃疡药。

7.1.3 药物利用研究资料来源

主要是医院用药信息网、
药品处方、住院病人病历、药库提供的药品购销数据。

7.1.3.1 药库出库资料的利用

1. 对医院某药、某类药及所有药品销售额或用量排序及数年动态变化及原因的分析。

2. 不同医院用药情况的对比分析。医院各药房用药特点及差异的分析比较,

3. 利用数家或数十家有代表性医院的用药数据,了解或估计某地区用药情况的分析研究等。

7.1.3.2 医院处方资料的利用

处方是医生为某一病人预防或治疗需要而开出,是药师配方发药的凭据。与药库的资料比较,它具体记录了每个患者的用药情况,详细真实地反映出医院的用药水平,是药物利用研究的基本资料。利用处方资料,至少可以进行以下的研究:

1. 用药合理性的初步分析,计算药物利用指数。

2. 用药剂量、疗程和联用药模式及用药习惯分析。

3. 处方频数分析 某药占该类药品处方百分比及某类药占总处方百分比的调查。(如抗生素)

4. 不同医生用药情况的对比分析。

7.1.3.3　病案资料(住院病历)的利用

病历是医务人员客观地、完整地、连续地记录病人的病情变化及诊疗过程的医学文件。对于药物利用评价研究来说,需要良好的病人医疗记录系统。例如抗感染药物的疗效分析,需要实验室细菌培养和药物敏感试验报告,因为通过细菌和药物敏感性报告,可以正确预计抗感染治疗的成功性。病案是药物利用研究中极为广泛的资料,主要用于以下几个方面:

1. 药物利用分析与评价。如某种疾病用药情况分析,某种药物应用情况的分析。
2. 药物经济学分析。
3. 围手术期用药合理性分析。

7.1.4　药物利用研究常用指标与分析方法

7.1.4.1　购药金额分析

资料来源于药库购药金额、药房消耗药品金额等,具体做法是:选择一段时间(年、季、月)一定的样本数(地区、城市、医院、药房),采集药库购药或药房消耗药品信息,分析用药特点和用药趋势。分析内容有:

1. 医院购各类药品总金额占住院总费用比例。
2. 各亚类药品金额占总和的百分数。
3. 所有单个药品销售金额排序,尤其了解排名在前的 10,50,100 位明细表。
4. 本季、本月相对于上季、上月的增减率,本季、本月相对于去年同期的增减率。
5. 医院购国产、合资、进口药品金额各自构成比及增减率。

可以每年、每季、每月给有关部门提供相关数据,以文字、数据、图表方式进行表达和解释。客观地描述药物在不同时间和空间(医院、药房)分布的特点。

例 7.1　某地区对 1998—2000 年抗骨质疏松药主要药品消耗金额及排序见表 7.1,表 7.2。

表 7.1　1998—2000 年抗骨质疏松药的应用情况亚类统计分析

	1998			1999			2000		
	费用	排序	比例	费用	排序	比例	费用	排序	比例
雄激素类	602709.2	4	10.3	646221.6	4	5.9	793605.8	4	9.4
降钙素类	235395.9	5	4.0	477605.5	5	4.3	686831.8	5	8.2
双膦酸盐类	616473.6	3	10.5	885019.4	3	8.0	1268215	2	15.1
VitD 类	859980.6	2	14.6	1348209	2	12.2	925207.7	3	11.0
钙制剂	3562956	1	60.6	7671802	1	69.6	4742087	1	56.3
总计	5877515			11028857			8415947		

表 7.2　1998—2000 年抗骨质疏松药主要药品应用情况分析

	1998			1999			2000		
	费用	排序	比例	费用	排序	比例	费用	排序	比例
雄激素类									
复方炔雌醇	296103.4	1	49.1	177653.9	2	27.5	38687.6	3	4.9
替勃龙	167784.5	2	27.8	357388.8	1	55.3	485225.5	1	61.1
结合雌激素	109583	3	18.2	94282.1	3	14.6	242395.1	2	30.5
炔诺酮	23892.8	4	4.0	12155.1	4	1.9	19982	4	2.5
苯甲酸雌二醇	5345.5	5	0.9	4741.7	5	0.7	7315.6	5	0.9
降钙素类									
…	…	…	…	…	…	…	…	…	…

7.1.4.2　购药数量分析

购药数量分析同金额排序分析相比,能更直接反映医院或市场用药情况和基本趋势,排除那些单价昂贵的药品在金额排序分析中以销售金额为标准得出的偏性结论。国内这类研究主要是通过比较在不同时间阶段药品销售数量来分析领先药品的动态和趋势,了解医院用药情况,它与用药人数的多少关系更密切。

7.1.4.3　用药频度分析(DDDs)

用药频度分析是利用估计的用药人次数进行用药频数分析,是对用药金额的补充。用药频度分析应用的具体指标:

1. 限定日剂量。限定日剂量(defined daily dose,DDD)是专为药物利用研究制定的特殊指标,它是某一特定药物为治疗主要适应证而设定的用于成人的平均日剂量。为了把用药人群实际药物用量的数据转换成具有医学意义的单位,使之标准化,WHO 根据临床药物应用情况,人为制定每日用药剂量,并建议 DDD 作为测量药物利用的单位。

DDD 值标准确定:采用 WHO 最新版的 ATC 分类索引和《新编药物学》最新版推荐的成人平均日剂量,未收载的药品参考药品说明书推荐的常规剂量。世界卫生组织药物统计中心编制的《药品的解剖学治疗学化学分类索引及规定日剂量》,由北京协和医院编译,该书是当今世界上多数国家和地区对药品和统计分析工作的标准化所需的基本工具之一。由于各国用药情况不尽一致,部分 DDD 值可参阅药典或权威性药学书中规定的治疗药物剂量,并与临床医师共同讨论制定。必须指出的是,DDD 本身不是一种用药剂量,而是一种技术性测量单位。使用 DDD 时,必须符合两点基本假设:一是病人接受药物治疗,有良好依从性;二是指用于主要适应证的日平均剂量。

运用 DDD 方法,用 DDD 作为标准的剂量单位,可根据药物的总用量来估计用药人数,测算可能接受某一特定药物治疗的样本人数,使用药人次的计算标准化,实现各种水平的比较。本法还可用于描述和比较药物利用的模式,测算药物不良反应比率的分母数据,了解药物与不良反应的因果关系,分析药物利用问题形成的流行病学背景,监测药物治疗的有效性等。

本法的优点在于,使在各种水平上进行的药物利用研究数据比较有了一个相对性标准,从而用于不同国家、地区、医院不同时间内药物的用药动态比较。DDD 方法简便易行,但不能准确地反映人群中服用各种药物的实际人数。DDD 方法也存在着明显的局限性:①它只是药物利用研究中用于比较不同研究结果的技术性测量单位而不是推荐给临床的实用剂量,且不同国家或地区人群的 DDD 值可能有所差异;②DDD 值只考虑药物的主要适应证的用药剂量,未能包括病程的不同时期的用量剂量,当剂量变异大(如抗生素),或一种药物可用于一种以上适应证(如阿斯匹林),或有合并用药情况以及存在病人的不依从性等因素时,利用 DDD 值进行研究要注意其限度;③DDD 值是成人的日平均剂量,不适用于儿童的药物利用研究,否则易出现接受药物治疗样本人数偏低的现象。

2. 用药频度(用药人次数、总 DDD 数、DDD_S)。以药品的总消耗量除以相应的 DDD 值求得该药的 DDD 数,即用药人次数(以 1d 计)。使用药人次数的计算标准化和实现各种水平的比较。DDD_S 愈大,表明该药用药倾向愈大。

$$DDD_s = \frac{总用药量}{该药的\ DDD\ 值} \tag{7.1}$$

3. 每日治疗费用。以总金额数除以 DDD 数求得每日治疗费用,一定程度上反映药物治疗费用的经济性。

$$每日治疗费用 = \frac{某药总金额数}{DDD_s} \tag{7.2}$$

7.1.4.4　处方频数分析

对某个药或某类药出现的频率进行频数分析,即将认定的处方药物按处方数多少进行排序。从中了解医院用药动态。与前面用药频数分析不同,用药频数可以充分利用现有的药库购药、药房消耗获得的数据粗略估计。操作方便。处方频数分析比用药频数分析的数据真实,更接近实际情况。

7.1.4.5　药物利用指数(drug utilization index, DUI)

由于 DDD 方法只能从宏观上测算药物的利用状况,不能反映医生的用药处方习惯,因此 1985 年 Ghodse 进一步对 DDD 方法加以补充,提出药物利用指数(drug utilization index,DUI)分析方法:

$$DUI = \frac{DDD_S}{实际用药天数} \tag{7.3}$$

DUI>1.0,说明医生的日处方剂量大于 DDD;

DUI<1.0,说明医生的日处方剂量低于 DDD。

即通过用总 DDD 数除以患者总用药天数来测量医生使用某药的日处方量,作为评价医生是否合理用药的指标,间接反映用药的合理性,可以了解医生的用药习惯,发现用药的流行趋势,估计用药可能出现的问题,防止药物滥用或误用。

用 DUI 指标考察药物利用情况,资料来源可行,数据处理方便。缺点为不能反映用药的平均日剂量的离散程度,也同样具有限定日剂量的局限性。在实际应用中,医师处方常常受到专业水平、商业广告、同事亲朋、管理制度等因素的影响以及执行处方制度不力、医生与药房缺乏联系等因素的干扰。因此,通过处方提供的与临床相关的药物利用数据都有某种局限性。

用药频度分析的具体步骤:

1. 收集资料,进行统计处理,统计内容包括病人的性别、年龄、用药种数、各药的总剂量、日剂量及使用天数;

2. 确定 DDD;

3. 计算 DDD_s 和 DUI。

例 7.2　某医院收集了某月出院病人病历共 1098 份,对住院病人抗感染药物利用和费用进行了分析。

1. 抗感染药物应用类别。抗感染药物共涉及五大类,包括抗菌抗生素、合成抗菌药、抗感染植物药、抗病毒药、抗真菌药。为便于表述将抗感染药物应用类别归为九类,共 65 种药,见表 7.3。同一品种不同厂家、不同规格的药物按同种药物计算,而同一品种不同剂型(注射剂、口服剂型)则分别计算。

表 7.3　抗感染药品种及其占总金额和总 DDDs 百分构成

类别	总品种数	注射品种	口服品种	占抗感染药总金额%	占抗感染药总DDDs%
青霉素类	10	8	2	19.81	29.84
头孢菌素类	13	10	3	46.56	26.58
其他 β2 内酰胺类	2	2	—	8.24	1.25
氨基甙类	5	4	1	3.91	9.66
大环内酯类	5	1	4	0.11	1.65
硝咪唑类	4	2	2	4.11	12.84
喹诺酮类	7	4	3	8.22	8.11
其他抗菌抗生素 *	6	5	1	4.70	5.13
其他类 * *	13	6	7	3.45	4.67
合计	65	42	23	100.00	100.00

* 包括克林霉素、林可霉素、氯霉素、磷霉素、万古霉素。

* * 包括磺胺药、抗病毒药、抗真菌药、抗感染植物药。

2. 用药频度分析。按照 DDDs 排序,前 10 位抗感染药物的 DDD、DDDs、DUI、用药金额序号和每日药费见表 7.4。

表 7.4　DDDs 前 10 位抗感染药物的金额、药物利用指数

药物名称	DDD 值	DDDs	DUI	费用序号	费用(元/日)
青霉素 G 钠	4.32	1969.28	0.94	20	5.94
头孢拉定	3.00	1233.00	1.44	6	62.02
头孢噻肟	6.00	1056.17	1.30	2	148.80
氨苄西林舒巴坦	4.50	1053.00	1.10	1	178.16
甲硝唑	1.00	983.50	0.98	24	7.52
替硝唑	0.80	955.00	0.82	9	59.65
头孢三嗪	2.00	578.50	1.11	4	206.63
阿米卡星	0.40	546.50	1.27	37	1.96
环丙沙星	0.40	519.00	1.01	8	142.44
头孢呋辛	3.00	504.75	0.98	5	232.11

用药频度最大的 1~10 位 DDDs 和占总和的 58.90%。青霉素 G 钠、氨苄西林舒巴坦和头孢拉定在临床内科、外科、妇产科使用频度基本一致,而阿米卡星、头孢呋辛、头孢噻肟和甲硝唑的使用明显集中在外科,替硝唑是妇产科治疗厌氧菌感染的首选药,环丙沙星在内科应用频度较大,主要是呼吸内科。见表 5。

表 7.5　DDDs 前 10 位抗感染药物在各科的使用频度

药物名称	内科	外科	妇产科	五官科	其他科
青霉素 G 钠	534.15	774.56	370.04	196.72	93.81
头孢拉定	320.33	320.83	330.17	186.00	75.67
头孢噻肟	82.83	693.50	9.33	—	270.50
氨苄西林舒巴坦	289.67	327.67	435.67	—	—
甲硝唑	141.50	641.00	136.50	62.50	2.00
替硝唑	109.50	3.50	842.00		
头孢三嗪	246.00	307.00	25.50		
阿米卡星	131.50	410.00	5.00		
环丙沙星	390.00	112.00	—		17.00
头孢呋辛	71.00	431.50	2.00		

3. 用药金额分析。抗感染用药金额排名前 10 位的药品金额占总金额的 72.45%,其中头孢菌素类药物有 5 种,青霉素类 2 种,非典型 β2 内酰胺类、喹诺酮类和硝咪唑类各 1 种。头孢菌素类用药金额占医院抗感染药物总金额的 46.56%,

而其中第三代头孢菌素类占 68.53%。

4. 药物剂型与用药频度的关系。注射剂 42 种，口服剂型 23 种，其 DDDs 分别占总 DDDs 的 86.64% 和 13.36%，而金额数则分别占 98.62% 和 1.38%，表明无论在种类、用药频度和消耗金额数方面，注射剂均占主导地位。这说明大多数病人住院期间均采取静脉滴注给药，较少数病人采取口服给药或静脉滴注—口服的序贯疗法，后者给药方法人数分别占抗感染用药人数的 5.1% 和 8.5%。

5. 药物利用指数分析。23 种口服剂型药物的 DUI 均接近于 1，说明抗感染口服药物应用剂量较为合理，而注射剂品种近半数药物的 DUI＞1.2，表明这些药物剂量的选择偏大，尤其是半合成青霉素类和头孢菌素类在烧伤外科、创伤外科、神经内科用量偏大。

6. 联合用药情况。单用一种抗感染药有 414 人，占使用抗感染用药人数的 45%，二联占 43.48%，三联占 9.66%，四联占 1.86%。外科、妇产科联用比例偏大，且联用品种各科有所不同。如烧伤外科常用氨基甙类＋第三代头孢菌素，这是由于烧伤创面 G—杆菌感染多于 G＋球菌感染，尤其是绿脓杆菌检出率较高，需联用有效。妇产科主要为青霉素＋硝咪唑类，联用目的大多数是预防和治疗需氧菌和厌氧菌混合感染。妇产科、普外科、烧伤外科、呼吸内科联用比例远超过单用。

抗感染药物是目前临床上应用最广泛的药物之一，临床应用也日趋复杂，若长期大量使用或不恰当联合用药易造成细菌耐药性出现和二重感染，增加医院感染机会，加重患者经济负担。因此有必要开展抗感染药物利用研究。研究表明：有选用起点较高、使用剂量偏大、联合用药比例偏高和超代使用现象。应控制头孢菌素类药物，特别是第三代头孢菌素的数量，注意掌握用药剂量和联合用药的适应症。

§7.2　药物经济学评价方法与应用

7.2.1　药物经济学概述

药物经济学(pharmaco economics)是一门应用现代经济学的研究手段，结合流行病学、决策学、统计学等多学科研究成果，全方位地分析不同药物治疗方案、药物治疗方案与其他方案(如手术治疗)以及不同医疗或社会服务项目(如社会养老与家庭照顾等)的成本、效益或效果及效用，评价其经济学价值的差别的学科。药物经济学分析不仅关注药物治疗的效果，同时也关注药物治疗的成本，主要是对比药物治疗与其他治疗方案、或不同药物治疗方案所产生的经济效果的相对值。药物经济学分析结果有助于合理地分配有限的医药经费。

药物经济学研究可以为解决下述问题提供依据：

1. 充分地利用有限的医疗经费，国家的公费医疗应该担负哪些药品，而哪些药品需要病人自己负担？

2. 对于某个病人来讲，使用什么药物最合理，治愈疾病并且降低医药费用？

3. 对一个特定的疾病来说哪个药最好？

4. 采用某药物治疗某种疾病，病人生命延长一年需要多少费用？

5. 如果同时考虑到药物的毒副作用、价格、对病人生命质量的影响等，应该使用什么药物或治疗方案治疗某种疾病？

7.2.2 药物经济学研究要素

药物经济学研究与评价的主要目的在于以有限的药物资源实现最大化的健康状况的改善，药物资源的消耗可以用成本来反映，健康状况的改善可以用用药结果来反映。因此，成本和结果是药物经济学研究与评价的两大要素。正确识别与计量成本和结果是进行药物经济学研究与评价的基础。

7.2.2.1 成本

成本是指实施某一药物治疗方案或其他治疗方案的整个过程中所投入的全部资源（包括人、财、物、时间等）和所付出的精神代价（痛苦、担忧等）。

1. 根据卫生服务成本总额与服务量的关系，成本可以分为固定成本和变动成本。

固定成本（fixed cost）：在一定服务量范围内，不受业务量变化影响而保持不变的成本形态。如房屋、设备折旧费、职工固定工资。

变动成本（variable cost）：成本总额随卫生服务量的增减而增减，呈正比例变化。如药品材料费、水电费。

2. 根据成本与卫生服务的关系，成本又可以分为直接成本和间接成本。

直接成本（direct cost）：指用于卫生服务所消耗的资源或所花的代价。一般指与伤病直接有关的预防、诊所、治疗、康复等所支出的费用。

间接成本（indirect cost）：由于伤病或死亡所造成的社会损失或代价，包括休工、休学、家属陪同等所造成的经济损失。

3. 机会成本（opportunity cost）：指将同一卫生资源用于另一最佳替代方案的效益。即做某件事的机会成本就是以同样资源做另一件事所能获得的最大好处。

4. 边际成本（marginal cost）：是指在原卫生服务量的基础上每增加（或减少）一个单位的服务量所增加（或减少）的成本。

5. 沉没成本（sinking cost）：如果一笔已经付出的开支无论做出何种选择都不能被收回，则只能忽略它，这种成本称为沉没成本。

在药物经济学评价中，一般常将成本分成直接医疗成本、间接非医疗成本、间接成本和隐性成本。

直接医疗成本,是指那些直接和医疗服务有关的费用,包括住院费、门诊诊疗费、药品费、检查化验费、放射费、康复费、护理费等

间接非医疗成本,包括病人和病人家属因疾病而发生的费用,诸如伙食费、营养费、交通费、住宿费、家庭看护费等。

间接成本是指由于伤病或死亡造成的损失,它包括休学、休工、过早死亡所造成的收入减少。

隐性成本是指疾病或医疗所造成的痛苦、紧张和不安,隐性成本难以测量,无法用货币准确表示。

7.2.2.2 有关结果的几个基本概念

1. 效果(effectiveness):指事物或行为、动作产生的有效的结果。有用的效果,是满足人们各种需要的属性。

2. 效益(benefit):有用效果的货币表现,即用货币表示卫生服务的有用效果。

直接效益(direct Benefit):指实行某个药物治疗方案或某项卫生计划方案之后所节省的卫生资源。如发病率降低,减少了诊断、治疗、住院、手术或药品费用的支出。

间接效益(indirect Benefit):指实行实行某个药物治疗方案或某项卫生计划方案后所减少的其他方面的经济损失。如发病率降低或住院人数和天数的减少,避免患者及陪同家属的工资、奖金损失。

无形效益(intangible Benefit):指实行实行某个药物治疗方案或某项卫生计划方案后避免或减轻患者肉体和精神上的痛苦及康复后所带来的舒适和愉快等。

3. 效用(utility):指一个人占有、使用或消费某种商品或服务而得到满足的一个度量。卫生经济学研究常用的效果评价指标有:

质量调整生命年(quality adjusted life years,QALYs):将不同生活质量的生存年数换算成相当于完全健康的生存年数。

失能调整生命年(disability adjusted life years,DALYs):指发病到死亡所损失的全部健康寿命年。

药物经济学评价用药结果主要有三种形式:

效果,以客观指标表示的用药结果,以临床指标、健康指标计量的效果,如降低血压、降低血糖或抢救生命的数量、延长生命的年数等。

效用,以主观指标表示的用药结果,如病人对治疗结果的满意程度、舒适程度和与健康相关的生活质量等。

效益,是有关结果的货币表现,是以货币计量的收益。

7.2.2.3 与资金的时间价值相关的基本概念

所谓资金的时间价值,是指不同时间发生的数额相等的资金在价值上的差别。

也就是说，在不同时间所付出或得到的相同数额的资金在价值上是不相等的，资金的价值随着时间的不同而变化。例如，一笔数额一定的资金，今天得到它和将来得到它，所获得的价值即使不考虑通货膨胀因素也是不相等的，因为不同时间所得到的数额相同的资金所可能带来的利益和风险不同。

1. 利息：从其形态上看，是货币所有者因为发出货币资金而从借款者手中获得的报酬；从另一方面看，它是借贷者使用货币资金必须支付的代价。利息的两种基本类型：单利是在计算过程中不计算利息的利息，复利是在计算过程中计算了利息的利息。

2. 名义利率与实际利率：名义利率是以货币支付的名义数额，实际利率是名义利率减去通货膨胀率而得到的利率。实际利率＝名义利率－通货膨胀率

3. 贴现：贴现值表示将来的一定量货币在今天的价值是多少。

例 7.3　从现在 1 年后 100 美元的贴现值是多少？

1 年后 100 美元的贴现值就是为了 1 年后支付 100 美元，现在将支付的价值。假设利率是 10%，如果今天存入银行 90.91 美元，在年底你将得到 9.09 美元利息，最初的数量和利息一共是 90.91＋9.09＝100 美元。因此，如果利率是 10%，90.91 美元就是 1 年后 100 美元的贴现值。

4. 复利系数 $(1+i)^n$：$F_n = P \times (1+i)^n$

例 7.4　某医院购买某种债券 10000 元，年利率为 12%，3 年后本金和利息合计是多少？

$$F_3 = 10000 \times (1+0.12)^3 = 10000 \times 1.404928 = 14049.28$$

5. 现值系数 $1/(1+i)^n$：$P = F_n/(1+i)^n$

例 7.5　某医院 3 年后购买一台 25 万元的医疗设备，若今后的年利率为 8%，现在应存入多少钱？

$$P = 25/(1+0.08)^3 = 25/1.259712 = 25 \times 0.793832 = 19.85$$

药物经济学研究与评价涉及的主要参数是折现率（也叫贴现率）。折现率是反映资金的时间价值的一个重要参数。

资金时间价值的客观存在，决定了不同时间发生的资金不能直接加和或比较，而必须按一定的比值或比率折算到某一相同时间点（简称时点）才可以加和或比较。通常，可以把在某个时点发生的资金金额换算成另一个时点的等值金额，这一过程叫资金等值计算。进行等值计算过程中所用的反映资金时间价值的参数就是折现率。进行资金等值计算前、后的资金数额不相等，但其价值却是相等的。

截至目前，不同国家对药物经济学评价中折现率的确定方法及有关规定还不尽相同。例如，世界银行建议选用 3%～5% 的折现率；美国疾病控制中心（CDC）建议选用 5% 的折现率。

对实施期较短(通常少于一年)的备选方案所进行的药物经济学研究与评价,可以不考虑资金时间价值,也即可以将资金时间价值忽略不计。对实施期较长(一年或一年以上)的备选方案所进行的药物经济学研究与评价,就应该考虑资金时间价值。

7.2.3　药物经济学研究方法

成本和结果是药物经济学研究的两大要素。研究者对结果指标的不同评价形成了药物经济学分析的不同类型,结果用自然单位作效果评价指标,称之为成本—效果分析;用货币表示则为成本—效益分析;用合成单位表示则为成本—效用分析。因此,主要有4种分析类型:最小成本分析、成本—效果分析、成本—效用分析、成本—效益分析。

敏感度分析(sensitivityanalysis)是评价经济学模型可靠性的一个过程,是有意识地改变几种不确定因素或参数,考察它们对于决策的效应。换句话说,敏感度分析是用来评价改变假设或在一定范围内的估计值是否会影响到结果或结论稳定性的一种方法。

在药物经济学研究中,很多参数具有不确定性。如投入不同的人力或物力对成本变化的影响,药品价格、住院天数、治愈率等变量变化对分析结论的影响等。敏感性分析能够帮助分析这些不确定因素。如果客观结果不随敏感性分析发生变化,即结果稳定。反之,如果一个变量作微小变动,其经济评价的结论就发生改变,说明其结果可信性差。

常用的敏感度分析方法有:单纯法、阈度法、极端分析法、概率分析法等。

7.2.3.1　最小成本分析(cost - minimization analysis,CMA)

最小成本分析是指在项目的产出(效果、效益和效用)没有差别的情况下,成本最小的方案即为最优方案。它是成本—效果分析的一种特例,是在临床效果完全相同的情况下,比较何种药物治疗的成本最小。它首先必须证明两个或多个药物治疗方案所得的结果之间的差异无统计学意义,然后通过分析找出成本最小者。

最小成本分析与简单成本分析略有不同。简单成本分析只是计算治疗方案的费用,而不考虑每一个治疗方案所得结果。在两个治疗方案产生结果相等时,最小成本分析即为简单成本分析。最小成本分析与成本—效果分析亦有所不同。最小成本分析只能用于比较治疗效果相同的治疗方案,而成本—效果分析则可以用来比较治疗效果大小不同的两个方案。

由于最小成本分析要求药物的临床治疗效果包括疗效、副作用、持续时间完全相同,所以应用范围较局限。

例7.6　某组研究人员对95例急性缺血性脑卒中患者按照不同药物治疗方案分为3组,分别给予巴曲酶(降纤组)、阿加曲班(抗凝组)、阿替普酶(溶栓组)治疗,进行最小成本分析。

1. 治疗成本的计算

从患者角度出发,成本应包括全部直接医疗费用如药费、检查费、实验室检查费、放射费、床位费和其他费用,各项费用均按照 2009 年三级甲等医院规定的价格计算。成本如表 7.6 所示。

表 7.6　三组成本比较　　　　　　　　　　　　　　　　单位:元

组别	药费	床位费	放射费	检查费	实验室检查	其他费用	人均治疗总成本
降纤组	9240.43	364.42	868.89	185.13	584.56	1854.84	13098.27
抗凝组	11899.19	447.55	995.53	207.35	453.00	1475.34	15477.96
溶栓组	10142.07	247.37	802.32	195.58	480.90	9172.62	21040.86

通过对人均治疗总成本进行秩和检验,得出 3 组人均治疗总成本差异具有统计学意义($Hc = 13.6169, P < 0.05$)。经过两两秩和检验得出降纤组与溶栓组人均治疗总成本差异具有统计学意义。

2. 效果的确立

采用总有效率作为效果。3 组总有效率差异无统计学意义($Hc = 1.2280, P > 0.05$),具体见表 7.7。

表 7.7　3 组疗效比较(n)

组别	例数	痊愈	显著进步	进步	无效	总有效率(%)
降纤组	36	4	15	13	4	88.89
抗凝组	40	5	17	12	6	85.00
溶栓组	19	4	8	6	1	94.74

3. 最小成本分析

由于 3 组方案治疗效果差异无统计学意义,故对其进行最小成本分析。降纤组、抗凝组和溶栓组的人均治疗总成本分别为 13098.27、15477.96 和 21040.86 元($P < 0.05$),根据最小成本分析即得降纤组方案较经济。

4. 敏感度分析

按照药品价格下降 10%,进行敏感度分析,降纤组、抗凝组和溶栓组的人均治疗总成本依次为 10021.15、12503.37 和 19302.98 元($P < 0.05$)。经两两秩和检验可得,降纤组与溶栓组人均治疗总成本差异具有统计学意义,所以结论不变。

7.2.3.2　成本—效益分析(cost - benefit analysis, CBA)

成本—效益分析是一种成本和结果均以货币单位进行测量和评估,是对治疗方案所消耗的卫生资源价值(成本)和由方案产生的效果(效益)值进行比较的一种方法。即通过比较各种备选方案的全部预期收益和全部预计成本的现值来评价这些备选方案,为决策者选择计划方案和决策提供参考依据。

1. 成本—效益分析的主要内容

研究任一药物治疗方案的效益是否超过它们的资源消耗的机会成本。只有效益不低于机会成本的方案,才是可行的方案。成本应包括药物治疗的直接费用、间接费用以及隐性成本。效益是用货币金额表示某一方案实施后所产生的最大愿望或预期结果的价值。效益也包括直接效益、间接效益和无性效益。

2. 成本—效益的评价方法

成本—效益分析根据是否考虑货币资金的时间价值,分为静态分析法和动态分析法。静态分析法不计利息,不计贴现率,直接考虑成本和效益的流转额,以增量原则计算方案投资在正常年度能带来多少净收益,常用的指标有投资回收期、简单收益率、追加收益率和折算费用等;动态分析法把不同时点发生的成本和效益折算到同一时间比较,考虑成本和效益在整个寿命周期内的变化情况。成本—效益分析时要求各种成本和效益用同一货币单位来表示,通常可采用以下三种方法进行评价。

1)净现值法(net present value,NPV)

净现值法又称净效益法。从总效益中减去总成本即为净效益($B-C$),净效益为正值,表示方案效益大于成本,说明该方案有效益,反之为无效益。净效益越大,说明方案越佳。实际操作时根据项目期内方案各年效益的现值总和与成本现值总和之差判断方案的优劣。设一个项目第 t 年的效益为 B_t,而相应年的投入或成本为 C_t,则该项目的净现值计算公式如下:

$$净现值 = \sum_{t=0}^{n} \frac{B_t - C_t}{(1+i)^t} \tag{7.4}$$

其中,i 是已知的贴现率。

若净现值$\geqslant 0$,说明项目可行。净现值法应用的局限是要求各方案的期间或初始投资相同或相近,并且效益的发生时间分布也应一致,否则无法准确反映方案优劣。对于初始投资相同或相近的几个互斥方案的比较时,以净现值最大者为优选方案。

2)效益成本比率法(benefit - cost ratio)

效益与成本比值法是比较两个或两个以上方案的效益现值总额与成本现值总额比值,当效益/成本>1 时,说明该方案效益大于成本能获益;如果效益/成本$=1$,说明该方案效益与成本相等;如果效益/成本<1,说明该方案在经济学上没有获益。多个方案比较时,按照效益成本比率大小顺序排列,以比值最高者为最佳,资金应优先分配给效益成本比大的项目。计算公式为:

$$\frac{B}{C} = \frac{\sum_{t=0}^{n} \frac{B_t}{(1+i)^t}}{\sum_{t=0}^{n} \frac{C_t}{(1+i)^t}} \qquad (7.5)$$

例7.7 某地区疟疾防治项目的实施,需要投入资金102519元,预计可由此避免7031人发病。如果7031人发病,则由此而造成的治疗费用(包括药费、医务人员出诊费)、病人误工和/或陪伴误工费等经济损失共计437502元。试判断此疟防项目的经济性。

分析:该疟防项目的收益和成本均以货币形态予以计量,其经济性可用效益一成本比指标进行评价,即$B/C = 437502/102519 = 4.27$。因为$B/C > 1$,表明该疟防项目的收益大于成本,实施该项目是经济的。

3)内部收益率法(internal rate of return,IRR)

指方案在计划期内使其净现值等于零时的贴现率,它表明一个项目实际可望达到的报酬率,其公式如下:

$$净现值 = \sum_{t=0}^{n} \frac{B_t - C_t}{(1+IRR)^t} = 0 \qquad (7.6)$$

计算IRR有两种方法:

(1)试差法:用不同的贴现率反复试算备选方案的净现值,直至试算出现净现值等于零,此时的贴现率即为方案的内部收益率。

(2)插入法:在使用两个不同贴现率试算方案净现值得到正负两个相反的结果时,运用插入法来换算内部收益率的方法。计算公式如下:

$$IRR = I_1 + (I_2 - I_1)\left(\frac{NPV_1 - NPV}{NPV_1 - NPV_2}\right) \qquad (7.7)$$

式中,I_1,NPV_1分别表示偏低的贴现率和相应为正的净现值;I_2,NPV_2分别表示偏高的贴现率和相应为负的净现值。

例7.8 某项研究以2008年全国城居险的平均数据为依据,对当年实施综合救助模式的效益成本比率进行分析,数据如表7.8,表7.9所示。

表7.8 2008年全国城居险基本情况

参保人数(亿人)	基金收入(亿元)	人均缴费标准(元/年)	实际住院补偿比(%)
1.18	154.90	131.30	43.90

表7.9 2008年城居险参保居民卫生服务利用情况

年住院率(%)	成人住院率(%)	次均住院费用(元)	平均住院天数(天)
2.47	4.06	4851.00	11.80

$$\frac{医疗保险补偿}{救助对象参保补助} = \frac{救助对象参保人数 \times 次均住院费用 \times 城居保险实际补偿比例}{救助对象参保人数 \times 救助对象人均参保补助}$$

$$= \frac{年住院率 \times 次均住院费用 \times 城居保险实际补偿比例}{救助对象人均参保补助}$$

根据表 7.8 和表 7.9,假设救助对象与普通居民一样公平利用城居险,由以上公式可以初步得到综合救助模式下,资助救助对象参保的效益成本比率约为 0.66。

$$\frac{医疗保险补偿}{救助对象参保补助} = \frac{4.06\% \times 4851.00 \times 43.90\%}{131.30} = 0.66 < 1.00$$

可见,从 2008 年全国的情况来看,资助救助对象参保的实际成本大于救助对象从城居险中获取的收益,资助参保并未能实现扩大医疗救助基金池的目标,反倒存在救助资金向普通人群的逆向转移,救助对象享受到的保障反倒不如将两方面资金集中到政府救助基金账户集中实施单纯救助的效率高。

药物经济学评价常直接计算投资回收率,投资回收率$=(B-C)/C \times 100\%$。将净效益/成本,即将剩余价值被成本除,其乘以 100 后变为百分比,所得的百分数越大,说明该方案越有效益。

3. 增量分析法

对多个治疗方案比较选优时,按照效益/成本比指标排序可能会导致错误的结论,即对多个备选方案选优时,效益/成本最大的方案并不一定是最经济的方案,毕竟效益/成本比指标所求算的是相对值,而相对值最大并不能保证其总量上的经济性最优。

判断增量成本的经济性的常用方法是增量分析法。即分析成本大的方案相对于分析成本小的方案所多投入的成本(叫做增量成本),能否带来满意的效益(叫做增量效益),即:

$$\frac{成本 y - 成本 x}{效益 y - 效益 x} = \frac{增加的成本}{每一个增加的效益单位} \tag{7.8}$$

用成本额较低的方案与成本额较高的方案进行比较,若增量成本能带来满意的增量效益,即$\triangle E/\triangle C \geqslant 1$,则成本额较高的方案的经济性优于成本额较低的方案。

例 7.9 互斥方案 X、Y 均可治疗某疾病,即方案之间是互相排斥、互不相容的,选取其中的一个方案就必须放弃对其他方案的选择。在某一评价原则下,治疗该疾病所需的成本和收益数据如表 7.10,试用成本—效益分析法对方案的经济性进行评价与选择。

表 7.10 方案 X、方案 Y 的成本—效益分析

方案	成本(元)	效益(元)
X	1100	2354
Y	1600	3054

分析:方案 X、方案 Y 的效益—成本比分别为:

$$\left(\frac{B}{C}\right)_X = \frac{2354}{1100} = 2.14$$

$$\left(\frac{B}{C}\right)_Y = \frac{3054}{1600} = 1.91$$

如果按照效益—成本比的大小直接排序选优,则显然方案 X 优于方案 Y。但是,效益—成本比指标对多个互斥方案的经济性进行比较与选择时,直接按指标值的大小排序选优而得的结论是不可靠的,必须采用增量分析法。

首先需要判定成本较低的方案 X 的经济性,因为方案 X 的效益—成本比=2.14>1,表明实施方案 X 是经济的。

方案 Y 的实施需要比方案 X 多投入成本 1600 元－1100 元＝500 元,但因而多获得收益 3054 元－2354 元＝700 元,其增量效益—成本比为:

$$\triangle E/\triangle C = \frac{Ey - Ex}{Cy - Cx} = \frac{3054 - 2354}{1600 - 1100} = \frac{700}{500} = 1.4$$

因为$\triangle E/\triangle C > 1$,表明方案 Y 比方案 X 所多投入的成本是经济的,因此方案 Y 比方案 X 经济。

增量分析法是对多个备选方案进行比选的基本方法,此方法同样可以用于成本—效果以及成本—效用比分析。

7.2.3.3 成本—效果分析(cost - effectiveness analysis,CEA)

成本效果分析主要评价使用一定的卫生资源(成本)后的个人健康产出,以成本效果比的形式为决策者提供健康干预项目的决策依据,是一种评价健康干预项目效果与成本的方法,临床应用的目的在于通过分析寻找达到某一治疗效果时费用最低的治疗方案。

成本效果分析的指导思想是从成本和效果两方面对备选方案的经济效果进行评价。具体而言,达到相同的目标,成本越低(货币单位)的方案越好;或者使用相同的卫生资源(成本),卫生服务效果越优(非货币单位,如发病率的下降、减少感染某病的人数、免疫抗体水平的升高等)的方案越好。

需要注意的是,对不同的项目进行评价时,应注意效果指标的可比性,只有相同目标或同类指标才可以比较,否则便难以比较或无法用来决策。

1. 成本—效果分析主要内容

治疗效果可以采用最终健康结果,如抢救生命的数量,延长生命的年数,也可以使用治疗后的中间效果,如血压降低的千帕数作为治疗高血压的指标、血糖降低值作为治疗糖尿病的指标等,中间效果指标具有比较直观、指标值容易测量获得的特点。成本—效果分析只能进行相同临床效果之间的比较。

效果指标的选择通常采用相对效果指标(如糖尿病患者发现率、控制率等)和绝对效果指标(如发现人数、治疗人数等)两种方式。

比较分析既可以从综合效果也可以从单项效果来进行比较分析。实际应用中,大多数文献都采用单位效果的成本作为不同干预措施的比较指标。

2. 成本—效果分析评价方法

成本—效果分析是将成本和效果联系起来,比较两个或两个以上方案的效果与成本比值,即采用单位数量所花费的成本或每一货币单位所产生的效果来表示,如延续生命一年所用的货币数,每花一元钱所获得的血压毫米汞柱下降数。多数情况下,通过决策分析,成本效果比的确能真实地反映成本与效果的关系,反映出成本效果最佳的治疗方案是否是每单位疗效花费成本最少或每单位成本取得的疗效最好。如 A 和 B 两种治疗方案,经考察和计算成本效果后的结果如表 7.11。

表 7.11　两种不同的治疗方案的成本与效果

方案 A 成本	方案 A 效果	
	高于 B 方案	低于 B 方案
高于 B 方案	X1	X2
低于 B 方案	X3	X4

对表中的 X2 和 X3 的情况,决策者很容易分别判断是选择 B 方案还是 A 方案;对于 X1 和 X4 则需要另行考虑,最简单的就是计算并比较其成本效果比,如单位成本的效果越大方案越好,或单位效果的成本越小方案越好。

成本—效果分析有三种分析方法,效果最优法适用于各方案的成本基本相同,需要比较其效果大小的时候。成本最小法适用于各方案的效果基本相同、需要比较各方案的成本的高低的时候。成本效果比法适用于各方案的成本和效果都不同时,采用单位效果的花费或单位货币所产生的效果来表示,是一种应用较广泛的方法。

此外,当卫生计划方案的效果指标有多个时,不同方案之间的比较显得非常困难,此时需要采取适当的方法简化效果指标,使成本效果分析能够对方案作出确切的评价。简化效果指标的方法主要有:

1)精选效果指标:即尽量减少效果指标的个数,方法包括选择有代表性的效果指标,归并类似的指标,将方向基本一致的目标合并,去掉从属目标等。

2)综合效果指标:当效果指标较多时,可以采用综合评分法。即对各效果指标根据其数值给予一定权重,经过加权得到一个综合性指标,作为方案总效果的代表值,用于不同方案的比较和评价。

例 7.10　某项目实施原发性高血压社区综合防治的项目成本效果分析。

(1)成本分析

成本包含门诊费用、医生人力成本、患者等候与陪同就诊所消耗的时间机会成本以及干预社区其他成本(包括健教成本、管理成本等),具体如表 7.12 所示。

表 7.12　干预社区与对照社区总成本比较

成本比较		干预社区		对照社区	
		金额(万元)	比例(%)	金额(万元)	比例(%)
门诊成本:	门诊药费	91.0	48.3	43.6	30.9
	门诊其他费用	55.9	29.7	88.1	62.4
	医生劳动成本	4.5	2.4	2.2	1.6
	患者等候成本	14.3	7.6	6.1	4.3
	陪同成本	0.4	0.2	1.1	0.8
健教成本:	材料成本	2.7	1.4	—	—
	人员劳动成本	13.9	7.4	—	—
管理成本:		5.7	3.0		
合计		188.4	100.0	141.1	100.0

(2)效果分析

以人群整体血压水平的变化作为效果指标,具体数据如表 7.13 所示。

表 7.13　干预社区与对照社区的人群血压变化

血压水平	基线资料	结局资料		血压水平的变化		
		干预社区	对照社区	干预与基线	对照与基线	干预与对照
收缩压(mmHg)	127.86±22.19	124.08±11.63	130.19±21.21	−3.78	+2.33	−6.11
舒张压(mmHg)	80.71±11.72	77.58±8.63	81.39±10.88	−3.13	+0.68	−3.81

(3)成本效果分析

①成本的变化

总成本=干预社区总成本−对照社区总成本=188.4−141.1=47.3 万元

人均成本＝干预社区人均成本－对照社区人均成本＝57.5－31.8＝25.7万元

（如果按照服务对象是 35 岁以上的人群计算,根据(CCPACH)项目报告提供的数据干预社区和对照社区分别有 35 岁及以上的人口数为 32757 人和 44332 人,两社区平均每人每年消耗成本分别为 57.5 元和 31.8 元。）

②效果的变化

效果 1＝干预社区结局人群收缩压水平－干预社区基线人群收缩压水平＝124.08－127.86＝－3.78mmHg

效果 2＝干预社区结局人群舒张压水平－干预社区基线人群舒张压水平＝77.58－80.71＝－3.13 mmHg

③成本效果比

成本/效果 1＝47.3 万元/3.78 mmHg＝12.5 万元/ mmHg

人均成本/效果 1＝25.7 万元/3.78 mmHg＝6.8 万元/ mmHg

即人群收缩压水平每下降 1 mmHg（与此同时舒张压下降了 0.8 mmHg）每年需要追加投入的成本为 12.5 万元(合每人每年多投入 6.8 元)。

例 7.11　某医院收集了某月应用头孢类、喹诺酮类药物预防手术感染的住院患者用药资料共计 389 份住院病历,作了五种常用抗感染药预防手术感染的成本效果分析。

疗效评定主要依据体温、血象、伤口愈合等情况分为有效、无效;术后用药期间无感染为有效,出现感染为无效。合理性评价参照流行病学合理应用抗生素标准定为合理、基本合理、不合理。成本计算不仅指药物本身的费用,还包括医疗费、检查费、床位费、药品费、治疗费、ADR 治疗费用以及时间、工资费用等。由于调查对象均为预防用药,只计算药物费用、给药费用与 ADR 治疗费用,其他与预防感染目的无关或完全一致的费用不计。

（1）成本－效果分析结果见表 7.14。

表 7.14　五种预防方案的成本一效果分析结果

药物	病例数	有效病例数	有效率(E,%)	成本均值(C,元)	C/E	△C/△E
环丙沙星	49	48	97.96	221.75	2.26	0
氧氟沙星	105	105	100	389.02	3.89	82.00
头孢唑啉	147	145	98.64	366.23	3.71	212.47
头孢曲松	38	37	97.37	786.69	8.08	－957.53
舒巴坦/头孢哌酮	50	48	96	2968.18	30.92	－1401.24

(2)将 5 种药物的费用分别下降 8% 进行敏感度分析,结果见表 7.15。

表 7.15 五种预防方案的敏感度分析

药物	有效率(E,%)	成本均值(C,元)	C/E	△C/△E
环丙沙星	97.96	204.01	2.08	0
氧氟沙星	100	357.90	3.58	75.44
头孢唑啉	98.64	336.93	3.42	195.47
头孢曲松	97.37	723.75	7.43	−880.92
舒巴坦/头孢哌酮	96	2730.73	28.45	−1289.14

选择预防用药的首选标准为安全、广谱,经济适用也应列为选药时考虑的重要因素,对其进行成本—效果分析有助于合理选药。评价表明:氧氟沙星是预防感染的最佳用药选择,其次为环丙沙星。

7.2.3.4 成本—效用分析(cost—utility analysis,CUA)

成本效用分析是通过比较项目的投入和产生的效用,来衡量卫生干预项目效率的一种经济学评价方法。成本效用分析是成本效果分析的一种特殊形式,它阐述的是诸如延长的生命年和延长的生命年中的良好健康等多种结果的干预项目。可以说,成本效用分析是成本效果分析的一种发展。

成本—效用分析和成本—效果分析有很多相似之处:二者均用钱数衡量成本,测量结果也都相似,采用"临床指标"作为最终结果的衡量参数。所不同的是成本—效果分析中的效果为一种单纯的"生物指标"(例如延长生命时间、增加体重量、降低血压千帕数等),而不涉及到"质量"。相反,成本—效用分析中的效果却与质量密切相关。如某种化疗可使癌症患者的生命延长一年,但延长这一年的生命的质量状况则成为成本—效用分析中主要关心的问题。

成本效用分析的优点在于使用单一的成本指标和单一的效用指标,使其可被广泛地应用于所有健康干预;特点在于效用指标是人工制定的,使用卫生服务最终产品指标把获得的生命数量和生命质量进行综合考虑。

1. 成本—效用分析的主要内容

效用是指人们对所接受的治疗给自身带来的满意程度,以主观指标表示的用药结果,常用质量调整生命年,即用健康效用值乘以生存年数,计算出按质量调整后的生命数。成本—效用分析是评价改进生活质量所需要费用的大小,主要用成本和质量调整生命年的比值,计算获得一个 QALYs 所消耗的成本,或每单位成本所得的 QALYs。

2. 成本—效用分析的评价方法

成本—效用分析中的成本用货币单位表示,个体效用包括生存年数和生命质量两部分,评价指标有质量调整生命年,伤残调整生命年及生命质量指数(physical quality of life index)等。在众多指标中,质量调整生命年已经成为成本—效用分析中主要结果的测量工具。多个方案之间的成本—效用分析评价方法可类似成本—效果分析,只将评价结果指标变成质量调整生命年即可。

质量调整生命年计算:

1)用生活质量评价方法得出各种功能状态或不健康状态的健康效用值(取值范围 0~1,0 表示死亡,1 表示完全健康)作为权重(W_i),如果觉得健康状况比死亡还要坏,则给予一个负值;

2)计算各种状态下的生存年数(Y_i);

3)质量调整生命年计算:$QALYs = W_i Y_i$

例 7.12 某患者经治疗后在疾病或瘫痪状态下生命可以延续 5 年,若考虑疾病或瘫痪状态下延长 5 年寿命的生存质量,可能仅相当于完全健康状态下的 2 年,即生命质量的效用值为 0.4。所以,生存年的计算需做数量上的调整,其方法为:健康效用值×延长寿命= QALYs。该患者延长的 5 年寿命为 0.4×5=2QALYs。即表示患者的 5 个生命质量年才相当于二个健康生命质量年。

生存年数是人的生存数量,生活质量是人在生与死之间每一时点上的质量,用生活质量效用值表示;生活质量效用值是反映个人健康状况的综合指数,它是一个权重系统,为了确定 QALY 的权重,研究者设计了许多评价个体对不同健康状况偏好的方法。

(1)成本效用比

成本—效用分析的评价指标是成本效用比(cost utility ratio,CUR),它表示项目获得每单位的 QALY 所消耗或增加的成本量。成本效用比值越高,表示项目效率越低;反之,成本效用比越低,表示项目效率越高。其计算公式如下:

$$CUR = \frac{C - A \times T}{A \times Q} \tag{7.9}$$

式中,C 为项目的总成本;A 为实施项目所避免的感染例数;T 为每名感染者的医疗费用;Q 为每避免一例感染所获得的 QALY。

(2)效用值的确定

成本效用分析中常用的确定健康状态效用值(或失能权重)的方法有三种:

①专家判断法

即挑选相关专家根据经验评价,估计健康效用值或其可能的范围,然后进行敏感性分析以探究评价的可靠性。

②文献法

直接利用现有文献中使用的效用值指标,但要注意其是否和自己的研究相配。

③抽样调查法

自行设计方案进行调查研究获得需要的效用值,通常采用等级衡量法(rating scale)、标准博弈法(standard gamble)和时间权衡法(time trade－off)衡量健康状态的基数效用。

例 7.13　某市结核病控制项目 12 年共治愈 19633 例活动性肺结核患者,按《结核病学》资料,短期化疗(DOT)管理策略每治愈 1 例患者避免的 DALY 损失为 10.539 年,该市平均期望寿命 75 年。流行病学研究表明,1 例传染性肺结核患者每年可感染 10－15 个健康人,其中 5% 的人将成为传染性肺结核患者。项目共投入经费 5610.1 万元,试对该市结核病控制进行成本效用分析。

(1)效用＝直接效用＋间接效用

直接效用(DALY)＝10.539×19633＝206912 年,共获得完整生命＝206912/75＝2759 年;

间接效用:即避免新发病例 DALY 损失＝10.539×[(10＋15)/2]×13660×5%＝89982 年。

其中项目期间免受结核菌感染的健康人数＝[(10＋15)/2]×13660＝170750 例;

减少新发传染性肺结核患者＝170750×5%＝8538 例。

(2)成本:假设项目投入成本为 5610.1 万元。

(3)成本效用分析

每挽回一个 DALY 的成本＝5610.1/(206912＋89982)＝0.0189 万元。

例 7.14　某研究人员在几所医院按入选标准收集了风湿免疫科门诊随诊病例 106 例,对两种非甾体抗炎药物方案治疗类风湿关节炎进行了成本—效用分析。

疗效评定:患者在入选后,即收集临床资料,包括基本情况调查、临床治疗方法及疗效评价、自我评价及副作用等,同时,使用自编类风湿关节炎疾病专用生命质量量表 (以下简称 QOL—RA)对患者进行测试,试验开始 1 月、2 月和 3 月在其门诊复诊时,再次收集以上资料,并建立档案。总疗程为 90d。

成本计算:包括直接成本、间接成本和隐性成本。直接成本又包括医疗成本(药物费用、各种检查费、挂号费、不良反应治疗费及住院病人的全部费用)和直接非医疗成本(往返的变通费,因病而导致的饮食费等),间接成本是指患者及家属的误工费。隐性成本是指患者因病而造成的精神及肉体上的痛苦,计算不便,未计入总成本。

结果如下:

(1)效用值:采用评分法(RS)获得效用值,由 QOL—RA 量表得到的得分经过转换才能作为 RS 效用值(u)。见图 7.1。QALDs(质量调整生命天)＝u×90,QALYs＝QALDs/365。CUR 为成本—效用比,ICUR 为增量成本—效用比。

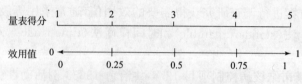

图 7.1 效用值与等级评分的转换示意围

（2）成本—效用分析结果：见表 7.16。

表 7.16 两种药物治疗方案的成本—效用分析

方案	总成本（元）	QALDs		治疗后获得 QALYs	CUR（元/ QALYs）	ICUR（元/ QALYs）
		治疗前	治疗后			
A 组	59989.41	3535.23	3212.46	0.8843	67838.20	225543.39
B 组	43304.94	3235.47	2936.83	0.8182	52927.62	

（3）敏感度分析：药品比重下降 15％，间接成本上升 10％，检查、挂号费提高 5％，非医疗费用所占的比重不变，进行敏感度分析，结果见表 7.17。

表 7.17 两组成本敏感度分析结果

方案	获得 QALYs	总费用（元）	CUR（元/ QALYs）	ICUR（元/ QALYs）
A 组	0.8843	53084.51	60029.89	199776.16
B 组	0.8182	39877.39	48738.44	

结果 B 组每 QALY 成本仍小于 A 组。而 A 组增加一个 QALY 附加投入的成本（ICUR）有所降低，但仍为 CUR_A 值的 3.76 倍。评价表明：选用 B 组更为经济。

3. 成本—效用分析的应用

成本效用分析在以下几种情况比其他卫生经济分析评价方法能够得出更科学的、可靠的、适用于决策分析的结果：

1）评价某些干预方案好坏的指标不是或不全是死亡率，我们更关注健康相关生命质量指标时；

2）当干预方案同时影响患病率和死亡率，而研究者又希望使用一种通用的测量单位将它们的影响综合在一起时；

3）当干预方案需要与其他疾病治疗领域的结果相对比时；

4）当研究者的目标是将医疗干预方案与非医疗干预方案进行对比时。

7.2.4 药物经济学研究步骤

7.2.4.1 确定评价目的

对同一事物进行评价所得的结论往往会因评价立场和评价观点的不同而不同。从全社会角度出发的药物经济学评价的目的是实现全社会药物资源的最优配置和最佳利用,进而实现社会群体健康状况的最大限度改善;从医疗服务提供者、保险机构及患者角度出发的药物经济学评价的目的是如何以尽可能少的成本获得尽可能大的收益,实现自身利益的最大化。因此,药物经济学评价必须首先明确评价目的。

7.2.4.2 明确问题并列出所有可能的备选方案

明确所要解决的医疗问题,找出解决该问题的所有可能的药物与非药物治疗或干预措施,使之构成备选方案。备选方案的确定需要注意以下问题:第一,要包括所有可能的药物与非药物治疗或干预的措施或项目;第二,必须是可行方案;第三,备选方案要具有可比性。包括满足需要上的可比性、评价观点的可比性、价格上的可比性、时间上的可比性等。

药物经济学评价中常见的备选方案为互斥方案,即方案之间是互相排斥、互不相容的,选取其中的一个方案就必须放弃对其他方案的选择。

药物经济学的客观评价要求样本量具有足够的代表性。样本量过小,对总体的代表性就差。

7.2.4.3 选择适宜的评价方法和评价指标

药物经济学常用评价方法主要有成本—效益分析法、成本—效果分析法、成本—效用分析法以及它们的特例——最小成本法。评价指标主要包括经济评价指标、临床效果或健康指标和效用指标。不同的评价方法和指标类型具有不同的特点和适用条件,因此评价观点和所要解决的问题不同,所选用的评价方法和指标类型也应随之而异。

7.2.4.4 计算方案的治疗终点成本

治疗终点,是对患者在药物治疗后,得到治愈、死亡、转归后治愈、未治愈等不同的结果的决策分析。很显然,不同治愈结果所耗费的卫生资源是不同的,如果某患者在一个疗程或观察期内药物治疗后即获治愈,且一旦治愈便不再耗费卫生资源,那么该患者比同期尚未治愈需要更长的疗程,或转换使用其他药物治疗的患者所耗费成本要少。

在规定的一个疗程内尚未治愈的患者中,经过进一步检查和诊断,有的将继续治疗和有的转用其他药物两种情况,然后又是有治愈和未治愈两种结果。我们可将一个疗程后继续治疗的成本称为附加成本。附加成本有两种情况:一种情况是

A 药或 B 药在规定的疗程中未能治愈疾病,经医师再次诊断和检查后延长疗程,其增加的成本包括医师再次诊断成本、再次检验成本和治疗延长后的药品成本;另一种情况是 A 药或 B 药在规定的疗程后产生耐药性,经医师诊断和检验后确诊并改用 C 药治疗,此时的增加成本则包括医师的再次诊断成本、再次检验成本和采用 C 药治疗的药品成本。

7.2.4.5　确定是否进行增量分析

增量分析仅适用于两种或两种以上的基本比较物。首先,必须剔除劣势治疗(成本高于而效果低于另一种治疗措施的药物治疗),并将各种药物治疗方案按成本效果分析比例排序。增量分析结果以邻近药物治疗的成本差值与效果差值的比值表示,即二者相比单位健康效果变化所需增加的成本。

7.2.4.6　进行成本贴现或敏感度分析

按照经济学的观点,不同方案的成本和结果应该在同一时点进行比较。因此,如果经济学研究的时间跨度超过 1 年,就应该将各年的成本和结果进行贴现。

由于药物经济学的研究过程错综复杂,尤其是在成本的计算和疗效方面,从不同角度出发或是在不同的单位内有很多难以控制的因素,对分析结果均具有或多或少的影响。因此,运用敏感度分析对于药物经济学研究的可信度是至关重要。所以,可以说没有敏感度分析的研究结果是不完整的。

本章小结

药物利用研究通俗地讲,就是"用药分析"。常用的分析指标与方法有:购药金额分析、购药数量分析、用药频度(DDDs)分析、处方频数分析和药物利用指数(DUI)分析。运用 DDD 方法,使在各种水平上进行的药物利用研究数据比较有了一个相对性标准,方法简便易行,但也存在着明显的局限性。DUI 的应用对 DDD 方法加以补充,可以作为评价医生是否合理用药的指标,间接反映用药的合理性,可以了解医生的用药习惯,发现用药的流行趋势,估计用药可能出现的问题,防止药物滥用或误用。

药物经济学的研究方法来源于卫生经济学,实施分析与评价的目的在于对两种或两种以上的规划方案进行比较和选优,对成本和效果进行评价。这种评价有两个重要特点:第一,不仅研究资源的投入,同时研究产出的收益,把投入与产出结合在一起研究,把成本与结果联系在一起分析;第二,评价与分析的中心是选择,没有选择就没有经济学评价。在分析评价中常用的三种主要方法的比较如表 7.19。

表 7.19　主要分析与评价方法的比较

	成本效果分析	成本效用分析	成本效益分析
成本的单位	货币值	货币值	货币值
结果的单位	自然单位	QALYs	货币值
成本结果的比较	比值	比值	比值
比较的项目数	2个以上	2个以上	1个以上
评价的目标数	1个以上	1个以上	1个以上
产出数据的要求	非货币化的健康结果指标	使用人工整理的计量单位	产出货币化
方法学	不同的结果指标	等级标度	意愿支付
		标准博弈	人力资本
		时间权衡	
可比性	差	较强	较强

药物经济分析与评价的主要步骤用流程图概括表示见图 7.2。

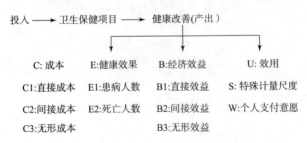

图 7.2　药物经济分析和评价的流程概括

卫生经济评价方法应用领域非常广泛,如论证卫生政策的经济效果、疾病的预防和治疗、医院建设及医疗仪器设备的配置与利用、妇幼卫生资源利用的效益、计划生育的卫生经济评价等,都需要利用卫生经济评价方法,对比各种方案的成本、效果,通过投入产出分析,论证其经济效益,作出经济学评价,使有限的资源合理地投入,从而实现卫生政策目标、达到规划目的。

思考与练习题

1. 简述药物利用研究资料来源及其作用。
2. 简述药物利用研究常用指标与分析方法。

3. 药物经济学评价用药结果主要有哪三种形式？分别说明。

4. 试回答最小成本分析与简单成本分析的异同。

5. 最小成本分析与成本—效果分析的区别是什么？

6. 净现值指标的判别标准是什么？

7. 增量分析法用于效果—成本比指标的步骤和判别标准是什么？

8. 对多个互斥方案比较选优，不能简单的按照效益—成本比指标排序，为什么？

第八章　医院统计质量管理与质量评审

§8.1　质量管理概述

质量管理(quality management,QM)又称质量控制(quality control,QC),是指在质量方面指挥和控制组织的协调的活动。质量管理的内容不仅包括产品质量管理,还包括工作质量、服务质量等,多种质量管理工具被广泛应用于各行各业,包括医疗卫生、疾病预防控制等方面,成为管理学中不可缺少的部分。

医院统计质量管理是利用统计质量管理方法对医院工作和服务质量进行质量管理,建立质量控制标准,规范工作流程,以便快速获取客观真实、可靠有效的数据,分析、寻找存在的主要质量问题,提出改进质量的建议,有效地解决质量问题,不断取得质量改进效果和管理效果。

8.1.1　质量和质量管理的概念

质量(quality)的内容十分丰富,随着社会经济和科学技术的发展,也在不断充实、完善和深化,同样,人们对质量概念的认识也经历了一个不断发展和深化的历史过程。主要的代表性概念有:

美国著名的质量管理专家朱兰(J. M. Juran)博士提出产品质量就是产品的适用性,即产品或服务的各种特性在使用时能满足用户需要的程度。这一定义有两个方面的含义,一是人们对产品质量的使用要求;二是用户对产品使用要求的满足程度。使用要求常常受到使用时间、地点、对象、社会环境和市场竞争等因素的影响;满足程度反映在对产品的性能、经济特性、服务特性、环境特性和心理特性等方面。因此,质量是一个综合的、动态变化的概念,它随着时间、地点、使用对象的不同而不同,随着社会经济的发展、科学技术的进步而不断更新和丰富。

ISO9000给质量的定义是一组固有特性满足要求的程度。这个要求有两个层次:一个是产品或服务的"适用性",即必须满足规定或潜在的需要。这种"需要"可以是技术规范中规定的要求,也可能是在技术规范中未注明,但用户在使用过程中实际存在的需要。一个是产品的符合性,即在"适用性"的前提下,质量是产品特征和特性的总和。这些特征和特性通常是可以有指标衡量的,全部符合特征和特性要求的产品,就是满足用户需要的产品。由于对质量的要求是动态的、发展的和相对的,所以应定期对质量进行评审,按照变化的需要和期望,相应地改进产品、体系或过程的质量,确保持续地满足顾客和其他相关方的要求。

质量管理是为了保证质量、改进质量而进行的各种活动,包括确定目标、制定方针、策划步骤、过程控制等一系列工作。

8.1.2　质量管理的发展历史

早期人类对于质量的保证主要依靠操作者本人的经验和水平,被称为"操作者的质量管理"。20 世纪初,由于工业的迅猛发展,对质量管理有了更高的要求。1911 年美国泰勒(F. W. Taylor)发表了《科学管理原理》,代表了科学管理理论的形成。其中一项重要的内容就是将计划职能与执行职能分开,即把管理职能与执行职能分开,质量管理的职能由工长承担,即"工长质量管理"。后来,在计划职能与执行职能之间增加了检验环节,由专职的检验部门进行质量检验,即"检验员质量管理"。1929 年,美国贝尔实验室产品控制组的道奇(H. F. Dodge)与罗米格(H. G. Romig)共同发表论文《抽样检验方法》,提出了抽样检验理论,该理论构成了质量检验的重要内容。

1924 年美国休哈特(W. A. Shewhart)提出了"控制图",并在 1931 年出版了《产品生产的质量经济控制》,1939 年又完成了《质量控制中的统计方法》。第二次世界大战由于美国军工生产急剧发展,美国国防部组织数理统计学家、技术人员和标准协会等人员机构,于 1941~1942 年间先后制订并公布了《质量管理指南》、《数据分析用控制图》和《生产过程中质量管理控制图法》,并在军工厂中强制推行,收效显著。从此,将数理统计方法与质量管理结合起来的统计质量管理得到广泛的应用。

1961 年,美国通用电器公司的费根堡姆(A. V. Feigenbaum)出版了《全面质量管理》,书中首次提出了全面质量管理的概念,该理论可概括为"三全":全面质量、全过程、全员参与。他强调"执行质量职能是公司全体人员的责任。全面质量管理是把生产、技术、管理和统计方法等有机结合起来,建成一套完善的质量管理工作体系,以便能够在最经济的水平上生产出客户完全满意的产品。"

在全面质量管理阶段,众多管理学家为质量管理的发展做出了巨大贡献,如美国的朱兰提出了"重要的少数"与"有用的多数"及"三步曲"(质量策划、质量控制、质量改进),他在 1951 年出版的《朱兰质量控制手册》被誉为"质量管理领域的圣经";美国的戴明(W. E. Deming)大力倡导推行统计过程控制理论和方法,以他命名的"日本戴明质量奖"是世界三大质量奖项之一;日本的石川馨(Ishikawa Kaori)是日本质量管理小组(QC 小组)的奠基人之一,被称为品管圈(quality control circle,QCC)之父。

1987 年国际标准化组织(International Organization for Standardization,ISO)在总结各国全面质量管理经验的基础上,把全面质量管理的内容和要求进行了标准化,并正式颁布了 ISO 9000 系列标准。现在,ISO 9000 已形成一个族群标准,是关于质量管理和质量保证的全球通用系列标准,目前已被 80 多个国家采用,其编制的关于质量管理八项原则成为指导组织实施质量管理的普适规律,在全球具有广泛深刻的影响。

§8.2 质量管理的实施程序和常用工具

8.2.1 质量管理的实施程序

全面质量管理的全部活动就是制定质量计划并组织实施。这个过程由休哈特构想为计划(plan)——执行(do)——检查(see),后来被戴明发展为 PDCA 管理循环,即计划(plan,P)——执行(do,D)——检查(check,C)——处理(action,A),即戴明循环。按照戴明循环的工作程序,全面质量管理活动就是从制定计划开始,到执行计划,再总结计划执行的结果,找出问题并进行处理,再制定新的计划……如此周而复始,循环转动,不断推动质量的提高。

PDCA 管理循环的八个步骤:

P:计划

1. 分析现状找出问题;

2. 分析产生问题的原因;

3. 找出主要原因;

4. 制定计划措施;

D:执行

5. 执行计划;

C:检查

6. 检查执行结果;

A:处理

7. 总结经验教训,标准化;

8. 提出遗留问题,转入下一循环。

8.2.2 质量管理常用工具

经过大半个世纪的发展,数理统计学家们和质量管理专家们创制了很多工具应用于质量管理,其中最广为人知的是旧七大工具和新七大工具。旧七大工具包括调查表、分层法、直方图、控制图、散布图、排列图和因果图。这七种工具是处理定量资料的基本方法,直观易懂,操作简便,应用广泛,其在企业中的推行情况往往被作为审核企业的重要内容。作为旧七大工具的补充,新七大工具主要用于处理定性资料,包括系统图、亲和图、关系图、矩阵图、矩阵数据解析法、过程决策程序图和网络图。除此之外,还有一些常用的工具,如推移图、对策表、流程图、头脑风暴法等,以及更为复杂的实验设计等方法。

§8.3　医疗服务质量与医院质量评审

8.3.1　医疗服务质量

医疗质量是医疗机构工作质量的核心。传统医疗质量是以诊断是否正确,治疗是否有效、及时、彻底,疗程长短,差错事故的有无,以及医疗工作效率、费用的高低等来评价的。现代医疗服务质量的内涵包括医疗技术服务和非医疗技术服务两个方面。一是要求医疗技术服务的安全性、有效性、及时性、适宜性和连贯性;一是要求非医疗技术服务以人为本、医德医风、服务态度、尊重患者合法权利、患者参与、知情同意和费用控制。我国医学泰斗吴阶平教授所说"一名好医生的标准:高尚的医德、精湛的医术、服务的艺术"就是现代医疗服务质量的个体化表现。所以,医疗服务质量是医疗机构人员素质、技术和服务水平、设施环境条件、费用水平、管理水平的综合体现,医疗服务要确保患者安全与医疗质量的持续改进。

8.3.2　医疗服务质量评审

2002 年 9 月 9－11 日《APEC 评审与质量改进大会》(APEC Conference on Quality Improvement Through Accerditation)在美国芝加哥医疗机构评审联合委员会总部(JCAHO)召开。大会明确指出评审的目的:通过评审,促进医疗服务质量的改进。

美国是世界上最早开展医疗机构评审的国家,美国医疗机构评审联合委员会(The Joint Commission on Accreditation of Healthcare Organizations,JCAHO),近 80 年来一直致力于改善卫生服务的质量,其宗旨是:通过提供对医疗服务的评审以及支持医疗机构绩效改进的相关服务,使对公众提供的医疗服务的安全和质量得以持续地改进。

常见的评审组织和标准还有:JCI 医院评审标准(美国联合委员会国际部,Joint Commission International,JCI)、波德里奇(Baldrige)国家质量奖标准、欧洲质量管理基金会(EFQM)标准、国际标准化组织(ISO)。

波德里奇(Baldrige)国家质量奖标准为纪念美国前商务部部长波德里奇而设立,由美国商务部国家技术标准研究所设立与掌管。创立该奖的三个目的:确立质量改进埋念,确认质量改进成就,传递质量改进信息。1998 年出版的医疗保健优质标准重点是:促进服务质量和机构管理水平持续改进。

EFQM 于 1988 年由 14 个著名的欧洲公司总裁共同设立,目前,其成员有 600 多个机构,包括一些跨国公司,国家的大公司以及欧洲一些著名大学的研究机构。其目的是:激励并帮助所有欧洲的相关机构投身质量改进工作;提供适用的管理与质量改进的关键性策略和标准,以及质量改进的途径;强调全面质量管理(TQM)

国际标准化组织(ISO),总部设在瑞士日内瓦,是一个全球性的国家标准机构的联盟。制定 ISO9000 的目的是为独立的供应厂商的资格和注册提供共同的标准。ISO 标准体系从 9000 至 9004 共有五个主要的标准文件 . ISO 9001 是公认的有关质量体系的标准,被认为是 ISO 9000 标准体系的最全面的部分。

我国医院评审的十年(1989 年 11 月—1998 年 08 月)积累了宝贵经验,促进了医院建设,培训了大批医院管理人员,提高了医院的科学管理水平,促进了医疗质量的提高,增强了医院的凝聚力,在一定程度上加强了医德医风的建设,取得了阶段成果。但存在的问题产生了一些负面影响,1998 年 8 月卫生部印发《关于医院评审的通知》,决定暂停医院评审工作。

自 2011 年 4 月开始,卫生部陆续颁布了《医院评审暂行办法》、《医院评审专家库管理办法(试行)》和各级各类医院评审标准及其实施细则,并规定上述办法和标准是构我国现今医院评审制度的基础,是各地开展医院等级评审工作的基本依据。新的医院评审围绕以人为本,以病人为中心,以质量、安全为两大核心,在医院发展规划、制度保障、管理过程、服务内容、服务流程、实施方法、结果评价上,以期通过实施医疗服务的评审,以及支持医院绩效改进的相关服务,使医院对公众提供的医疗服务的安全和质量得以持续改进。

8.3.3　我国现阶段医院评审的特点

我国医院评审的新思路是质量、安全、服务、管理和绩效。开展医院评审的宗旨是促进医疗服务质量持续改进,确保医疗质量、医疗安全及其服务品质。医院评审可以作为卫生行政部门对医院实行监督管理的一种手段,通过评估和审查,促进医疗质量、安全的持续改进与医院自身发展,为社会公众提供明确的医疗质量及安全可信度的标志和信息。

8.3.3.1　评审指标

由医院全面指标转变为有效指标,即质量与安全。在质量与安全中,以医疗质量和医疗安全为核心。通过质量与安全的评审,促进和带动医院其他工作。

8.3.3.2　评审方法

1. 追踪法：个案追踪和系统追踪；

2. 访谈法：与管理者、医务人员和患者访谈；

3. 质量持续改进管理法：PDCA、品管圈、根本原因分析。

8.3.3.3　评审标准条款判定

运用 PDCA 质量管理原理进行判断，采用五档的方式表达评审结果：

A－优秀：持续改进后有成效

B－良好：有监管、检查结果

C－合格：能有效执行

D－不合格：仅有制度、规章、流程

E－不适用，是指与卫生行政部门根据医院功能任务未批核的项目，或同意不设置的项目。

8.3.3.4　标准条款的性质结果

A	B	C	D
优秀	良好	合格	不合格
有持续改进	有监管	有机制	仅有制度或规章
成效良好	有结果	能有效执行	或流程，未执行
PDCA	PDC	PD	仅 P 或全无

8.3.3.5　质量管理工具使用评价

医院的日常管理是否有运用 PDCA，是否有院—科两级质控组织和有效的监测指标，是否有选择和应用质量管理工具，及时有效地采集数据，寻找质量问题的主要原因，提出改进质量的建议，解决质量问题取得改进效果和管理效果，是否有找到质量问题的持续改进点。

§8.4　医院统计质量管理工具的应用

8.4.1　调查表

调查表（investigation form）又叫检查表、核对表、统计分析表，是最为常用的、基本的质量原因分析方法，是全面质量管理的老七种工具之一。调查表最早是由美国通用电器公司质量管理部的部长菲根堡姆（A. V. Feigenbaum）博士在全面质量管理理论中提出，它主要是利用统计图表来系统地收集资料，积累、整理数据，并对可能产生影响的原因作粗略的分析。实际工作中，调查表和分层法常常结合使用，以便广泛探索可能的影响因素。调查表的形式多种多样，应用时需要针对具体内容,设计专用的表格进行调查和分析。

根据内容和目的不同,调查表主要有以下几种类型:

8.4.1.1　频数调查表

频数调查表将观察对象按某种属性或观察值进行分组,计数每组观察对象的数目,并将这个分组和频数记录在表格中。频数表可揭示资料的分布特征和分布类型,便于发现特大和特小的异常值。频数表的制表过程详见"直方图"。

直方图就是以频数表为基础绘制的统计图,表现更为直观。以某地的人口调查频数表为例,见表8.1。从表中可以看出该地区人口的年龄和性别分布情况,年龄分布有正偏态趋势。

表 8.1　某年某地人口调查频数表

年龄分段	调查人数		
	合计	男	女
0～	11342	5976	5366
5～	9603	4985	4618
10～	18674	9482	9192
15～	19226	9627	9599
20～	16643	8085	8558
25～	7138	3763	3375
30～	12354	6297	6057
35～	9814	5076	4738
40～	8027	4098	3929
45～	6953	3458	3495
50～	6178	3101	3077
55～	5900	3148	2752
60～	4773	2448	2325
65～	3674	1848	1826
70～	2549	1162	1387
75～	1422	605	817
80～	653	239	414
85～	278	85	193
总计	145201	73483	71718

8.4.1.2 缺陷位置调查表

在质量管理中,缺陷位置调查表用来记录、统计、分析产品质量缺陷所发生的部位和密集程度,以便发现缺陷集中的部位和原因。在医疗卫生工作中,可使用缺陷位置调查表记录工作流程各环节或工作各方面出现的问题,为进一步调查或找出解决问题的办法提供事实依据。以患者对医院工作满意度调查表为例,见表8.2。将影响患者满意度的各个方面分层设计出满意度调查表,由患者填写后汇总,可以看出不满意最多的是在哪些方面,因此可有针对性的进行整改。

表 8.2 某医院患者满意度调查表

一级指标	二级指标	三级指标
就医环境	医疗环境	环境舒适性
		诊疗私密性
	便捷服务	服务便捷性
		设施便利性
服务理念	医患沟通	诊疗信息沟通
		治疗参与
	知情服务	医院信息告知
技术水平	医疗技术	医疗技术
	医疗安全	医疗安全
	治疗效果	治疗效果
医德医风	红包	红包
		工作责任感
		服务态度
	职业道德	工作效率
		尊重与隐私
		平等对待顾客
医疗费用	收费高低感受	收费高低感受
	效益感知	效益感知

8.4.1.3 检查确认调查表

检查确认调查表用于对所做工作的各个项目进行检查与确认。在检查项目太多,而时间有限的情况下,稍有疏忽,重检和漏检都可能发生。因此,为了不致弄错或遗漏,预先把应检查的项目列出来,然后按顺序,每检查一项做一记号,防止错漏。如2010年卫生部印发的《手术安全核查表》,就是为了加强手术安全,方便确认手术项目而专门设计的一种检查确认调查表,见表8.3。

表8.3　手术安全核查表

科　别:＿＿＿＿＿＿　患者姓名:＿＿＿＿＿＿　性别:＿＿＿＿＿＿　年龄:＿＿＿＿＿＿

病案号:＿＿＿＿＿＿　麻醉方式:＿＿＿＿＿＿　手术方式:＿＿＿＿＿＿＿＿＿＿

术　者:＿＿＿＿＿＿＿＿＿　　　　　　　手术日期:＿＿＿＿＿＿＿＿＿＿＿

麻醉实施前	手术开始前	患者离开手术室前
患者姓名、性别、年龄正确: 是□否□	患者姓名、性别、年龄正确: 是□否□	患者姓名、性别、年龄正确: 是□否□
手术方式确认:　是□否□	手术方式确认:　是□否□	实际手术方式确认:是□否□
手术部位与标识正确: 是□否□	手术部位与标识确认: 是□否□	手术用药、输血的核查: 是□否□
手术知情同意:　是□否□		手术用物清点正确:是□否□
麻醉知情同意:　是□否□	手术、麻醉风险预警:	手术标本确认:　是□否□
麻醉方式确认:　是□否□	手术医师陈述:	皮肤是否完整:　是□否□
麻醉设备安全检查完成: 是□否□	预计手术时间□ 预计失血量□	各种管路: 中心静脉通路□
皮肤是否完整:　是□否□	手术关注点□	动脉通路□
术野皮肤准备正确: 是□否□	其他□ 麻醉医师陈述:	气管插管□ 伤口引流□
静脉通道建立完成: 是□否□	麻醉关注点□ 其他□	胃管□ 尿管□
患者是否有过敏史: 是□否□	手术护士陈述: 物品灭菌合格□	其他＿＿＿□ 患者去向:
抗菌药物皮试结果: 有□无□	仪器设备□ 术前术中特殊用药情况□	恢复室□ 病房□
术前备血:　有□无□	其他□	ICU病房□
假体□/体内植入物□/影像 学资料□	是否需要相关影像资料: 是□否□	急诊□ 离院□
其他:＿＿＿＿	其他:＿＿＿＿	其他:＿＿＿＿
手术医师签名:＿＿＿＿＿＿　麻醉医师签名:＿＿＿＿＿＿		
手术室护士签名:＿＿＿＿＿＿		

除了上述三种常见的形式外,调查表还有多种其他形式,也可以把问题的对应因素分别排列成行和列,设计成多因素的矩阵调查表。调查表的设计十分灵活,需

要注意的是,调查表一定是根据目的而设计的,表格设计要求简洁明了,重点突出,一表一主题,项目清晰不冗余,填写方便,符号好记,数据便于加工整理。调查表设计好之后,可小范围使用调查表,检查收集和记录的资料,审查表格设计的合理性,避免大的疏漏。

8.4.2　分层法

分层法(stratification),又称分类法、分组法、层别法,它是将复杂的资料进行分类归纳和统计。来自不同类别的数据常常存在混杂因素,很难准确判断数据的规律和特征。分层法将观察值按照混杂因素进行分组(或分层),把性质相同的观察值归纳在一起,进行统计分析,从而去除混杂因素对数据的影响,找出潜在的影响因素。而且在条件发生变化时,分层法便于快速定位问题,从而获取正确而有效的信息。

用于分层的混杂因素可以是年龄、性别、学历、职业等,也可以是工作时间、实验设备、药品批次等,在质量管理中常归纳为 5M1E,即 MAN—人、MACHINE—机器设备、MATERIAL—材料、METHOD—方法、MEASURE—测量、ENVIRONMENT—环境。总的来说,分层因素与研究因素和研究结果有关,但不是中间变量,要根据研究目的和数据来源确定,而且层与层之间区分明确。例如,研究吸烟对肺癌患病率的影响,年龄和性别都是比较重要的混杂因素,因此需要按年龄和性别分层进行分析。又如,患者对医院的满意度调查分析,对医院工作各方面设计多级指标,也是分层分析。

收集的数据可以频数表或直方图等形式描述,据此粗略分析分层因素在不同层组之间的分布是否不一致,在分析时使用分层分析的统计方法,分析研究因素对研究结果的影响。如果不同因素之间存在着交互作用,孤立分层进行分析可能会导致错误的结论,因此用于分层的因素要求互相独立,否则应使用多因素分析的方法,而不是简单的分层。

8.4.3　排列图

排列图(pqareto diagram)又称主次因素图、巴雷特(Pareto)图、巴雷特曲线,它是根据"关键的少数和次要的多数"原理而绘制,即将影响质量的各种因素按照影响程度的大小,用直方图形顺序排列,从而找出主要影响因素的图表方法。

1897 年,意大利经济学家巴雷特分析社会经济结构时发现,少数人占有社会上的大部分财富,而绝大多数人处于贫困状态,即"关键"的少数与次要的"多数"的规律(巴雷特法则)。1951 年美国质量管理专家米兰(J. M. Juran)把这个原理应用到质量管理中。简单有效的排列图成为质量管理的七大方法之一。

　　排列图是由两个纵坐标和一个横坐标、若干个直方形和一条折线构成。左侧纵坐标表示频数,右侧纵坐标表示累计百分比,横坐标表示各种影响因素,并按影响程度的大小从左到右排列,每个直方形宽度相等,高度表示对应因素的频数,折线表示累计频率,即巴雷特曲线。

　　根据累计百分比可将影响因素分为三类:A 类因素,即主要因素,为累计百分比占 0%~80% 的因素,一般为 1~2 个,最多不得超过 3 个,否则需考虑将因素重新分类制作排列图;B 类因素,即次要因素,累计百分比在 80%~90% 之间;C 类因素,即一般因素,累计百分比为 90%~100%,这类因素的影响不大。所以,A 类因素是影响质量问题的主要因素。

　　通常在排列图中累计百分比为 80% 与 90% 处画两条横虚线,把图分成三个区域,即 A、B、C 区域以表示三类因素的划分,故排列图也被称为 ABC 图。

8.4.3.1　绘制排列图的方法

　　1. 针对某一质量问题,收集一定期间的资料,按影响因素分类,将各类因素的频数按大小排列,计算各类因素频数占总频数的百分比和累计百分比。

　　例 8.1　某医院护士工作出错原因排列见表 8.4。

表 8.4　某医院护理工作出错原因排列

原因	发生次数	百分比	累计百分比
服错药	66	45.5	45.5
打错针	53	36.5	82.0
烫伤	11	7.6	89.6
断针	5	3.4	93.0
注射化脓	3	2.1	95.1
褥疮	3	2.1	97.2
其他	4	2.8	100.0
合计	145	100.0	

　　2. 在坐标轴上,取两个纵坐标,一个横坐标,左边纵坐标表示频数,右边纵坐标表示累计百分比,横轴为因素分类项目,根据频数大小从左到右排列,其他项在最后。

　　3. 绘制直方图,各矩形的底边相等,高度为该因素的频数,即得排列图,如图 8.1。

　　4. 以坐标交点 0 点为起点,在各矩形上方中央标出累计百分比的点,连接各点即成由左向右上升的折线,即巴雷特曲线,如图 8.1。

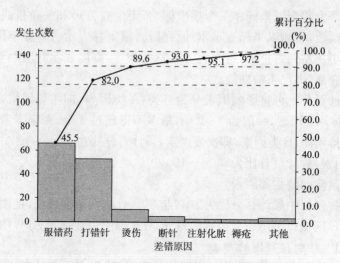

图 8.1　某医院护理工作出错原因排列图

从图示可见,影响护理工作质量,造成护理工作差错的主要因素是服错药、打错针,次要因素是烫伤及断针。其他的为一般因素。如果解决了"服错药""打错针"的质量问题,就可大大降低护理工作的差错。

8.4.3.2　排列图的用途

1.找出主要因素和真正重要的问题,作为改进质量的目标。

2.确认改进措施后的效果。用排列图检查改进后的效果,并将改进前后的排列图归档保存。若有效,排列图横轴上的排列因素顺序或频数矩形应发生变化,原来的主要因素消失或者降低到次要位置。

8.4.3.3　使用排列图的注意事项

1.按照原因或状况不同进行分层,收集数据。对于最大的问题,进一步分层后,再重新编制排列图。

2.排列图左边的纵坐标标度(指标)是进行评价的尺度,如频数、工时数、金额等。究竟用什么指标表示,以能更好地寻找"关键因素"为准。

3.针对影响最大的问题,从相关部门派出人员组成协作小组,要求各部门分别去做解决对策的研究,通过相互协作解决问题。

4.按月、按期编制排列图。若采取措施后,最大的问题急速减少,说明改进成功;若各项目都同样减少,则是管理机制运转良好的情况;若改变不大则是未受到管理的证据。

8.4.4　因果图

因果图(cause & effect/fishbone diagram),又称树枝图、鱼骨刺图和特性要因

图,它是在1953年由石川馨教授提出的一种简单有效分析质量问题因果关系,找出根本原因的图示法。发生质量问题的原因是多方面的,每个导致质量问题的大原因,又有产生它的中原因,中原因又是由史小的原因造成的。把这些所有可能想到的原因分门别类地加以归纳,绘成一树枝状或鱼骨刺状的图,就能帮助搞清楚和找出影响质量问题的各种原因及之间的关系。这样一种将影响结果的所有原因由粗到细逐级分类,并对应地以大、中、小原因表示出来,绘成一张树枝状的图形,就称为因果分析图。

8.4.4.1 因果的模式

因果图是把质量特性与原因因素,以及原因因素之间的因果关系连结起来的一种图形,包括"原因"和"结果"两个内容。其模式如图8.2。

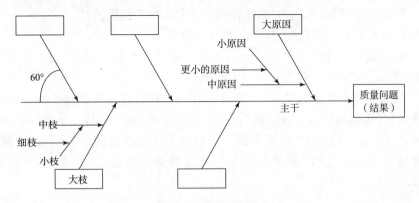

图8.2 因果图的模式

中间粗线是主干线,其箭头指向右边方框要分析的质量问题即结果。左边上下大大小小的箭头表示产生该结果的原因。

大原因线——表示造成质量问题的大方向的、概括的、较笼统的原因。

中原因线——是对大原因的进一步分析。实际上是以大原因为结果进而分析造成这一结果的原因。

小原因线——是对中原因的细化,以中原因为结果的进一步原因的分析。

8.4.4.2 分析问题的原因及结构

1. 确定要解决的质量问题—结果。

2. 分析产生问题的原因。召开讨论会,集思广益,分析可能存在的所有原因。

3. 将找出的各种原因进行整理、归类,分析从属关系,然后从大到小,从粗到细,按照因果关系连结起来。

4. 分析主要原因,可用排列图、投票或现场观察等方法来确定主要原因。找出主要原因后,再针对这些原因层层追问下去。排列图和因果图可根据实际需要反复交替使用。

8.4.4.3 绘制因果图

1. 填写鱼头(即结果),画出主干。

2. 画出大骨,填写大原因。

3. 画出中骨、小骨,分层次地(按大原因—中原因—小原因)画在因果图相关的位置上,填写中小原因。大、中、小原因的分解要追问到能采取具体措施的原因为止。

4. 用特殊符号标识重要因素,如加上方框。

5. 绘图时,应保证大骨与主骨成 60 度夹角,中骨与主骨平行。

例 8.2 某医院某年病床使用率低于标准值,为了查找原因,该医院召集熟悉情况的若干名有关人员进行因果分析,绘制过程如下:

1. 确定质量特性,本例为"病床使用率为什么低于标准值?"

2. 把质量特性写在右端,从左向右划一箭头。

3. 把影响质量特性的大原因用箭头指示并写在大枝上,如管理工作、诊断质量、病人来源、治疗质量、服务质量、门诊质量。

4. 追问大枝上存在的原因,分解出中枝(中原因)再转换追问中枝上的原因,分解出小枝(小原因),如此继续追问下去,分解出更小的原因,直至追问到采取具体措施为止。如大原因为"病人来源",造成病人来源方面的中原因有"合同单位少",在这个中枝上又有"劳保合同少"和"公费医疗单位少"方面的小原因。见图 8.3。

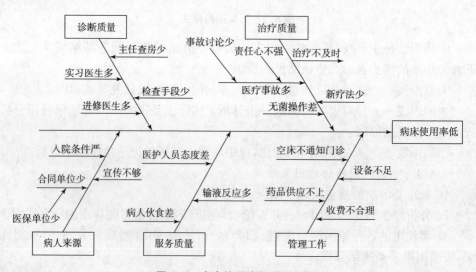

图 8.3 病床使用率低的因果图

8.4.5　直方图

直方图(histogram)又称质量分布图,是一种二维统计图表,用于表示连续变量的频数分布。它是根据数据分布情况,以观察数据的组距为横坐标、以频数或频率为纵坐标的一系列连接起来的直方型矩形图,各矩形的面积代表各组段的频数。当每个矩形的宽相等(即组距相同)时,矩形的高也代表了频数。如图 8.4。

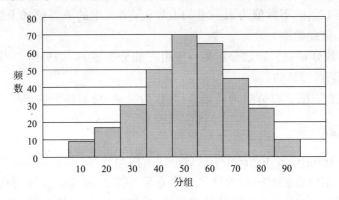

图 8.4　直方图示例

正常直方图的形状是中间高、两边低,左右近似对称,显示样本数据呈正态或近似正态。直方图的形状发生变化,则提示有其他因素影响。如偏态型直方图提示数据分布不符合正态分布或存在系统误差;双峰型直方图提示观测值来自两个不同总体,应分层分析;直方图旁边有独立不连续矩形出现的孤岛型直方图提示有异常数据,需找出产生异常数据的原因;图形呈现凹凸不平的折齿型直方图提示数据分组过多或误差过大,应重新收集数据和整理数据;无突出顶峰图形的平顶型直方图提示数据来源于多个不同总体或呈均匀性分布。

8.4.5.1　直方图的用途

1. 显示各组频数分布情况;

2. 发现异常数据;

3. 制定正常值范围;

4. 显示数据的波动状态,判断相关条件的稳定性;

5. 提示施加干预措施的方向。

8.4.5.2　直方图的绘制方法

绘制直方图首先需要列出频数表,其绘制过程以频数表的制作为基础,主要有以下五个步骤:

1. 首先确定最大值与最小值,并计算极差(最大值与最小值之间的差值)。

2. 分组,即决定组数与组距。组数和组距的确定没有固定标准,可以根据研究目的和数据特征进行调整。绘制直方图要求样本量足够大,否则可能因为分组后各组数据过少,缺乏代表性而难以反映真实的分布特征。一般来说,数据在 100 个左右时,可分为 10~12 组。组距=极差/组数,为了方便制图,计算出的组距可以进一步调整,如取整。

3. 计算各组的界值。各组的界值可从第一组开始依次计算,第一组的下界应小于最小值,最后一组的上界应大于最大值,每组的组距相同,相邻两组的上下界相连续,如第二组的下界值为第一组的上界值,第二组的下界值加上组距,为第二组的上界值,依此类推。

4. 列频数分布表。频数分布表一般由三部分组成,一是分组,二是划记(通常用"正"字划记),三是频数。

5. 绘制直方图。以分组为横轴,以频数为纵轴,绘制各组的矩形图。

8.4.6　推移图

推移图(transition diagram/run chart)又称趋势图,它是以时间为横轴,观察变量为纵轴,用以反映时间与数量之间的关系,观察变量变化发展的趋势及偏差的统计图。推移图一般是以折线图形式表现,横轴时间可以是小时、日、月、年等,各时间点应连续不间断,纵轴观察变量可以是绝对量、平均值、发生率等,如图 8.5。

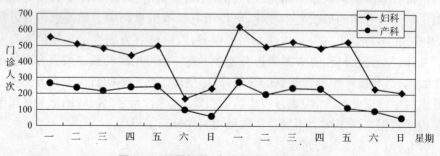

图 8.5　两周妇科、产科门诊人次推移图

8.4.6.1　推移图能够提供的信息

1. 趋势(trend):观察数据呈现连续的改变,一般是有持续或渐变因素起作用,因此出现数据逐渐变化。

2. 震荡(oscillation):数据发生突然的改变与跳动,如上图在周六出现的门诊人次突然下降,这往往是有特殊原因,因为周末出诊医生少、病人也减少。

3. 周期性波动(cyclical fluctuation):图形表现出周期性的起伏,是因为有周期性的因素产生影响,如上图显示每到周一门诊人次较多,之后逐渐减少,到周末骤然下跌,下周一重复周期变化。

8.4.6.2　推移图的作用

1. 观察事件随时间推移的发展趋势或周期性变动,探索可能的影响因素;
2. 比较干预措施实施前后的变化,评价干预措施的效果;
3. 根据事件的变化趋势,预测可能出现的情况,并采取适当的应对措施;
4. 根据变化趋势制定发展目标,并比较实际成果与目标值的差距。

8.4.7　对策表

对策表(countermeasure table),又名措施计划表,是以表格形式将问题、原因以及所采取的应对措施罗列出来的一种统计质量控制方法。因为对策表结构清晰,所列措施明确,便于记录措施执行情况,因此广泛应用于各种质量控制活动中。

制定对策表一定要先全面分析问题的原因,才能制定出正确、恰当而且可操作的措施、对策,因此对策表一般是在因果图的基础上制定的。制定出对策表之后,要严格按照对策表执行,并记录执行情况,最终达到解决问题的目的。

对策表并没有固定格式,但一般需要包括以下基本要素:问题、原因、对策(或措施)、执行人、时间期限等栏目,并列成矩阵形式。根据实际需要可增加或变换其他项目,如序号、目标、地点、检查者、反省问题、备注等,还可以与排列图、因果图合并制图。以某医院患者对门诊就医环境不满意制定对策表为例,见表 8.5。

表 8.5　某医院患者对门诊就医环境不满意对策表

问题	原因	对策	执行人	时间期限
患者对环境不满意	环境拥挤,秩序欠佳	导诊、保安维持秩序	门诊办公室	
	卫生差	提高卫生员服务意识,增加排班,加强卫生巡查。	后勤公司	
	停车位不足,停车不方便	保安加强引导; 禁止职工私家车进入; 开辟周边停车。	保卫科	
	就医指引不清晰,服务指南不完善	增设就医指引	总务科	
	其他	查找其他原因,随时整改	门诊办公室	

8.4.8　流程图

流程图(flow charts)是用图形来说明一个系统过程的统计质量控制方法。这个过程可以是业务流程、数据流程、管理过程等。过程中的每个阶段都用几何图形表示,图形中标识简单的文字和符号以说明内容,不同图形之间以箭头相连,代表它们在系统内的流动方向。下一步走向取决于上一步的结果,典型做法是用"是"或"否"的逻辑分支加以判断。

流程图描述了系统的组织结构、业务流程,绘制一般是按照业务的实际处理步骤和过程进行。制做流程图能清晰全面地了解业务处理过程,分析业务流程的合理性,容易发现问题出现的环节,是进行系统分析的依据。流程图符号是流程图的语言。目前尚没有统一的流程图符号,基本原则应该是简易、形象、易于理解。常用椭圆形表示事实描述,矩形表示行动方案,菱形表示问题,箭头代表流动方向。

图8.6中显示了门诊病人就诊的流程,针对每个环节的调查,可以分析整个就诊流程是否合理,能否进一步简化,还可以计算各环节的平均时间,确定关键控制点,制定相应的控制措施。

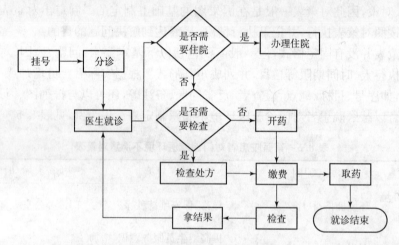

图8.6   门诊病人就诊流程图

流程图的绘制过程中,需要注意以下几点:

1. 在画流程图之前,要对现行系统进行详细调查,全面了解,防止遗漏流程中的环节。

2. 主线流程图通常以业务流程为主线,并涉及分支流程走向,流程自始至终要前后衔接、流程通畅有序。

3. 确定流程的关键控制点:流程图应重点反映控制点、关键控制点及其控制措施,体现各种不相容职务的分离、不同级别的相互授权等原则。在制定控制流程时,要认真分析主要业务,理顺业务相互间的关系,做到相互交叉的业务控制点不会重复设置,对控制点的设置应该体现精而准的原则。

8.4.9　控制图

控制图(control chart)又称管理图,由美国贝尔研究所电话实验室的休哈特博士(W. A. Showhart)在1924年首次提出。它是根据假设检验原理构造的一种带有控制界限的图形,利用控制基线,来区分质量特性的波动究竟是由于偶然原因(随机误差)还是由于系统原因(系统误差)所引起,从而监测生产过程是否处于控制状态。

8.4.9.1　控制图的基本格式

控制图的基本格式见图8.7,其中横座标为样本的组号或检测时间,纵坐标为被控因素的质量指标,图上有三条平行线:一条实线 CL(center line)为中心线;两条虚线分别为 UCL(upper control limit,上管理线、控制上界)和 LCL(lower control limit,下管理线、控制下界)。

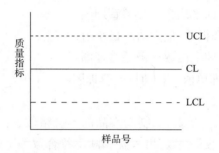

图8.7　控制图基本格式

8.4.9.2　控制图原理

造成数据散布的总误差可分为随机误差和系统误差两类。如果仅受随机误差的影响,其质量指标服从某个确定的正态分布 $N(\mu,\sigma)$。因此可以由正态分布预测质量指标分布状态。如果除了随机误差外还有系统误差存在,则产品质量的分布必将偏离原来的典型分布,可能是分布中心 μ 的位置偏离标准中心,也可能是标准差 σ 变大。根据典型分布是否偏离判断是否存在异常因素。

根据假设检验原理,在一次抽样中,样本均数出现在 $\mu\pm3\sigma$ 以外的概率是很小的。因此,在质量管理中,就以 $\bar{x}\pm2s$(包括95%个体值或统计量的范围)作为上下警戒限,以 $\bar{x}\pm3s$(包括99%个体值或统计范围)作为上下控制界限。大部分样品数据都落在 $\bar{x}\pm3s$ 分布范围之中,即处于管理状态。如果在一次试验中,样品 x 出现在 $\bar{x}\pm3s$ 之外,则认为处于非管理状态,亦即 3σ 原理。

所以,以平均值 μ 为中心,在其上下各取三倍标准差 3σ 宽度画管理线,作三条平行线,这样就得到一张控制图,有:

中心线　　　　CL＝μ

上控制线　　　UCL＝$\mu+3\sigma$

下控制线　　　LCL＝$\mu-3\sigma$

控制图上的控制界限就是区分随机误差与系统误差的界限。在质量控制的过程中,一旦发现某个数据(点子)超越管理界限,则可认为发生了异常情况,工作处于非管理状态,这种判断犯错误的概率是 3‰。

8.4.9.3　控制图的种类

控制图分为计量值管理图和计数值管理图二类。

1. 计量值管理图

用于管理计量资料的质量,如长度,重量,时间,强度,药量等连续变量,适用于质量指标服从正态分布的情况,常用的有以下五种:

1)X 管理图,即单值(变量)管理图

2)$\bar{x}-R$ 管理图,即平均数－极差管理图

3)$L-S$ 管理图,即极差(最大值减最小值)管理图

4)$\tilde{x}-R$ 管理图,即中位数－极差管理图

5)$x-R_s$ 管理图,即单值－移动权差管理图

2. 计数值管理图

用于管理计数资料的质量,如制剂产品的不合格数、处方不合格数、X 光摄片的废片张数、无菌手术感染例数、出入院诊断不符合数等不连续的离散性变量,适用于质量指标服从二项分布或泊松分布的场合。常用的有以下四种:

1)Pn 管理图,即不合格数管理图

2)P 管理图,即不合格率管理图

3)c 管理图,即缺陷数管理图

4)u 管理图,即单位缺陷数管理图

8.4.9.4　控制图的绘制

以 $\bar{x}-R$ 控制图为例说明控制图的绘制:

例 8.3　某医院实验室对标准试剂中某种物质含量进行监测,采用平行样品共进行 20 次(如表 8.6),使用 $\bar{x}-R$ 控制图对准确度与精确度进行评价。

1.　收集数据并分组

先抽样收集 100～150 个数据,分成 20～25 组,每组内以 3～6 个数据为好,最常用的是 5 个数据,各组数据个数相等,用 n 表示,组数用 k 表示,数据的总数 $N=k\cdot n$。分组时,通常按时间顺序或测定顺序分组,在同一组内不包含不同质的数据,目的是使每组内部仅有随机误差的影响,组间差异则为异常原因产生的系统误差。本例 100 个数据,分成 20 组,每组 5 个重复测定数据,见表 8.6。

表 8.6　某物质含量测定值

组号	X_1	X_2	X_3	X_4	X_5	$\sum X$	$\bar{x}_i$	R_i
1	0.21	0.19	0.19	0.22	0.20	1.01	0.20	0.03
2	0.23	0.17	0.18	0.19	0.21	0.98	0.20	0.06
3	0.21	0.21	0.22	0.21	0.22	1.07	0.21	0.01
4	0.20	0.19	0.19	0.23	0.20	1.01	0.20	0.04
5	0.21	0.22	0.20	0.20	0.21	1.04	0.21	0.02
6	0.21	0.17	0.18	0.17	0.22	0.95	0.19	0.05
7	0.18	0.18	0.20	0.19	0.20	0.95	0.19	0.02
8	0.22	0.22	0.19	0.20	0.19	1.02	0.20	0.03
9	0.20	0.18	0.20	0.20	0.19	0.97	0.19	0.02
10	0.18	0.17	0.20	0.20	0.17	0.92	0.18	0.03
11	0.18	0.19	0.19	0.24	0.21	1.01	0.20	0.06
12	0.19	0.22	0.20	0.20	0.20	1.01	0.20	0.03
13	0.22	0.19	0.16	0.19	0.18	0.94	0.19	0.06
14	0.20	0.20	0.21	0.21	0.18	1.00	0.20	0.03
15	0.19	0.18	0.21	0.20	0.21	0.99	0.20	0.03
16	0.16	0.18	0.19	0.20	0.20	0.93	0.19	0.04
17	0.21	0.22	0.21	0.20	0.18	1.02	0.20	0.04
18	0.18	0.18	0.16	0.21	0.22	0.95	0.19	0.06
19	0.24	0.21	0.21	0.21	0.20	1.07	0.21	0.04
20	0.21	0.19	0.19	0.19	0.19	0.97	0.19	0.02

2. 数据的统计学处理

本例 $n=5, k=20, N=100$

1)计算各组(平行样品)的平均值 $\bar{x}_i$ 和极差 R_i,见表 8.6;

2)计算总平均值 $\bar{\bar{x}}$ 和极差平均值 $\bar{R}$。

$$\bar{\bar{x}} = \frac{1}{k}\sum_{i=1}^{k}\bar{x}_i,即 k 组数据的总平均值 \bar{\bar{x}} 等于各组 \bar{x}_i 之和除以 k。$$

本例 $\bar{\bar{x}} = 0.198$。

$$\bar{R} = \frac{1}{k}\sum_{i=1}^{k} R_i,即极差平均值 \bar{R} 等于各组极差 R 相加除以 k。$$

本例 $\bar{R} = 0.036$。

3. 计算管理线

平均数 x 管理图的三条直线的计算公式为:

中心线:CL= $\bar{\bar{x}}$

上控制线:UCL= $\bar{\bar{x}}$ +A$_2$$\bar{R}$ =0.198+0.577×0.036=0.219

下控制线:LCL= $\bar{\bar{x}}$ −A$_2$$\bar{R}$ =0.198−0.577×0.036=0.177

系数 A$_2$ 可从表8.7中查出。式中 A$_2$$\bar{R}$ 是 $3 \times \dfrac{\sigma}{\sqrt{n}}$ 的估计值。

上警戒限:UWL= $\bar{\bar{x}}$ + $\dfrac{2}{3}$ A$_2$$\bar{R}$ =0.198+ $\dfrac{2}{3}$ ×0.577×0.036=0.212

下警戒限:LWL= $\bar{\bar{x}}$ − $\dfrac{2}{3}$ A$_2$$\bar{R}$ =0.198− $\dfrac{2}{3}$ ×0.577×0.036=0.184

$\dfrac{2}{3}$ A$_2$$\bar{R}$ 是 $2 \times \dfrac{\sigma}{\sqrt{n}}$ 的估计值。

极差 R 管理图的三条直线的计算公式为:

中心线: CL= $\bar{R}$

上控制线:UCL=D$_4$$\bar{R}$ =2.115×0.036=0.076

下控制线: LCL=D$_3$$\bar{R}$

系数 D$_3$、D$_4$ 可从表8.7中查出。当每组数据个数 $n \leqslant 6$ 时,D$_3$ 为负数,而极差 R_i 不可能为负值。故下控制线可不考虑。

上警戒限:UWL= $\bar{R}$ + $\dfrac{2}{3}$ (D$_4$$\bar{R}$ − $\bar{R}$)=0.036+ $\dfrac{2}{3}$ (2.115×0.036−0.036)

=0.063

表 8.7 控制图的系数值

群的大小 n	$\bar{x}$ 控制图 A$_2$	R 控制图	
		D$_3$	D$_4$
2	1.880	—	3.267
3	1.023	—	2.575
4	0.729	—	2.282
5	0.577	—	2.115
6	0.483	—	2.004
7	0.419	0.076	1.924
8	0.373	0.136	1.864
9	0.337	0.184	1.816
10	0.308	0.224	1.777

4. 绘制控制图

在方格纸或管理纸上画一坐标,上面部分绘 $\bar{x}$ 图,下面部分绘 R 图,分别画出上、下控制线,则可判断发生了异常的原因。如果在控制线里面,且排列无缺陷,则表明正常。见图 8.8。

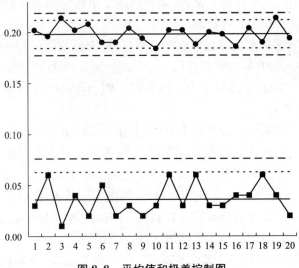

图 8.8　平均值和极差控制图

5. 评价: $\bar{x}$ 图和 R 图各点均在控制界限以内,排列无缺陷,表明测定的精密度较好。

6. 应用:适用于分析样品和控制样品的分析。

7. 记入必要事项:质量指标、数据收集时间、检验者、绘图者姓名等。

8.4.9.5　控制图管理状态的评价

管理状态实质上是指数据仅受随机误差的影响,不受系统误差的干扰,当工作或操作过程出现系统误差时,就称作非管理状态或称为异常状态。判断规则是:如果控制图中的点子绝大多数在控制界限内,并且点子的排列没有缺陷,即属于随机排列,可判断工作处于管理状态;如果有一定数量的点子落在控制界限外面,或者点子虽都在控制界限内但其排列出现缺陷,都应判断工作处于异常状态。

绝大多数点子在控制界限内,是指:① 连续 25 点以上处于控制界限内;② 连续 35 点中不多于 1 点超出控制界限;③ 连续 100 点中不多于 2 点超出控制界限。对于②、③项中控制界限外的异常点,仍需查明出现的原因,予以处理。

点子的排列没有缺陷是指正常点子的排列属于随机排列。如果存在系统误

差,则点子的排列就会出现缺陷,可据此判断发生异常,处于非管理状态。排列缺陷的情形有:

1. 链:若干个点连续出现在中心线的一侧时称为链。当出现 5 点链时,应注意操作方法和工作运行的动向;当出现 6 点链时,应开始调查原因,如试剂浓度;当出现 7 点链时,则判断工作为异常,要采取措施。虽然它们都在控制线内,但若出现 7 点链,就可以判断为异常状态。

2. 偏:当有较多的点出现在中心线一侧时,称为偏或漂。若连续 11 点中至少有 10 点位于中心线的同一侧;若连续 14 点中至少有 12 点位于中心线的同一侧;若连续 17 点中至少有 14 点位于中心线的同一侧;若连续 20 点中至少有 16 点位于中心线的同一侧。

3. 单调链:是指若干个点连续上升(或下降),其判断与处理方法与"链"相同。

4. 接近中心线:在中心线与控制线之间作两条靠近中心线的三等分线 l_1 和 l_2,如果有连续 13 个点以上落在直线 l_1 和 l_2 之间,则可判断为异常,称之为接近中心线。有可能是系统误差,或分组不合理,或弄虚作假而成,都属于异常。

5. 接近控制线:如果在警戒限与控制限之间的区域内连续 3 点中有 2 点,连续 7 点中有 3 点,连续 10 点中有 4 点落进区域,可判断发生异常,处于非管理状态。

6. 周期性:控制图中点的变动出现明显的周期性变动,如阶梯形、波浪形、大小波浪形、合成形等。周期性变动与链的性质不同,一般要结合其他方法作进一步分析,必要时再作一次平行样品的测定加以证实。

8.4.10 散布图

散布图(scatter diagram)又称散点图,是用于表现两个变量之间相关关系的统计图。绘制散布图的数据必须是成对的,通常用横轴表示原因变量(X),纵轴表示结果变量(Y),在两个数据的交叉位置上描点,用点的密集程度和趋势简洁、直观地表示两种现象间的相关关系。绘制散布图是对变量进行初步的相关分析,可以据此得到定性的结论。如果图形显示有相关性,就需要进一步定量分析,以及对相关性进行统计学检验。

两种变量之间的相关关系可分为四大类:①相关:Y 变量随着 X 变量的变化而发生变化,可以是同向的(正相关),也可以是反向的(负相关);②完全相关:Y 变量随着 X 变量的变化而发生变化,而且散点是在一条直线上,也有正相关和负相关;③零相关:Y 变量不会随着 X 变量的变化而发生变化或变化无规律;④非线性相关:Y 变量随着 X 变量的变化而发生变化,但变化趋势较复杂,呈非线性变化。

8.4.10.1 散布图的绘制步骤

1. 收集资料,X 与 Y 一一对应,数据越多绘出的图形趋势将越明显,要求不少于三十对数据；

2. 将 X 与 Y 值以坐标点形式逐一标注于直角坐标系中,通常用横轴表示原因变量 X,纵轴表示结果变量 Y。

3. 填上资料的收集地点、时间、测定方法、制作者等项目。

8.4.10.2　制作和观察散布图时的注意事项

1. 应尽可能固定对这两个因素有影响的其他因素,或对数据进行正确的分层,以排除混杂因素对相关关系的影响,避免作出错误的判断。

2. 观察是否有异常点或离群点的出现。对于异常点,应查明发生的原因,如果是由于不正常的条件或错误造成的,就应将其剔除;对于那些找不出明显原因的"异常点",应慎重处理,它们很可能隐含了尚未认识到的其他规律或提示有特殊原因。

3. 由散布图所得出的相关性结论仅是定性的结论,而且应注重数据的取值范围。一般不能任意更改其适用范围。

4. 对重复数据可用双重圈或多重圈表示,或者在点的右上方注明重复次数。将多个系列的数据绘制在同一张图上时,可使用不同形状或颜色的点进行区别。

8.4.11　树状图

树状图(tree diagram),又称系统图、家谱图、组织图等,是用图形表示工作目标和实现目标所需手段的一种质量控制方法,通过对目标及其实现手段的逐级深入分析,探求达到目标的最佳手段。如图 8.9 所示。

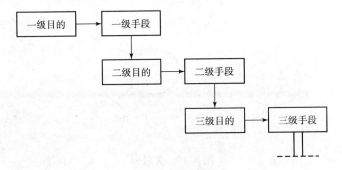

图 8.9　树状图

要实现一个目标通常可能有多条途径。在质量管理中,为了实现某个目标,需要选择一种手段或方法;而为了采取这一手段或方法又必须考虑下一级的相应手段。因此,上一级的手段就成为下一级手段的行动目的。树状图法就是把目标及其所需的手段、方法系统分析、层层展开,并绘制成图形,从而理清思路,掌握全貌,明确重点,找出实现目标的最优途径。

树状图也可用于分析问题的影响因素,则将各种原因层层展开,以便找出主要原因,采取控制措施。

树状图的绘制方法:

1. 确定目标

2. 提出手段和措施:广泛收集意见,提出实现目标的各种手段。

3. 评价各种手段和措施的合理性和可行性,决定取舍下一步应保留和淘汰的东西。取舍结果都应保留记录。

4. 绘制树状图:把希望实现的最终目标和各级手段绘成方框,然后把目标与必要的手段措施用箭头相连。在联系的过程中要仔细考虑各因素之间的逻辑关系。

5. 制订实施计划:根据树状图制订实施计划,使图中最低级的手段进一步具体化,如日程、方法等,要求落实到人。

8.4.12 关联图

关联图(inter-relationship diagraph),又称关系图,是用来分析事物之间因果逻辑关系,以简洁的图形来表示众多复杂影响因素的质量控制方法,适用于多因素错综复杂的分析和整理。因果图适合用于分析因素间单纯的纵向关系,关联图则能更好地表现因果关系纵横交错的情况,有助于找出主要问题、主要矛盾。见图8.10。

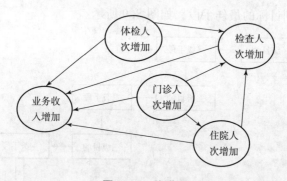

图 8.10 关联图

关联图绘制方法如下:

1. 提出问题。

2. 找出与问题有关的所有因素。召开会议,广开言路,多提为什么,广泛讨论,找出相关的所有因素。

3. 绘图。用方框或圆圈表示问题及原因,在其中用简洁的语言进行说明,并按"原因"→"结果"的逻辑关系用箭头连接。可由参会成员或分小组绘出多张草图,然后深入分析,对比评价不同的草图,然后整理出正式关联图。

4. 制定对策计划。以关联图为依据,制定对策计划,落实到人。

5. 计划实施。按计划采取行动,多次召开会议进行评估,并对关联图进行修订。

本章小结

质量管理是提高工作效率、减少差错、保证工作质量的重要活动。PDCA 管理循环是开展全面质量管理、促进质量持续改进的重要实施程序。统计质量管理工具在质量管理中的应用情况往往被作为质量评审的重要内容。医院统计质量管理是利用统计质量管理方法对医院工作和服务质量进行的质量管理活动。

医疗质量是医疗机构工作质量的核心。医院评审的宗旨是促进医疗服务质量持续改进,确保医疗质量、医疗安全及其服务品质。统计质量管理工具是质量持续改进的有效手段。统计质量管理工具直观易懂,操作简便,应用广泛。常用的统计质量管理工具可以根据应用对象来选择:控制图、追踪法等可用于医院职能部门监测、控制质量指标;鱼骨图、排列图等可用于临床业务科室分析、查找质量问题的原因。

思考与练习题

1. 什么是戴明循环? 其工作步骤是怎样的?

2. 排列图的原理是什么? 如何绘制排列图?

3. 试绘制影响平均住院日的因果图。

4. 什么是控制图,简述绘制控制图的原理。

5. 试回答医院质量评审与医院统计质量管理的关系。

第九章　医院统计调查设计

§9.1　医院统计调查设计的意义及应用

9.1.1　医院统计调查研究的概念与特点

医院统计调查是根据预定目的,采用科学的方法,有组织有计划地搜集实际统计资料的工作过程。医院统计调查设计是调查研究工作的先导和依据,是调查结果准确可靠的依据。调查设计一般包括专业设计和统计设计。这里主要讲述统计设计,它包括医院统计研究资料收集、整理和分析的全过程统计设想和科学安排。调查设计的目的是用尽可能少的人力、物力、财力和时间,获得符合统计学要求的医院统计调查资料,得出预期的结论。

调查设计的特点是研究过程中观察因素不受人为干预,是客观存在的。如广州市儿童卫生服务利用状况的调查,在调查中,非处理因素,也称混杂因素是客观存在的,不能采用随机分配的方法来平衡或消除其对研究结果的影响,如年龄、性别等,常需借助于标准化法、分层分析、多因素统计分析等统计学方法来控制非处理因素;许多因素是未知的,例如家长选择自行服药治疗对就诊行为的影响,这些都是调查研究区别于实验研究的重要特征。调查研究多采用问卷调查,容易产生误差和偏倚,应特别注意设计技巧和质量控制。

9.1.2　调查研究分类

调查设计可以从以下不同的角度进行分类。

9.1.2.1　按调查对象

可分为普查、抽样调查和典型调查。

1. 普查（overall survey）

对总体中所有的观察单位进行调查,如我国的人口普查。普查的特点是没有抽样误差,但系统误差相对较大,而且工作量大,人力物力财力花费较大,工作质量难保证。普查需要有严密的组织计划,特别要统一调查时点,统一标准,统一方法等。

2. 抽样调查（sampling survey）

从总体中随机抽取一定数量具有代表性的观察单位组成样本,然后用样本的资料来推断总体特征,节省人力、物力和时间,可获得细致和准确的资料,值得提倡和推广。但调查设计、实施及资料分析较复杂。常见的随机抽样方法有四种,单纯随机抽样、系统抽样、分层随机抽样和整群随机抽样,详见§9.3。

3. 典型调查(typical survey)

也称案例调查,即对事物进行全面了解的基础上,有目的地选择典型的人和单位进行调查,有利于对事物特征的深入了解,但不能估计总体,在一定条件下可对总体作经验推断。例如调查某市某个社区卫生服务示范中心,可总结该中心的服务经验,以便推广到该市其他社区卫生服务中心。

9.1.2.2 按调查的时间

分为病例对照研究和队列研究。

1. 病例对照研究(case-control study)

又称为回顾性研究,是从患者去研究与患病有关的因素的研究,即由果溯因,主要用于流行病学调查,比较某病患者与未患病者暴露于某可能危险因素的差异,分析该因素的作用,探索可能发病的原因。

2. 队列研究(cohort study)

又称为前瞻性调查(prospective survey),是将特定人群分为两组,分别置于某因素的不同状态下,暴露组暴露于某因素,而对照组不受该因素的影响,其他所有条件两组基本相同。追踪观察一段时间后比较暴露组和对照组的发病率,如果暴露组和对照组的发病率不同,则归因于该暴露因素。例如 1964 年 Doll R 和 Hill A.B 将 4 万名英国注册医生分为吸烟、不吸烟组,观察两组肺癌发病率,年平均发病率分别为 1.66% 和 0.07%,强烈提示吸烟的致癌作用。

9.1.2.3 按抽取样本的方式

分为概率抽样调查(简单随机抽样、系统抽样、分层随机抽样、整群抽样),非概率抽样调查(偶遇抽样、判断抽样、定额抽样、雪球抽样等)。

此外,按照统计资料的来源分为初级资料调查和次级资料调查;按调查项目性质和分析方法可分为定性调查(qualitative research)和定量调查(quantitative research)等等。

§9.2 调查设计内容

医院统计调查设计的要点是根据医院统计调查研究的目的确定调查对象和调查范围,将调查内容明确为调查指标,最后将调查指标设计制定为调查表,用调查表进行资料的搜集,然后整理和分析资料。完整的调查设计包括调查计划、整理计划和分析计划,本节主要介绍调查计划和整理计划。

9.2.1　调查计划

9.2.1.1　确定调查目的和指标

明确调查目的是调查研究各个环节中最为关键的问题。确定调查目的就是明确在调查中要解决哪些问题,应取得什么样的资料,取得这些资料有什么用途等问题。从统计学的角度,调查研究的目的可归纳为两类:一类是了解总体情况即参数,说明总体特征,如了解某地居民高血压的患病率、某医院职工的平均收入等;另一类是研究事物之间的相关联系,探讨病因,如食管癌与某种食物摄入的关系、患病就诊率与经济状况的关系等。

调查目的要通过具体的调查指标来体现,因此,一定要把调查目的落实到指标。调查指标要精选,要重点突出,尽量用客观性强、灵敏度高、精确性好的定量指标,少用定性指标。

9.2.1.2　确定调查对象和观察单位

根据调查目的确定调查对象,首先,根据研究目的确定调查的总体,明确调查总体的同质范围,明确的具体时间范围、空间范围、数量范围。观察单位是组成总体或样本的个体,总体范围内的个体作为观察单位,观察单位可为人、物、群体、地区。

9.2.1.3　拟定调查项目和调查表

根据调查指标确定调查项目,包括分析项目和备查项目。

1. 分析项目是直接用于计算调查指标,以及分析时排除混杂因素影响所必须的内容。要遵循下面几个原则设计分析项目,①要紧密围绕调查目的拟定调查指标,即调查项目要全面地满足调查目的的需要。②对分析项目要精选,即要选择特异性高、针对性强的项目作为分析项目。③项目的提法要明确,使人一看就懂,不致误解,不模棱两可。④有可行性,即充分考虑了项目的完整性、准确性之后,还要考虑设计的分析项目能否得到实现。

2. 备查项目是为了保证分析项目完整正确,便于核查、填补和更正而设置的,通常不直接用于分析,如姓名、电话、地址、编号、身份证号码等。

把调查项目按一定的顺序列成表格形式供调查使用即为调查表。表 9.1 为广州市居民健康调查的一般情况调查表,表 9.2 为广州市居民高血压认知情况调查表。关于调查表(问卷)的设计见 §9.4。

知情同意书

该调查是某省医药卫生科技项目(重大项目)之一,获得某省科技厅支持,由四家医疗机构共同负责实施,旨在掌握广州市高血压、糖尿病的患病情况及 50 岁以上市民对两种疾病的知晓、治疗和控制情况,并通过实施健康促进措施,探讨一种适合高血压、糖尿病综合防治的社区慢性病管理模式,以求达到提高老年人生活质量的目的。

本调查将持续约 30 分钟,有相关的问题需要您做出回答。

是否参加本项目,最终决定权在您自己。如果您决定参加,请您在这份书面知情同意书上签字。签署了这份书面知情同意书,表明您授权中山大学公共卫生学院、越秀区第二、第三人民医院和中山大学附属一院可以收集、处理和使用您的个人信息。

表 9.1　广州市居民健康调查的一般情况调查表

A. 一般情况

A01. 姓名:_____　　　　　A02. 民族:(1)汉族　(2)其他_____

A03. 性别:(1)男　(2)女　　　　　A04. 出生年月:_____年____月____日

A05. 联系电话(手机):_____

A06. 身份证号码:_____

A07. 家庭住址:_____

A08. 婚姻状况:(1)未婚　(2)已婚　(3)离婚　(4)丧偶　(5)其他_____

A09. 文化程度:(1)小学以下　(2)小学　(3)初中　(4)高中/中专　(5)大专/大学　(6)硕士以上

A10. 您从事的职业是:(若为离退休人员,填写退休前的职业)

(1)工人　(2)农林渔牧人员　(3)干部、行政人员　(4)商业服务　(5)金融财务、法律
(6)教师　(7)医护人员　(8)文化艺术　(9)军警保安　(10)理工技术人员　(11)文员或
秘书　(12)个体经营者　(13)家务劳动　(14)无业或待业　(15)其他_____

A11. 过去一年,您家每月人均收入为:

(1)≤500 元　(2)501~1000 元　(3)1001~1500 元　(4)1501~2000 元　(5)2001~3000 元
(6)3001~4000 元　(7)4001~6000 元　(8)>6000 元　(9)不详

A12. 您目前的医疗保障方式有:(可多选)

(1)公费、劳保医疗　(2)城镇职工医疗保险　(3)城镇居民医疗保险
(4)农村合作医疗　(5)商业医疗保险　(6)自费　(7)其他_____

A13. 您是否被医生诊断患有高血压?(1)是　(2)否(跳至 A14)

A13.1 第一次被诊断为高血压的时间是_____年____月

A14. 您是否被医生诊断患有糖尿病?(1)是　(2)否(跳至 A15)

A14.1 第一次被诊断为糖尿病的时间是_____年____月

表 9.2　广州市居民高血压认知情况调查表

B. 健康相关知识

B01. 您知道一般成年人平均每天吃的食盐量不应超过多少克?

(1)无所谓　(2)6 克　(3)10 克　(9)不知道

B02. 您知道下面哪个是成年人确诊高血压的诊断标准?(mmHg)

(1)120/80　(2)130/85　(3)140/90　(9)不知道

B03. 高血压病人的身体不适表现有:(可多选)

(1)头晕、头痛　(2)耳鸣　(3)心悸　(4)多饮、多食、多尿　(5)乏力　(6)体重下降

(7)视力模糊　(8)肢体麻木　(9)皮肤瘙痒　(10)下肢浮肿(99)不知道

B04. 哪些因素会增加患高血压的危险：(可多选)

(1)家庭病史　(2)肥胖　(3)缺少运动　(4)吸烟　(5)过量饮酒　(6)高盐饮食

(7)高脂膳食　(8)精神紧张　(9)不知道

B05. 高血压得不到有效控制，会引起哪些后果：(可多选)

(1)脑卒中　(2)冠心病　(3)肾脏病　(4)肿瘤　(5)眼部病变

(6)肢端溃疡　(7)截肢　(8)不会发展　(9)不知道

B06. 确诊为高血压的病人应怎样进行药物治疗？

(1)终身坚持服药　(2)有症状时服药　(3)不需要服药　(9)不知道

B07. 高血压病人应怎样做才能控制疾病的发展？(可多选)

(1)按医嘱服药　(2)按医生建议调理饮食　(3)戒烟　(4)少饮酒　(5)适量运动

(6)保持情绪稳定　(7)定期监测血压　(8)服用保健品　(9)不需治疗(99)不知道

B08. 您从哪里获得有关慢性疾病的知识？(可多选)

(1)电视　(2)广播　(3)报刊书籍　(4)宣传单册　(5)宣传栏

(6)健康咨询、讲座　(7)医务人员　(8)亲友、同事　(9)患同种疾病的病人

9.2.1.4　确定调查方法

根据调查目的、调查对象范围和具体的调查条件来确定调查方法。一般来说，如果调查目的是为了了解总体特征，可采用现况调查方法；目的在于研究事物之间相互关系和探索病因可采用病例—对照和队列研究方法。调查的总体不大时可采用全面调查，调查的总体太大或无限时可采用抽样调查。有足够的调查人员和费用时可采用面对面的问卷调查，否则可采用邮寄问卷调查或电话调查等；需要快速得到结果时可采用集中在一起的小组调查方法（如核心小组法、头脑风暴法）等。

资料搜集方式主要有直接观察法和采访法，各有适用范围。

1. 直接观察法是由调查者直接对调查对象进行测量、观察、检查或计数来取得资料，如高血压病人血压值、糖尿病人血糖值的测量。用此方面进行资料搜集时，调查项目有调查者确定，其资料收集可靠，但需要花费人力、物力、财力较大。

2. 采访法是根据被调查者的回答来收集资料，可以是直接访问，如现场问卷调查（自填、他填）、采访、开会调查；也可以是间接访问，如信访、电话访问、电子邮件访问等。直接访问可以保证被调查者对调查项目有正确的理解，因此资料的准确度相对较高，一般应答率也较高。间接访问相对节省人力、财力，但是回收率低，容易产生回答错误，调查资料差，一般较少使用。具体方法见§9.3。

9.2.1.5　估计样本含量

样本含量估计就是在保证调查结果具有一定可靠性的前提下，确定最少的样本例数。估计方法有经验法、查表法和计算法。经验法是根据过去研究结果总结

的经验或别人研究的经验而确定调查的样本例数。查表法是根据已知的条件或确定的条件查样本例数估计表而确定样本含量。计算法是根据已知条件或确定的条件代入公式计算而确定样本含量。详见统计学专著。

9.2.2 整理计划

整理资料是将原始资料进行科学加工。去粗取精,去伪存真,使之系统化、条理化,便于进一步分析。整理计划在研究设计阶段就应该制定好,但真正的整理工作从收到第一份调查表即开始。整理资料分以下几个步骤:调查表的接收、核查、数据编码、数据录入、拟定整理表、归纳汇总等。

9.2.2.1 调查表接收

是整理工作的第一步,其工作要点是认真地管理好收回的问卷,并做好专门的登记,记录下完成日期和回收日期,掌握每天回收的问卷数。

9.2.2.2 调查表核查

又分为完整性核查和逻辑检查。完整核查是对调查表全部项目进行检查,核对填写是否完整无缺,如有漏项,应立即补填。完整性检查应在调查现场进行,否则难于弥补;逻辑检查主要检查逻辑上的矛盾,如出生日期与年龄的矛盾等。

9.2.2.3 数据编码

就是给每一个项目的每一个可能答案分配一个代码。在问卷设计时的编码为事前编码,在数据收集后的编码为事后编码。事后编码主要针对开放性问题和封闭性问题中的"其他"一项。一般是针对每一个项目,将各种回答进行比较,归纳整理成一些主要类型,从而给予适当编码。

9.2.2.4 数据的计算机录入

通常采用数据库系统建立数据库结构后输入原始数据。录入时,录入员应作简要的培训,并提供每个录入员统一的录入说明书。数据输入完后应作数据核查,如有可能应作全面核查,否则可采用抽查的方法。

9.2.2.5 拟定整理表

根据研究目的和预期分析指标拟定整理表,使调查目的和预期分析指标更加具体和明确。资料整理通常按类别进行归纳汇总,因此要把性质相同的观察单位合并在一起,把性质不同的观察对象分开,即进行分组。

9.2.2.6 归纳汇总

即按拟定的整理表,统计不同类别的分布情况。一般归纳汇总有计算机和手工两种,计算机汇总常用统计软件包直接调用数据库文件进行归纳汇总或统计分析。手工汇总已逐步被计算机汇总取代。

§9.3　常用的抽样方法

在医院统计调查中可根据调查目的、调查方法，以及可投入的人力、物力来确定调查对象的选取方法，包括全面调查和抽样调查。全面调查不涉及样本的选取问题。抽样调查中的抽样方法可分为概率抽样和非概率抽样。概率抽样时，总体中每个对象被选中的概率是已知的，而非概率抽样中则是未知的。

9.3.1　非概率抽样

非概率抽样是不遵循随机化原则的抽样，研究者常在调查时以自己的方便和主观愿望选择调查对象作为样本。它不考虑随机抽样中的等概率原则，往往产生较大和无法估计的误差，难以保证样本的代表性。因此在大规模的正式调查研究中一般很少用非概率抽样，常常在以下两个阶段使用，一是探索性研究阶段辅助初始调查表的设计，二是在研究的初期阶段中初始问卷设计完成后进行预试验采用。对于一些无法确知总体的调查只能采用非概率抽样，而且花费少，不需复杂的设计和统计分析方法，能及时获取有价值的信息，一些组织较好的非概率抽样往往起到事半功倍的作用。下面介绍三种常用的非概率抽样。

9.3.1.1　方便抽样(convenience sampling)

又称偶遇抽样(accidental sampling)，研究者常选择那些与之生活接近或住得最近或交通极为方便的观察单位为调查对象。如调查某医院门诊患者的满意度时选择某天的门诊病人作为调查对象、在城市方便地选择某街道、居委会、某工厂、机关单位等的全部或部分人群为调查对象。方便抽样的基本原则是实施调查和组织工作方便。方便抽样在样本的代表性上虽然有所失，但节省了时间和费用，因此该法常用于预调查和预试验。

9.3.1.2　立意抽样(purposive sampling)

又称目的抽样、判断抽样，调查对象是按研究者或其他专业人员、知情者的主观判断从研究总体中选取的。判断是依据研究的目的、选择者的知识和经验以及对调查对象进行初筛后作出的，以挑选那些最适合自己研究的调查对象。例如，为了解某单位职工的医疗费用情况，可由该单位的保健室或财务科提供不同医疗消费水平的职工为调查对象，根据提供的重病患者了解医疗高消费情况，根据提供的一般患病者调查医疗费用的一般水平。

9.3.1.3　雪球抽样(snowball sampling)

当我们无法了解总体情况时，可以先找到少数调查对象，对他们进行调查；并请他们介绍相识的符合条件的人，对其进行调查；如此类推下去，调查样本就像滚

"雪球"一样,越滚越大,直到样本数量足够为止。近年来,雪球抽样使用越来越多,主要用于调查对象来源有限、一些敏感性问题或社会隐秘问题的调查对象的选择,例如对吸毒者、艾滋病携带者、同性恋者的研究等,由于他们的行为为社会所不容,因而具有很高的隐秘性,要想获得足够的研究样本,雪球抽样是最有效的方法之一。

9.3.2　概率抽样

概率抽样是从总体中随机抽取一定数量的观察单位组成样本,然后用样本调查指标估计总体参数的一种抽样方法。抽样研究节省人力、物力和时间,可获得细致和准确的资料,值得提倡和推广。但调查设计、实施及资料分析相对较复杂。

常用的概率抽样方法主要有单纯随机抽样、系统抽样、分层抽样和整群抽样。

9.3.2.1　单纯随机抽样(simple random sampling)

又称为简单随机抽样,先将调查总体中的所有观察单位(个体)逐一编号,再用随机数字表或抽签等方法,随机抽取部分观察单位组成样本。随机数字表是由一些无任何联系或毫无规律可循的数字组成,可用它来随机选择调查对象,也可以用计算机或计算器上提供的随机数字发生功能来选取样本。

具体做法是首先对总体中个体进行编码,然后利用随机数字表或计算机(器)的随机数字功能提供与样本含量相同个数的随机数字,并要通过一定的方法保证这些随机数字的大小范围在总体编码范围之内。随机数字确定以后,样本也就选择出来了。

单纯随机抽样是最基本的抽样方法,也是其他抽样方法的基础,适合于总体规模较小的调查研究。其优点是均数(率)和抽样误差的计算较为简单,缺点是当总体例数较多时,要对观察单位——编号,较为困难,实际工作中难以实施。

例9.1　调查某医院某科室住院病人的满意度,某科室当前有住院病人100人,欲抽取20人参加调查。通过使单纯随机抽样,每个病人都有同等的机会作为调查对象,方法是:先将100个病人编为0～99号,然后用计算机提供的随机数字发生功能来选取样本,得到100个两位数的随机数字,有相同者跳过,最后得到前20个不相同的随机数值为22、77、45、65、81、15、95、83、92、35、20、11、72、78、34、68、90、43、53、55。于是编号为这20个者被抽中。

9.3.2.2　系统抽样(systematic sampling)

又称机械抽样或间隔抽样,它是先将总体按一定的顺序编号,再每隔若干个观察单位机械地抽取一个观察单位组成样本的抽样方法。

例9.2　某医院职工有1000人,欲抽取50人了解该单位HBsAg阳性率。用机械抽样方法时首先计算抽样比例:$50/1000 \times 100\% = 5\%$,表示每隔20个观察对象选取一个。利用该单位职工花名册对其职工进行编号,范围 1～1000,如果工资号或工作证号是连续的,也可以使用。在编号为 1～20 的职工中,利用单纯随机抽样的方法随机选取一名职工作为第一个调查对象,如随机选择了编号为 11 号的职工。按照每隔 20 号选取 1 人的原则,那么编号为 11、31、51、71、91 、…、911、931、951、971、991 的人即为选中的调查对象,组成一个样本。

系统抽样的优点是易理解,操作简单,当样本在总体中的分布均匀时,易得到一个按比例分配的样本,其抽样误差比单纯随机抽样要小。但如果总体的观察单位按顺序呈周期性变化或单纯增高(或递减)趋势时,系统抽样将产生明显的偏性,且没有可靠的方法来估计抽样误差,抽样误差一般按单纯随机抽样方法估计。适用于事先已知分布是随机的总体。

9.3.2.3 分层抽样(stratified sampling)

又称分类抽样,先按某种特征将总体分为若干组别或类型(即"层"),再从每层内随机抽样,用以组成研究的样本。如人群可按年龄、性别、职业、疾病严重性分层,经济水平按好、中、差分层等。分层后要求各层层内差异尽量小,层间差异尽量大,以保证分层抽样后的样本更具有代表性。

分层抽样常采用按比例分配的分层抽样方法。

例 9.3 某地 15 岁以上各年龄组的人口数如表 9.3,欲抽取 1 万人调查高血压患病率。采取按比例分层抽样方法时,首先计算抽样比例:$10000/177000 \times 100\% = 5.65\%$。具体抽样人数见表 9.3。

表 9.3 某地 15 岁以上人口数和按相等比例确定的抽样人数

年龄组 (1)	人数 (2)	抽样人数=5.65%×(2) (3)
15～	25000	1412
25～	34000	1921
35～	38000	2147
45～	32000	1809
55～	28000	1581
65～	20000	1130
合计	177000	10000

再计算各年龄组的抽样人数,如表 9.3 中第三栏。具体抽样时可在 15～组中按单纯随机抽样或其他抽样方法抽取 1412 人进行调查,同样在 25～组中抽取 1921 人进行调查,以下组别依此类推。

由于分层后增加了层内的同质性,观察值的变异度减小,使得各层的抽样误差减小,因此分层抽样的抽样误差小于其他抽样方法;分层后不同层可以采用不同抽样方法;分层抽样还可对各层单独分析。基于上述特点,分层抽样在实际研究中使用较为广泛。

9.3.2.4　整群抽样(cluster sampling)

将总体分成若干个群体,每个群体包括数量不一定相等的观察单位,然后再随机选取一定数量的群体,被选取的群体中的所有观察单位组成研究样本。这种抽样方法称为整群抽样。

例 9.4　某综合医院每天约 5000 个门诊患者,共有 15 个科室,采用整群抽样随机抽取 1000 个患者进行门诊患者满意度调查,整群抽样的方法该如何抽取患者。

首先以科室为群体作为抽样单位,根据样本数、总人数和总科室数,先确定每个科室的患者数为 5000/15＝333.33,然后确定选取的科室数为:1000/333.33＝3(科室),用整群抽样方法需要从 15 个科室中抽取 3 个科室,并对抽取的 3 个科室的所有门诊患者进行满意度调查,以了解该医院门诊患者的满意度。

整群抽样最大的优点是易于组织实施,节省人力、物力和时间,容易控制调查质量。整群抽样适用于群内变异大而群间变异小的总体。缺点是当样本例数一定时,其抽样误差大于单纯随机抽样,一般来说,群间的差异相对个体间的差异较大,所以抽样误差较大。在实际的工作中,城市常以街道或居委会,农村以乡或村为群体作整群抽样。

以上四种常用的概率抽样方法,它们各有优缺点见表 9.4,在实际的调查研究中常常几种方法联合使用,例如调查某地区社区卫生服务中心就诊的慢性病患者的满意度,首先采用整群随机抽样方法抽出社区卫生服务中心,再采用单纯随机抽样方法在该中心抽出调查的患者。这种将整个抽样过程分成若干个阶段进行的抽样方法称为多阶段抽样(multi - stage sampling)。

表 9.4　四种基本抽样方法比较

	单纯随机抽样	系统抽样	分层抽样	整群抽样
优点	简单直观,是其他抽样的基础;均数(或比率)及标准误计算简便。	易理解,操作简单,当样本在总体中的分布均匀时,易得到一个按比例分配的样本,其抽样误差比单纯随机抽样要小。	抽样误差较小;便于对不同层采用不同抽样方法;可对不同层独立进行分析。	易于组织实施,节省人力、物力和时间,容易控制调查质量。

续表

	单纯随机抽样	系统抽样	分层抽样	整群抽样
缺点	当总体例数较多时,要对观察单位一一编号,较为困难,实际工作中难以实施。 当总体变异较大时,代表性不如分层抽样;样本分散,难以组织调查。	观察单位按顺序有周期趋势或单调递增(减)时易产生偏差。	分层变量选择不当时,层内变异较大,层间差异较小,失去分层抽样的意义。	当样本例数一定时,其抽样误差大于单纯随机抽样,一般来说,群间的差异相对个体间的差异较大,所以抽样误差较大。
适用范围	是其他抽样方法的基础,主要用于规模较小的总体。	适用于事先已知分布是随机的总体。	主要用于层间差异较大的总体。	主要用于群间差异较小的总体。

§9.4　医院统计资料的收集

医院统计资料的收集是通过一定的方法向患者或调查对象收集有关健康、疾病、行为事件等资料的过程。为了获得准确可信、能全面反映被研究者实际情况的资料,应遵循以下原则。

1. 准确性。医院统计资料应真实可靠,准确地反映个人或群体健康水平的实际情况,不真实的资料可能导致错误的决策。

2. 及时性。个体的健康与疾病状况是不断变化的,医院统计资料应能及时地反映这种变化。数据应该具有时效性,因此需要及时收集资料、整理资料和分析资料,及时得到并应用调查的结果。

3. 全面性。医院统计资料应该全面、客观地反映某一时点的状况及其发展变化,因此要求全面细致地进行资料收集工作,并根据实际要求开展系统的健康与疾病状况询问、体格检查、实验室检查,以及有关的因素调查和心理测验等,以保证资料的系统性和完整性。

4. 科学性。包括收集资料、整理资料,分析资料都要有科学依据,如计算相对数时分母和分子的属性应一致;使用的仪器设备、测量标准、实验方法、实验药品、操作程序等都要有科学规范,否则会使数据产生系统误差;切忌长官意志,随意编造数据;对数据资料也应科学合理地应用,充分发挥其作用。

医院统计资料包括医院现有的资料和专题调查得到的资料。

9.4.1 医院现有的资料

9.4.1.1 统计报表

有很多有价值的健康与疾病的资料是通过逐步积累而来的,我国建立有相当多的规范化统计报表制度,常规报表是其中的一种,常见的报表主要见表 9.5。

表 9.5 常见的几种报表来源和其主要内容

来源	内容
医疗机构	门诊和住院量年度统计,病种统计报表,疾病诊治费用统计报表等
疾病控制机构	儿童基础疫苗接种、传染病发病、慢性病发病、预防服务统计报表,疾病监测统计报表等
妇幼保健机构	婴儿死亡、儿童死亡、孕产妇死亡、儿童系统管理、孕产妇系统管理、婚前医学检查表等
计划生育机构	人群节育状况、各种计划生育措施使用状况、计划生育失败状况、人口出生等统计资料
劳动和社会保障部门	医疗保险覆盖的人口、疾病和保险赔付状况,医疗保险覆盖的医院统计服务项目等
统计部门	总产值、人均收入、人群职业文化结构,宏观经济、社会发展和人口数量、结构和自然增长方面的数据
物价部门	医疗机构的收费标准

9.4.1.2 经常性工作记录

医院中常见的工作记录主要有住院病历、门诊病历、检验单、化验结果、实验报告等,这些资料都是日常工作积累下来的有价值的数据,尤其是住院病历,比较完整地记录了个体某种疾病的发生、发展过程以及治疗经过和预后,对医院资料统计具有非常重要的价值。从病案中抽取样本时,可以按病案号随机抽取,也可以按疾病分类随机抽取。

9.4.2 专题调查

专题调查是获得医院统计资料的另一种重要途径,主要分为定性调查和定量调查两种。本节重点介绍定量调查方法。

9.4.2.1 定量调查的概念

医院统计调查如要获得某人群发生某种事件的数量指标,如患病率、就诊率等,或者探讨各种因素与疾病、健康间的数量依存关系,这种研究是定量研究,其收集资料的过程视为定量调查(quantitative survey)。医院统计的定量调查往往是通过问卷向调查对象收集有关疾病、健康、卫生服务等信息,其具体操作方式有结构式访谈、自填问卷和信访法等。

9.4.2.2　常用的定量调查方法

1.结构式访谈(structured interview)

指调查者根据事先设计的调查表格或问卷对调查对象逐一进行询问来收集资料的过程。其基本特征是有详细的调查表和进行面对面的访问。

结构式访谈的优点:

1)比较灵活,访谈过程中调查员可以对调查内容进行必要的说明,解释问卷中易引起误解和不理解的内容,利于被访谈者正确回答问题。

2)调查对象文化水平要求不高,由于是面对面的访谈,问卷由访谈员来填写,因此对文化水平不高者和不愿填写问卷者,均可采用这种方法。

3)调查表回收率较高,结构式访谈中访谈员可以督促被访者的回答,并且不需要被访者自己填写问卷,对于不合作者还可以进行说服,因此问卷回收率较高。

4)数据准确性较高,在访谈过程中,访谈员可以根据被访者的姿势、语气、表情、反应判断其回答的真实性。

5)易控制访谈的环境,在结构式访谈中面对面的访谈形式能消除一些环境因素对访谈的影响,尤其是可以有效地防止第三者对访谈的影响。

6)结构式访谈调查者可对调查问题进行详细说明,因此可以在问卷中列入相对复杂的问题。

结构式访谈的缺点:

1)消耗的人力、物力和财力较大。

2)易出现诱导性偏差。结构式访谈在访谈中较容易受访谈员先入为主的影响,如果访谈员没有统一培训,可能出现访谈偏差。

3)不能保证匿名。面对面的访谈,一般没有匿名保证,有时被访者可能因此拒答或不真实地回答问题。

4)调查对象分布局限。一般调查点适用交通方便的范围。

2.自填法

调查对象按照研究者设计的调查表和填写要求,根据个人的实际情况或想法,自行填写调查表,这种收集资料的方法为自填法。

与访谈法相比,自填法具有以下一些特点:

1)一般不需要调查员,即使需要,数量也比访谈法少,其作用主要是组织调查,如现场准备、进行动员、填写指导、问卷疑难解答、发放、收回和检查问卷等。

2)使用的问卷在内容上应该更简单易懂,语言更通俗化,同时要有比较详细的、易懂的、大众化的问卷指导语,以便调查对象能在阅读后很容易填写问卷。

3)问卷的内容不宜过多,一般以 15～20 分钟为佳,最多不要超过 30 分钟。

4)要求调查对象有一定文化程度,有一般的阅读和进行书写的能力。

5)较为节省时间、人力、物力,常是很多调查对象同时填写问卷。

6)填表法获取的数据多为定量化数据,容易进行统计分析,得出较为科学的结论。

根据调查者在填表现场与否可以将自填法分为信访法和现场自填法。

1)信访法。调查者将调查表邮寄给调查对象,调查对象填写完毕后邮寄给研究者,这种收集资料的方法称信访法。

信访法的特点:①节省时间和费用。②调查对象可以自己安排方便的时间和地点填写问卷。③有较高的匿名保证,并适用于调查对象居住较为分散的调查。④填表者遇到问题时无法得到准确的解答,而只能依靠有限的填表说明。⑤无法控制填写问卷的环境,如代笔、代答、共同回答、讨论回答等一般研究者或调查者无从判断。⑥由于缺乏有效的督促,问卷的回收率通常都较低,如果回收率过低,难以保证样本的代表性。遗漏的问题也可能较多,问卷有效率较低。

2)现场自填法。调查者在现场把调查表发放给调查对象,调查对象填写完毕后当场收回问卷。现场自填法可以是调查对象集中在一起进行,也可以分散填写问卷。

现场自填法与信访法相比,具有以下特点:①调查者主要涉及现场组织工作,花费的人力物力财力比访谈法少。②调查对象遇到问题可向调查者提问,可得到准确的解释,获取的资料可靠性较高;可控制填写问卷的环境,防止代笔、共同讨论后填写问卷。③由于有现场监督,问卷的回收率一般较高,样本的代表性较好。④现场发现遗漏问题和回答有错误的问题时可以及时修正,使问卷有效率高于信访法。

9.4.2.3　定量调查应该注意的问题

1. 尽量以机构名义主持调查,相对比个人名义主办的调查应答率高。著名的机构或政府部门主办比不知名的机构或非政府部门主办应答率高。

2. 调查表的长度应适中,问卷太长可使调查对象望而生畏,怕耽误时间不愿回答,而且问卷太长,可能使得调查对象丧失耐心,答案不准确。

3. 封面信应该简短而灵活生动地说明调查目的。

4. 调查表必须容易完成,有详细的填写说明,尽量避免出现开放式问题。

5. 要根据调查目的和调查对象的特点选择恰当的调查方法,例如对文盲者选择结构式访谈。

6. 调查的组织要注意安排合适的调查时间,保证全程有效的质量控制措施,应该取得调查单位或调查对象的合作。

§9.5 调查表的设计

医院统计调查研究常常通过事先设计的调查表对调查对象进行结构式访谈或者自填法收集资料。调查表(questionnaire)或称问卷,是指调查中使用的包括各调查项目的书面材料或电子文件材料,可以是简单的调查提纲,可以是有详细问题和可供选择的答案的完整的调查表格,或者标准的测定量表,是医院统计调查内容的具体体现。一般要求调查表应该具有统一性、稳定性和实用性的特点。实际上很多研究方法或手段都与调查表有关,如实验室研究实验结果的记录单,医学检查和人体测量数据需要的规范化的记录表格,登记报告中使用的登记表等,都是运用调查表设计原理进行设计的,只不过其设计过程相对较简单,同时专题调查中的现况调查、病例对照研究、前瞻性研究必须有严格设计的问卷,才能保证数据具有一定的信度和效度。

9.5.1 调查表的构成

9.5.1.1 调查表的标题
简要说明调查的研究内容。标题应简明扼要,说明研究的人群、地点。例如表9.1广州市居民健康调查的一般情况调查表。

9.5.1.2 知情同意书
知情同意书是通常放在调查表的最前面,简要说明调查者的身份、调查目的、调查内容、调查的意义以及请求其合作、调查需要的时间、调查结果对调查对象的作用、保密性以及表示感谢等。一般和调查表一起装订,常要比访谈式问卷更详细,尤其是邮寄问卷,需认真仔细设计知情同意书,其作用主要是取得调查对象的信任和合作。如表9.1广州市居民健康调查的一般情况调查表。

9.5.1.3 指导语
又称填表说明,即如何正确填写问卷的一个详细说明,对问卷中可能引起疑问或有多种理解的地方进行说明,目的是为了统一标准和便于统计分析。指导语中要对问题和答案中涉及的一些概念和名词给予解释或界定,同时说明如何选择答案以及填答的形式和要求,某些特殊复杂的填答形式还要举例说明。

指导语有两种形式,一种是卷内指导语,即指导语与相应的提问或答案放在一起,这种形式用得较少,因为说明和提问较多时,可导致问卷较长。另一种是卷外指导语,即指导语为单独一部分,与相应的问卷主体分离,这种形式用的较多,而且常是与封面信相结合在一起。

9.5.1.4 调查对象的一般情况

一般需要调查对象的社会人口学特征,如性别、年龄、民族、家庭人口、婚姻状况、文化程度、职业等。这些项目用于对调查资料进行亚组分析,探讨这些因素对调查结果的影响。

9.5.1.5 调查主要内容

调查表中分析项目的条目和答案是调查表的主体,这是研究者所要了解的基本内容,也是调查表中最重要的部分。一般以提问的形式提供给调查对象。如表9.2中的广州市居民高血压认知情况。

9.5.1.6 编码

包括调查表编号、调查项目编号和回答选项编号。对于正规的调查表,应该有过录框,将要录入计算机的各种数据和编码填于其中,以便于录入计算机。

9.5.2 调查表的制定步骤

1. 根据研究目的和调查对象设立相关人员组成的研究工作组负责调查表的制定。可采取提名小组(nominal group)和专题小组(focus group)相结合的程序化决策方式进行。其中,提名小组的成员应该涉及多学科人员,主要负责调查项目的提出,而专题小组的成员则应该是负责具体研究工作的专业人员。

2. 由专题小组根据调查研究的内容,向提名小组详细介绍和说明构成项目的各个模块,然后由提名小组成员分别独立地根据专业知识、个人经验等写出与上各模块有关的项目。将各人提出的项目收回并进行整理分析,剔除含义相同但表达不同的重复条目,所有不同的条目构成调查项目池(item pool)。

3. 项目筛选。对项目池中的项目采用专家咨询评分、专题小组讨论等方法进行分析及筛选,以便精简调查项目。

4. 确定每个项目的提问形式和类型。一般说来,调查项目可采取以下一些提问形式:

1)直接性问答题、间接性问答题和假设性问答题。

直接性问答题是指在调查表中能够通过直接提问方式得到答案的问答题。直接性问答题通常给调查对象一个明确的范围,所问的是调查对象的基本情况或意见。例如:年龄(1)18岁以下 (2)18~24岁 (3)25~39岁 (4)40~59岁 (5)60岁以上,文化程度:(1)小学及以下 (2)初中 (3)高中 (4)大专 (5)本科 (6)硕士及以上。

间接性问答题是指会让调查对象产生顾虑,不敢或不愿真实地问答的项目,这些问题不便直接询问,通常是常采用间接提问的方式得到所需答案。

假设性问答题是通过假设某一情景或现象存在而向调查对象提出的问答题。例如："有人认为目前医疗费上涨太快,您的看法如何?""如果您可以选择,您愿意生一个还是多个孩子?"

2)开放性问答题和封闭性问答题。

开放性问答题是指所提出的问题不列出所有可能的答案,而是由被访者自由作答。例如:"您没有就诊的原因是什么?"开放式问答题的优点是被访者可以充分地按自己的想法回答问题和发表意见,一般适合于定性访谈问卷,缺点是难于进行定量整理和分析资料。

封闭性问答题是指事先设计好各种可能的答案,被访者只要从中选定一个或几个现成答案的提问方式。例如表9.2中的问题:"知道下面哪个是成年人确诊高血压的诊断标准?(mmHg)",(1)120/80 (2)130/85 (3)140/90 (9)不知道。

封闭性问答题回答方便,便于进行整理和分析,调查表的回收率较高,缺点是调查对象只能在规定的范围内回答,可能无法反映其他各种真实的想法。此外,它的设计比较困难,一旦设计存在缺陷,被访者就可能无法正确回答问题,从而影响调查质量。

5.确定每个项目的回答选项。回答选项与项目的提问方式和类型有关,不同的问答题有不同的答案设计方法。例如,在调查经济状况时,对每月工资收入可采用填入式,如"您的每月工资收入是_____元",也可以是过去一年,您每月收入为:(1)≤1000元 (2)1001~3000元 (3)3001~5000元 (4)5001~7000元 (5)7001~9000元 (6)>9000元

6.进行预调查和初步考评。初步调查表完成后应该进行预调查,并对调查表的信度、效度等进行考评。

7.修改完善。在上述基础上修改完善,形成最终的调查表。

9.5.3 调查表制定中应注意的问题

1.调查表说明要简单明了。

2.避免用不确切的答案。例如,"您是否经常生病?"答案选项者用"经常"就不确切,应该用具体的时间,天、周、月、年,可以改为"您上月生了几次病?"或者设置为具体的时间封闭性选项。

3.避免提断定性问题。例如,"您一天抽多少支烟?"这种问题即为断定性问题,调查对象可能根本不抽烟。正确的处理办法是在此问题前加一条"过滤"性问题。如"您抽烟吗?"如果回答"是",可继续提问,否则就跳过这个问题。

4.避免引导性提问。引导性提问指所提出的问题暗示出研究者的观点,有使被访者跟着这种倾向回答的可能。例如,"有人认为被动吸烟会导致肺癌,您同意

吗?"引导性提问会导致调查对象不加思考就同意问题中暗示的结论。引导性提问常常导致偏倚。

5. 避免令被访者难堪和禁忌的敏感问题。包括各地风俗和民族习惯中忌讳的问题、涉及个人利害关系的问题、个人隐私问题等。这类问题可以用敏感问题调查法。

6. 避免提笼统、抽象或不确切的问题。容易误解的概念应明确限定。例如,年龄有虚岁、实岁,可以填写公历的出生年月日来避免。

7. 避免一问多答的问题。例如,"您的父母是知识分子吗?"这个问题使那些父母中仅有一个是知识分子的人无法回答"是"或"否"。此外,知识分子本身也需要界定清楚,否则难以回答,可以分别设立父母的文化程度来调查父母的知识状况。

8. 注意提问的顺序。在设计调查表时,一般先设置基本情况条目,然后是调查对象易回答且较为关心的问题,专业性强的具体细节问题和敏感性问题应尽量放在后面;提问的内容应从简单逐步向复杂深化;封闭性问题放在前面,开放性问题放在后面。

9. 关于定量指标的半定量化。一些定量指标,如经济收入经常使用半定量指标,便于调查对象填写。如"您的月工资是:(1)1000 元以下　(2)1001～3000 元　(3)3001～5000 元　(4)5000 元及以上。

§9.6　患者满意度调查

医院通过患者满意度调查可以测量患者满意度,目的是确定医疗服务在多大程度上满足了患者的需求,找出那些与患者满意或不满意直接有关的关键因素,以进一步提高医疗服务的质量。

9.6.1　调查的目的

1. 能具体体现"以患者为中心"这个理念。医院依存于其患者,因此应理解患者当前和未来的需求,满足患者要求并争取超越其期望。现在国际上普遍实施的质量管理体系能够帮助医院增进患者满意,如患者要求产品(服务)具有满足其需求和期望的特性,在任何情况下,产品的可接受性由患者最终确定。但是,患者的需求和期望是随时不断变化的,医院必须通过定期和不定期的患者满意度调查来了解不断变化的患者需求和期望,并持续不断地改进产品(服务)和提供产品(服务)的过程,真正做到以患者为中心。

2. 确定患者满意策略。医院进行患者满意度调查,不只是为了得到一个综合统计指标,而是要通过调查活动,发现影响患者满意度的关键因素,进一步提高患者满意度,制定有效的患者满意策略。

3. 节约医院成本,提高经济效益。患者满意度调查贯穿医院医疗服务全过程,从设计产品之初就考虑到医院患者的需求和期望,使其提供的服务得到医院患者的认可,并获得患者满意。医院通过定期的患者满意度调查,越来越了解患者,准确地预测到患者的需求和愿望的变化,这样,医院就不用花更多的时间和精力去做市场研究,新产品的研制和生产也会少走不少弯路,在很大程度上减少了医院的浪费,压缩了成本,利用有限的资源最大限度地提高医院的经济收益。

9.6.2 调查的流程

9.6.2.1 确定调查的内容

开展患者满意度调查研究,必须首先识别患者和患者的需求结构,明确开展患者满意度调查的内容。不同的医院、不同专业拥有不同的患者。一般来说,调查的内容主要包括以下几个方面:服务环境、服务态度及服务水平等。

9.6.2.2 量化患者满意度指标

患者满意度调查的本质是一个定量分析的过程,即用数字去反映患者对医疗服务属性的态度,因此需要对调查项目指标进行量化。患者满意度调查了解的是患者对医疗服务或医院的态度,即满足状态等级,一般采用七级态度等级:很满意、满意、较满意、一般、不太满意、不满意和很不满意,相应赋值为 7、6、5、4、3、2、1。

9.6.2.3 明确调查的方法

目前通常采用的方法主要包括三种:

1. 问卷调查。这是一种最常用的患者满意度调查资料的收集方式。问卷中包含很多问题,需要被调查者根据预设的表格选择该问题的相应答案,医院患者从自身利益出发来评估医院的服务质量、服务工作和患者满意水平。同时也允许调查对象以开放的方式回答问题,从而能够更详细地掌握他们的想法。

2. 访谈研究。包括内部访谈、深度访谈 通过内部访谈,可以了解医院经营者对所要进行的项目的大致想法,同时内部访谈也是发现医院问题的最佳途径。深度访谈是为了弥补问卷调查存在的不足,有必要时实施的典型患者深度访谈。深度访谈是针对某一论点进行一对一的交谈,在交谈过程中提出一系列探究性问题,用以探知被访问者对某事的看法,或做出某种行为的原因。访谈之前应设计好一个详细的访谈提纲,问题要具有普遍性。

9.6.2.4 选择调查的对象

调查对象应包括新老患者、门诊患者、住院患者,总之要全面反映患者的意愿。

9.6.2.5 患者满意度资料的收集

患者满意度资料的收集可以是书面或口头的问卷、电话或面对面的访谈,若有网站,也可以进行网上医院患者满意调查。

9.6.2.6　科学分析

为了客观地反映患者满意度,必须确定收集和分析患者满意度数据的统计分析方法,常用的方法有:方差分析法、休哈特控制图、两样本 t 检验、过程能力直方图和 Pareto 图等。

患者满意度资料的分析将提供以下有关方面的信息:

1. 患者满意度;

2. 与服务要求的符合性;

3. 过程和服务的特性及趋势,包括采取预防措施的机会;

4. 持续改进和提高服务水平的过程与结果;

5. 不断识别医院患者,分析患者需求变化情况。

9.6.2.7　改进计划和执行

患者满意度资料进行科学分析后,医院就应该立刻检查自身的工作流程,在"以患者为中心"的原则下开展自查和自纠,找出不符合患者满意管理的流程,制定医院的改进方案,并组织医院员工实施,以达到患者的满意。

调查表实例门诊情况满意度调查表见表 9.6。

表 9.6　门诊情况满意度调查表

尊敬的患者:

您好! 感谢您对我院的信任,为了提升我院的医疗服务品质,使我们的工作不断改进,更能贴近您的需求,我们正在开展门诊情况患者满意度调查,需要向您了解一些有关我院各科的医疗服务情况,恳请您参与此次调查,并提出您宝贵的意见。

本次调查约需要占用您 10 分钟,谢谢您的协助!

祝您早日康复!

一、一般情况

1. 性别:

①男　　②女

2. 年龄:

①18 岁以下　②18～24 岁　③25～39 岁　④40～59 岁　⑤60 岁以上

3. 文化程度:

①小学及以下　②初中　③高中　④大专　⑤本科　⑥硕士及以上

4. 职业:

①政府机关和事业单位职工　②企业职工　③个体工商户　④农民　⑤学生

5. 个人月收入:

① 3000 元以下　②3000～5000 元　③5001～8000 元　④8001～10000 元　⑤10000 元以上

6. 婚姻状况:

① 未婚　②已婚　③离异或分居　④丧偶

7. 付费类别:

① 公费医疗　②医疗保险　③新型农村合作医疗　④商业保险　⑤自费

二、医疗服务满意度情况

1. 您对门诊服务台人员的服务效率和服务态度是否满意?
①很满意　②满意　③较满意　④一般　⑤不太满意　⑥不满意　⑦很不满意

2. 您对这里看病的过程、等候或排队的时间满意吗?
①很满意　②满意　③较满意　④一般　⑤不太满意　⑥不满意　⑦很不满意

3. 您对医务人员的解释、交流、服务内容满意吗?
①很满意　②满意　③较满意　④一般　⑤不太满意　⑥不满意　⑦很不满意

4. 您对门诊挂号处人员的服务效率和服务态度是否满意?
①很满意　②满意　③较满意　④一般　⑤不太满意　⑥不满意　⑦很不满意

5. 您对门诊收费处人员的服务效率和服务态度是否满意?
①很满意　②满意　③较满意　④一般　⑤不太满意　⑥不满意　⑦很不满意

6. 您对门诊药房人员的服务态度是否满意?
①很满意　②满意　③较满意　④一般　⑤不太满意　⑥不满意　⑦很不满意

7. 您对门诊医生的诊疗技术和服务态度是否满意?
①很满意　②满意　③较满意　④一般　⑤不太满意　⑥不满意　⑦很不满意

8. 您对门诊检查医技科室人员的服务效率和服务态度是否满意?
①很满意　②满意　③较满意　④一般　⑤不太满意　⑥不满意　⑦很不满意

9. 您对导医人员的服务?
①很满意　②满意　③较满意　④一般　⑤不太满意　⑥不满意　⑦很不满意

10. 您对专家门诊的诊疗水平和服务态度是否满意?
①很满意　②满意　③较满意　④一般　⑤不太满意　⑥不满意　⑦很不满意

11. 您对就诊程序及指引的满意程度?
①很满意　②满意　③较满意　④一般　⑤不太满意　⑥不满意　⑦很不满意

12. 您对医院的医疗设备的满意程度?
①很满意　②满意　③较满意　④一般　⑤不太满意　⑥不满意　⑦很不满意

13. 在就诊期间医务人员有没有收受您的红包?
①有　②没有

14. 您愿意介绍其他患者来本院看病吗?
①愿意　②不愿意

15. 您对门诊就诊环境的满意程度?
①很满意　②满意　③较满意　④一般　⑤不太满意　⑥不满意　⑦很不满意

16. 总体来说,您对这次在门诊就医的总满意度?
①很满意　②满意　③较满意　④一般　⑤不太满意　⑥不满意　⑦很不满意

本章小结

1. 调查研究是为了了解客观存在的现象对调查对象进行直接或间接的询问和观察的研究方法。与实验研究相比,其主要特点是观察因素不受人为干预,是客观存在的;混杂因素难以控制;许多因素是未知的。

2. 调查研究的分类按调查对象可分为普查、抽样调查和典型调查；按调查的时间划分为病例对照研究和队列研究；按抽取样本的方式分概率抽样调查（简单随机抽样、系统抽样、分层随机抽样、整群抽样）和非概率抽样调查。

3. 调查设计是对搜集资料、整理资料和分析资料的设计计划。完整的调查设计包括调查计划、整理计划和分析计划，其中调查计划包括确定调查目的和指标，确定调查对象和观察单位，拟定调查项目和调查表，确定调查方法，估计样本含量。

4. 常用的概率抽样方法为单纯随机抽样、系统抽样、分层抽样和整群抽样，各有其优缺点。在实际的调查研究中常常几种方法联合使用，这种将整个抽样过程分成若干个阶段进行的抽样方法称为多阶段抽样。

5. 医院统计资料包括医院现有的资料和专题调查得到的资料，专题调查是获得医院统计资料的一种重要途径，主要分为定性调查和定量调查。常用的定量调查方法包括结构式访谈和自填法，自填法又分为信访法和现场自填法，各有其优缺点和适用范围。

6. 调查表可以是简单的定性调查提纲，也可以是完整的定量调查问卷或者标准的测量量表，统称为问卷。调查表由标题、知情同意书、指导语、调查对象一般情况、调查主要内容和编码构成。调查表的制定步骤包括设立相关人员组成的研究工作组、提出调查项目形成项目池、项目筛选、确定每个项目的提问形式和类型、确定每个项目的回答选项、进行预调查和初步考评、修改完善这几个步骤。

思考与练习题

1. 调查研究与实验研究有何异同？二者能否同时使用或结合使用？

2. 按调查对象分类，调查研究可分为哪些方法，各有何优缺点？

3. 为什么大多数的调查研究是抽样调查研究？比较常用的四种概率抽样方法。

4. 某医院欲了解该医院住院患者的满意度情况及其影响因素，请对该方案进行调查设计并制定出调查表。

5. 欲了解某市社区居民高血压患病情况及其影响因素，请作一个抽样调查方案。

6. 欲了解某市某医科院校在校本科生的艾滋病知识和态度情况。该校共有 4 个年级，每个年级 20 个班，每班 50 人左右。欲通过分层整群抽样，调查 800 名学生，该如何抽样？

7. 简述调查表是由哪些部分构成。

8. 结构式访谈和自填法各有何特点。

第十章   临床试验设计

临床试验(clinical trial)是指针对特定的患病人群和/或健康人群为受试对象施加干预措施进行的医学研究,其目的是观察该干预措施的作用。由于是以患病人群和/或健康人群为研究对象,临床试验除需考虑实验研究中的基本原则外,还要考虑受试对象的知情同意、心理因素、伦理道德、依从性等问题,因此,临床试验的设计与分析与受试对象为动物的动物实验相比具有其特殊性,临床试验必须遵循一定的原则、程序和方法。

§10.1   临床试验设计基本内容

临床试验是以人(包括健康人和病人)作为研究对象的生物医学研究,以揭示处理因素(药物)对人体的作用、不良反应,或探索药物在人体内的吸收、分布、代谢和排泄规律等。主要目的是确认研究药物的有效性和安全性。临床试验与动物实验有很大的区别,最根本的区别是研究对象不同带来的。动物实验由于实验对象是动物,没有伦理学限制。动物的齐同性好,没有依从性问题。而临床试验则必须考虑以下问题:

1. 临床试验必须符合《赫尔辛基宣言》和国际医学科学组织委员会颁布的《人体生物医学研究国际道德指南》的道德原则,即公正、尊重人格、力求使受试者最大限度受益和尽可能避免损害。临床试验的开展必须获得有关药品监督管理部门及所在单位伦理委员会的批准。并且在病人参加临床试验前必须获得受试对象(病人)或其亲属、监护人的知情同意。

2. 人是既有生物性又具有社会性的,因此病人对治疗的反应受其主观因素、心理作用、精神状态及社会环境的影响。与动物实验不同,临床试验必须在设计和实施中考虑避免这些因素对试验结果的偏倚作用。

3. 人的生物特性变异远大于动物,而其社会环境的异质性也带来更多的影响。临床试验中研究者不能完全支配病人的行为,因此病人的依从性和脱落是设计时必须考虑的问题。临床试验中设计者要采取必要的措施避免个体变异和依从性对结果的干扰。

10.1.1　临床试验设计的基本问题

设计一个临床试验的目的是要回答关于某治疗措施(通常是一种新药)能否对特定的病人产生治疗效果并且安全性在可接受的范围。即在设计时,我们要清晰明白:"问题是什么?"这帮助我们决定研究目的和建立适当的研究假设供科学评价。接着要清楚的是:"怎样回答这个问题",一个临床试验需要提供无偏的可靠的科学依据对问题进行解答。为最好地回答科学或临床问题,美国 FDA 建议提交的审慎考虑和精心组织的研究方案中必须简短,但清晰的描述以下内容:研究设计、病人选择、治疗处理措施、统计方法和其他医学有关的详情。研究方案中最重要的两个内容是试验设计和统计分析方法,这两方面又是互相关联的,一般来说统计方法取决于试验设计,所以首先要考虑的是试验设计。在选择试验设计前,需要考虑试验的目的、病例选择、随机化方法、盲法实施、对照方式和统计考虑等。这段中,我们将主要讨论试验目的、病例选择、随机化、盲法和对照等问题,统计涉及的问题将在其他章节讨论。

10.1.1.1　试验目的

试验的最终目的是针对临床处理措施治疗特定病例的效果作出科学、无偏、可靠的结论。这里无偏包含两层意义,首先在疗效评价方面无论是试验措施还是对照措施,其疗效的估计是无偏的,其次在效果比较的统计假设检验方面也是无偏的,即同样的假阳性率(I 类错误)。科学和可靠的含义是效果评价的误差尽可能小,试验推广应用到不同人群,结果的重复性好。这里,清晰的提出临床试验问题至关重要,临床试验的目的清晰了,就可以确定必要的医疗资源,包括病例数、试验周期、效果评价的终点、设备和人员等。临床试验常见的误区是研究者想在一次试验中回答所有的问题,结果是临床试验目的模糊,不具体,无法根据一次临床试验数据解答。或者是研究要求样本太大,试验周期太长,现有资源不足以完成这样的试验。所以,我们定义临床试验目的必须清晰、简明、精确和科学上可靠,最好是量化的,使之很容易转化为一个统计假设。

例 10.1　试验的主要目标:①该试验是一个随机、双盲、安慰剂对照多中心的临床试验,目的是评价某药按某剂量某给药频率与安慰剂比较治疗绝经后妇女骨质疏松症的效能,以骨密度(BMD)为疗效指标。②该试验是一个随机、双盲、安慰剂对照多中心的临床试验,目的是评价某药按某剂量某给药频率与安慰剂比较治疗绝经后妇女骨质疏松症的安全性。次要目标:①评价药物治疗降低椎骨骨折发生率的效果。②评价药物治疗对骨转化的生物标志物的作用。

10.1.1.2　目标人群和病例选择

正如前面所述,临床试验的主要目的是某处理措施治疗特定的病人的疗效作出准确和可靠的评价。实践中统计和临床的结论都是基于从目标人群抽取的有代表性的样本作出的,样本的代表性决定了研究者是否能将其研究结论推广到所有的目标人群。这样临床试验中,能否最好地回答试验的科学或临床问题,病例的选择则起着重要的作用。一般病例选择都涉及两个步骤:首先是定义目标人群,然后是决定如何从目标人群选取病例。对于某疾病来说,目标人群在人口学特征和临床特征方面是多种多样的。目标人群的异质性必然影响到试验的准确性、可靠性和结论的推广性。因此临床试验中,理想的目标人群必须病例特征(包括人口学特征和临床特征)齐同,以尽量避免偏倚和抽样误差。

目标人群的定义包括病人的诊断标准、纳入标准和剔除标准。诊断标准指待研究的疾病公认的标准,例如世界卫生组织推荐的诊断标准,美国内科学会的临床指南,中华医学会专业委员会推荐的诊断标准等。诊断标准包括临床症状、体征、实验室检查、影像学和内窥镜检查、病理等指标。纳入标准指病人的人口学特征、疾病史和目前状态、治疗史、药物的适应征等,一般包括病人的性别和年龄范围,疾病类型、轻重和并发症,疾病的症状和体征,过去的治疗史和耐药情况等。剔除标准指临床试验的禁忌情况,包括特殊的生理状况、过敏史、严重的患病状况和其他一些可能影响临床试验实施的因素。一般纳入标准和剔除标准越严格,病人的齐同性越好,试验误差越小。但试验结果的推广性不好,药物以后只能适用于特定的人群。

例 10.2　某项癌症化疗病人由于中性粒细胞数减少出现高热,是否给予抗菌素治疗的临床试验中,纳入标准和剔除标准为:

纳入标准:

1. 18 岁及以上的住院病人。

2. 口腔测体温一次性摄氏 38.5 度以上,或过去 12 小时内两次以上体温达摄氏 38 度以上。

3. 中性粒细胞数每立方毫米小于 500,或病人目前中性粒细胞数每立方毫米在 500~1000 之间,但预期由于之前的治疗,可能 48 小时内中性粒细胞数减少到 500 以下。

剔除标准:

1. 有头孢菌素或青霉素类药过敏史。

2. 孕妇或哺乳期妇女。

3. 除万古霉素外,同时使用其他系列抗菌素。

4. 肌酸酐清楚率 15ml/分钟,或需要血液透析或腹膜透析。

5. HIV 抗体阳性。

6. 伴有其他严重疾病,如脑膜炎、骨髓炎或心内膜炎。

7. 病人正进行骨髓移植或干细胞治疗。

8. 根据研究者意见不适宜参加试验的其他情况。

病人的选择程序主要考虑如何在计划的试验周期内入组足够的病人,当纳入标准和剔除标准越严格时,虽然能保证病人的齐同性,但可能符合标准的病人太少,导致入组病人困难。病人不足的问题可以通过多中心临床试验解决。当决定要采用多中心试验,则要决定要多少个中心,如何选择中心。

一般中心数不能太多,太多中心而每个中心病例数太少,则可能影响各中心内试验组与对照组的统计比较。选择中心的条件可以有:①各中心研究者素质和经验,②各中心完成试验的可行性,③各中心医护人员参与意愿、教育和培训、临床经验,④设备和检测条件,⑤地理位置。

病人的筛选规则主要需考虑各中心预期合适的病人数、根据诊断标准的病人筛选、病人病情变化、伴随疾病、心理因素和知情同意等来决定。病人的选择还需要考虑伦理方面的问题,例如关于女性、儿童和老年人的临床试验的伦理学争议就比较大。

10.1.1.3 对照的选择

设立对照组的目的主要是排除非处理因素导致的偏倚作用而显示出真实的处理效应,同时消除和减少试验误差。评价一种干预的疗效和安全性,必须设立与之比较的对照组。以临床新药试验为例,对照组与试验组唯一的差别是试验组接受新药,对照组则接受对照药物,以判断受试者的疗效是由试验药物,而不是其他因素如病情,年龄,环境等引起的。

临床试验要求试验组和对照组的受试者同质,不但在试验开始时两组受试者基本情况是相同的或相似的,与试验组同期开始试验(平行对照),而且在试验进行中除了试验药物不同,其他条件应该尽量一致。

为了符合伦理学要求,避免临床试验给病人带来损害,对照要应尽量选择公认有效的常规药,如原发性高血压患者疗效的研究,试验组选择新药阿齐沙坦酯,对照药选择尼莫地平。

临床试验中常用的对照形式有安慰剂对照(placebo control)、阳性对照(active /positive control)、剂量效应对照(dose－response control)和多重相互对照(multiple control groups)。

安慰剂对照是指对照组使用一种不含药物有效成分的安慰剂(placebo)。安慰剂是一种伪药物(dummy medication),其剂型、大小、颜色、重量、气味、口味等都与试验药尽可能保持一致,但不含有试验药物的有效成分。在临床上单纯使用安慰剂为对照组的情况比较少见,从伦理学的角度来说,存在有效药可以治疗疾病的时候不给病人有效治疗是不符合伦理学的。但有时积极治疗不那么重要时,可以采用保守治疗或营养控制等作为安慰剂对照。

阳性对照是指对照组的处理为确定疗效的药物或现在临床规范使用的药物。

剂量效应对照是指将试验药物设计成若干剂量,而受试者随机地分入其中一个剂量组中,各剂量组互为对照。

同一个临床试验也可以采用多个试验组互相对照。例如,在新药的临床试验中,设立了两种不同的阳性药物作为对照的试验。

10.1.1.4　随机化方法

随机化是指每个受试对象以机会均等的原则随机地分配到试验组和对照组。在临床试验中,许多混杂因素是没办法人为控制完全达到均衡的,而且许多因素事先无法预知会影响实验结果,也就未能在设计时加以控制。随机化是为了保证各对比组间在大量不可控制的非处理因素的分布方面尽量保持一致而采取的一种统计学措施。随机化避免研究者主观地分配病人接受不同治疗而由此导致临床试验的疗效评价出现偏倚。例如曾涉及数几万胃溃疡病人接受胃冷冻治疗的非随机化对照临床试验的结果显示胃冷冻治疗有效,但最后一个 160 例胃溃疡病人的随机对照临床试验,病人随机分到冷冻组和伪装冷冻组,结果经统计分析证明无效。

临床试验的随机化方法体现在从符合临床试验入组标准的病人总体中随机抽取病人样本和将样本中的病人随机分配到各处理组。随机化方法保证了临床试验病人样本的代表性,方便试验结果推广到一般病人人群。随机分配也是临床试验数据统计分析中检验假设的理论基础。

在临床试验中,常用的随机化方法有三类:完全随机、序列区组随机和适应性随机。

1. 完全随机化方法

完全随机化方法指符合纳入标准和剔除标准的所有病人有同等的概率分配到各处理组,不考虑中心、病人的分层等其他因素。例如从随机数字表读出或计算机产生 200 个随机数,根据这 200 个随机数的个位数为奇数或偶数将按入组序列的 200 个病人随机分配到试验组和对照组。完全随机化方法最大的问题是由于随机化的偶然性,可能出现不同中心、不同分层亚组的不均衡。例如 200 个病人在两个中心的试验组(T)和对照组(C)的分布可能为:A 中心 T:C 为 27:23,B 中心则为 23:27。

2. 序列区组随机化方法

序列区组随机是将病人按入组顺序分成区组,在每个区组内随机地将病人分配到各处理组。序列区组可以按照中心进行分层,这样也保证了各中心处理分配的均衡性。当各中心病例入组进度不均衡的时候,还可以进行中心间区组的调整。如在四个中心进行试验,总共需要 400 例,即试验组和对照组各 200 例,可以按照

10 例为一个区组进行随机,每个中心分配 10 个区组。当某中心入组病例进度比较慢的时候,可以将该中心的某些区组调整到其他进度快的中心完成,以保证试验周期不致延长。

3. 适应性随机化方法

前面介绍的两种随机化方法,在整个试验病人分配到各处理组的概率是固定的。而有时候研究者希望分配病人入组的概率随试验的进展而变化。例如当随试验进展,结果提示试验药物比对照药物疗效更好,研究者希望更多的病人接受更好的治疗,可以调整病人的分配入组的概率。又或者,由于随机的偶然性,前期入组病人较多的进入试验组,为保证处理组的均衡,可以调整后面入组病人分配的概率。这种随前面试验的信息而改变病例分配概率的随机化方法称适应性随机。根据试验信息的不同,适应性随机又分处理因素适应性随机、分层因素适应性随机和效果因素适应性随机。通常在大型多中心临床试验采用中心随机化方法,即随机方案不是事先确定,而是由一个随机化中心根据各临床试验中心的进度和试验结果,即时地产生随机分配结果。适应性随机的优点是保证随机结果的施盲,病例入组时医生无法预测该病例将分配到哪一个处理组。

10.1.1.5 盲法

在临床试验中,避免偏倚的两个重要设计技巧是随机化和盲法,这些都是新药注册所要求的临床随机对照试验的一般特点。偏倚,可以来自从设计到结果分析的每一个环节,既可以来自研究人员方面,也可以来自受试对象方面。盲法是为了最大限度地减少由于受试者或研究人员了解药物治疗分配后,造成在管理、治疗、对患者的评价或解释结果方面有意识或无意识地主观倾向导致的潜在偏倚。

盲法可分为以下几种:

1. 开放性试验(open—label):不实施盲法,受试者、研究者等都知道受试者的分组情况。一旦采取了开放性试验,终点指标必须是十分客观的指标,比如说生存率等。否则不可避免地受偏倚影响。

2. 单盲法:受试者不知道分组情况,而研究者知道。这种试验较为少见,单盲试验控制偏倚的效果与开放性试验相差不大。

3. 双盲试验(double—blinded):受试者和研究者都不知道分组情况,这种试验是大部分临床试验的金标准,也最为常见。

4. 三盲试验(triple—blinded):受试者、研究者和病人监测者、以及统计分析人员都不知道分组情况。统计分析人员在分析时,不知道具体的分组情况,只是用 A 组,B 组来代替组别情况,等分析结果出来后再揭盲。

在设计盲法时,要仔细考虑盲法实施的伦理学问题和可行性问题:

伦理学方面:首先我们要摒弃那种认为盲法不符合伦理道德的错误观念。需知道临床试验的试验处理的疗效不一定就比安慰剂好,大量实践证明许多临床试验的试验组疗效比安慰剂的还差。因此,病人在不知情的情况下接受试验处理或对照处理符合伦理学原则。盲法是一种科学的方法,盲法试验保证了试验结果的无偏性,是对人体健康负责的道德行为,是完全符合伦理学要求的。盲法临床试验在试验开始前,研究方案必须获得伦理委员会的批准,受试者入组前需要获得知情同意书。

可行性方面:有些处理不可能做到完全盲法,例如,肿瘤化疗由于严重的不良反应以及需要经常调整剂量时,医生必需了解具体使用何种药物,盲法就不能实施。还有一些治疗模式,如外科手术、针灸,都是不可能设计成双盲试验来进行的。很明显,受试者和医生不可能不知道采用的治疗方法。

盲法的实施包括:

随机方案的施盲:病例的随机分配序列由统计人员设计完成后,制作两份文档。一份交医药公司供制作施盲的试验药品,一份交临床试验负责人保留以备紧急揭盲时使用。在整个试验过程中,该盲底是保密的,除符合设计规定的揭盲条件,直至最后揭盲前都不能泄露。

试验药物或治疗措施的施盲:一般盲法实施时,药物的包装、外形、物理性状都完全一致,让病人和医生无法辨别药物的属性。如果试验药物的物理性状有明显区别,难以做到一致时,可以采用胶囊技术。一些试验处理可能在实施时完全不同,例如试验药物和对照药物分别采用注射和口服,前面提到的手术和针灸等。这时可以采用模拟技术,即试验药物是注射用药的,模拟口服安慰剂,而对照药物是口服的,模拟使用注射安慰剂。针灸的临床试验可以采用相应穴位旁模拟针灸技术。手术也可以采用模拟技术,例如前面提到胃冷冻治疗的模拟,但必须注意模拟手术不能给病人造成实质性损害。

应急信封:盲法试验要考虑到不应对病人造成任何损害或不应有的风险。在实施盲法试验中,如果受试者出现病情恶化、严重副作用等紧急情况,需要应急医疗干预时,应按设计时制定的破盲规程,实施该病人的临时紧急揭盲。通常采用应急信件的方法,即每个入组序列号都备有应急信封,内包含该序列号采用的治疗处理措施的详细内容,供紧急情况使用,以便医生根据病人接受的既往治疗采取针对性的积极治疗,有力保障受试者的权益。临时揭盲的病人将不再继续试验,作脱落处理。

揭盲程序:通常盲法的实施需要两次揭盲过程。当试验全部完成,数据输录和核实无误后,数据锁定时进行盲态审核,检查盲法实施情况,并写出审核报告。盲态审核完,进行第一次揭盲。该次揭盲解密随机分配序列,即确定入组序列每个病人的分组,然后交给统计人员分析数据。当数据的统计分析完成和临床试验报告初稿完成时,进行第二次揭盲。该次揭盲解密 A 组和 B 组的属性,即哪组是试验组,哪组是对照组。然后试验负责人根据结果完成最后的临床试验报告。

10.1.2　临床试验数据收集与管理

临床试验的数据管理(clinical data management,CDM)是临床信息收集和确认的过程,目的是将其转换成电子格式以便于统计分析和解答临床研究的问题,并且便于保存供今后科学研究。临床数据管理是临床试验过程的一部分,它保证了从试验对象采集数据到数据库系统的可靠性、质量和完整性。临床试验数据管理提交一个清晰的高质量的数据库,供统计人员作统计分析和其后临床研究者作出试验药物效果、安全性、临床利益与风险的结论。

一般来说,药物的临床试验,特别是Ⅲ期临床试验的规模较大,研究周期比较长,多中心的临床试验涉及人员多,因此在临床数据的收集和管理过程必须进行严格的质量控制。

10.1.2.1　病例报告表的设计

病例报告表(case report form,CRF)的设计应遵循临床试验方案的内容,试验方案关注的目的、效果指标和不良反应必须在 CRF 中体现,而与研究无关的信息则一定不要出现在 CRF 中。CRF 表设计要达到以下要求:①捕获研究方案所要求的所有数据;②收集临床信息符合标准的数据格式;③捕获临床信息的数据格式能适宜分析和总结;④计划从临床病历抄录入 CRF 过程要尽量减少错误并方便核对;⑤保障 CRF 填写的准确性和定时性;⑥避免收集多余的和不必要的临床信息。

CRF 表设计要方便之后的数据库建立、数据捕获和数据效验。一种典型的 CRF 设计方式称作后推法,该法的 CRF 设计从将来研究报告所需要提交的统计指标、表格和图开始,确定临床信息的类型和格式,然后回推临床病历中相应的条目。CRF 所捕获的数据要方便以后填写入临床报告中相应的表和图。这种方式一般需要临床医生、统计专家和研究人员通力合作。

CRF 既要从临床资料中捕获尽可能多的信息又要结构化数据方便输录,CRF 中的数据应该方便建立数据库而不需对数据格式作太多调整,也应该方便以后的统计分析。临床试验中换算出来的数据不应纳入 CRF 表,而只要纳入供换算的原始数据。CRF 表设计必须全面完整,每次访视观察、检查和记录的信息都必须体现在 CRF 表相应的条目上。包括治疗措施、病人状况、实施人和实施时间的记录都应体现在 CRF 表中。

在设计 CRF 表的同时,还必须制订填写规定,一般规定包括以下内容:

1.CRF 表应该印刷清晰易读,所有的填写条目都位于表的栏目中,用黑色笔填写,不需填写的部分用暗色块覆盖。

2.CRF 表中不准使用非规范化的缩写,但病人的信息应只包括病人的编号和姓名缩写,不要用全名,也不要显示病人的其他信息,例如电话、地址等。

3. 一般用 NA 代表缺失或不适用,ND 代表没做,UNK 代表未知。

4. 文字描述条目填写的内容要清晰、简洁并规定语言种类。不要填写数据在页边缘和栏目外面。

5. 按 CRF 规定的访视日期填写相应内容和条目,时间格式采用 24 小时制,填写的访视日期必须符合日历顺序。

10.1.2.2　数据库设计

数据库设计是为了方便数据输入和提取,以供统计分析,数据库建立包括数据库设计、数据校验和逻辑检查规则。数据库设计的内容首先是数据输入的窗口和菜单,它应该与 CRF 表一一对应,方便输入和核对。其次是设计数据结构间的关联,方便数据合并和逻辑检查。另外数据库设计可以包含自动校验的功能,防止输入错误信息。最后数据库设计应该具有保留修改和备份痕迹的功能,方便核查。

数据库设计时要考虑到数据输入完毕后,必需要进行的缺失数据和不完整数据的验证,数据取值范围的逻辑检查,个体内部一致性检查和双机输入数据的一致性检查,以及必要时的人手工检查。一些数据库设计可以控制不能输入超出范围的数值,自动提取有缺失数的记录,显示未通过一致性检查的记录方便核对。

数据库设计将提交一个数据库运行模块,数据格式说明和数据取值对照表。数据库设计需要统计专家和计算机编程人员合作保证数据库结构的通用性和兼容性,方便不同研究中心的数据共享。在数据库设计时要考虑数据集和变量的命名、格式和标识,分类变量的编码规则等,使提取数据分析时尽量少做数据转换。统计专家应该检查数据格式设计与将来报告中的表格和图表达的数据要求一致。

10.1.2.3　数据输入、核实和更正

数据的计算机输入不可避免地会出现错误,因此在临床试验数据管理中必须设置相应的机制控制和更正输入过程中产生的错漏。现在一般临床试验数据管理都要求必须实行双人双机独立进行数据输入,然后对数据进行一致性检查,发现输入数据不一致的地方,及时进行核查和更正。在数据提交给统计人员分析时,统计人员也将首先进行数据的逻辑性检查,并且对数据分布进行描述性分析。在数据分布描述时,可能发现不合理的离群值。这时统计人员将向临床医生发出质疑单(query),由临床医生对数据进行核实和更正。一般在正式开始数据的统计分析前,这过程要反复多次。

10.1.2.4　数据锁定、存档和移交

当数据输入完成,通过一致性检查和统计人员的逻辑性检查,反复的质疑和核实更正后,数据最后进行锁定。数据锁定由临床试验有关负责人(包括试验资助

方、项目负责人、数据管理人员和统计人员)签名确认。数据锁定后,将不能再进行修改和更换。

数据锁定后,需要正式移交给资助方(通常是医药公司)存档。

10.1.3　临床试验效果评价

临床试验对象接受药物治疗后所产生的效应或反应通过观察指标表达,也称为结局(outcome)指标。根据临床试验的研究假设、主要目的和次要目的,结局指标分为主要指标(primary outcome)和次要指标(secondary outcome)。如果指标选择不当,未能准确反映处理因素的作用,获得的研究结果就缺乏科学性。选择恰当的观察指标是关系临床试验成败的重要环节。

在选择临床试验效果指标时需考虑以下方面:

1. 主观指标和客观指标,主观指标指描述受试病人主观感觉,记录病人记忆和陈述或临床医生主观判断病人状况的指标。例如感冒病人主述头疼严重程度。主观指标易受病人和医生心理因素的影响。如果需要使用主观指标,应尽可能数量化,现在一般采用专门的量表,如病人疼痛评价量表,病人活动能力量表等。客观指标指借助仪器设备测量所得的数据,例如病人的血压、体温,实验室检查数据等。相较于主观指标,客观指标具有更好的真实性和可靠性,不受检测者主观意愿影响。

2. 指标的可靠性,包括准确度(accuracy)和精密度(precision)两层含义。准确度指观察值与真值的接近程度,主要受系统误差的影响;精密度指相同条件下对同一对象的同一指标进行重复观察时,观察值的变异程度。精密度受随机测量误差的影响。观察指标应兼顾准确度和精密度,在实际工作中,需根据研究目的来权衡两者的重要性。

3. 指标的灵敏度(sensitivity),灵敏度指观察指标反映效应差异的能力。指标的灵敏度高,可以体现不同受试对象处理效应的微小差别,试验有更强的能力发现不同处理或治疗的效果差异。

临床试验的效果指标应该尽量的少,直接反应治疗效果的指标可能只有1到2个,再加上安全性指标。而与研究目的无关的观察指标最好不设置,否则将会冲淡试验的主题,影响主要结局指标的准确性。

在临床试验中选择的指标可以分成以下几类:

1. 主要指标:指能提供临床最关心的、公认的、直接与研究目的有关的证据。一般一个临床试验只有一个主要指标。主要指标多为效能指标,例如糖尿病药物治疗临床试验疗效评价时的血糖,高血压病人药物治疗临床试验疗效评价时的血压。在某些临床试验也可以考虑药物安全性或耐受性指标,例如不良反应的发生率。部分临床试验可能选择生存质量或卫生经济学指标。临床试验的主要指标确定后,要根据主要指标估计临床试验的样本量。

2. 次要指标:次要指标是主要指标的补充或展示其他临床效能的指标。

3. 替代指标:替代指标指反应药物体内吸收、代谢或排泄过程的指标,替代指标不直接反应药物的治疗效能。只是在确定药物体内吸收后必然产生效能的假定下,间接地反应疗效。临床试验中当没有适当的直接指标时,可以考虑替代指标。使用替代指标要注意其预测效果。

例如在评价醋酸奥曲肽在非手术治疗肠梗阻的临床疗效和安全性临床试验中,试验方案选择的主要疗效指标有腹痛和恶心呕吐症状评分量表和排气及排便时间。次要疗效指标选择了中转手术率,X光评估肠管扩张程度,涨气扩张最明显的肠管直径,肠腔的液气平面个数,住院费用等。

临床试验的主要目的是显示试验治疗措施的疗效和安全性,展示治疗措施疗效的方式有以下三种:

1. 优效性:在临床试验中通过试验药物的疗效比对照的安慰剂或阳性药物的疗效更优来展示试验药物的治疗效能。在统计学方面经假设检验显示试验药物疗效比对照好,并且差异有统计学意义提供试验药物具有效能的证据。在实践中,可能有两种优效性方式,一种是简单的统计学意义的优效性,即疗效之差不等于零,差异有统计学意义。另一种是更严格的临床意义的优效性,即疗效之差具有临床意义,并且具有统计学意义。

2. 等效性:在临床试验中通过试验药物的疗效与已证明具有疗效的阳性对照药物的疗效来展示试验药物的治疗效能。在统计学方面通过假设检验显示试验药物的疗效既不比对照差也不比对照优,并且有统计意义提供试验药物具有效能的证据。

3. 非劣效性:在临床试验中通过试验药物的疗效不比已证明具有疗效的阳性对照药物的疗效差来展示试验药物的治疗效能。在统计学方面经假设检验显示试验药物疗效与对照相比差异未大到容许的程度,并且有统计学意义提供试验药物具有效能的证据。

10.1.4 临床随访资料的统计分析

临床试验研究中,极少是一个病人仅有一次观测的最终结果,更多的是对一段时期病人的健康状况作重复多次的观测评价。因此临床试验的主要结果变量往往是病例随机分配接受不同治疗后,若干次的重复测量,甚至包括随机分配前就开始测量。这类资料通称纵向资料(longitudinal data)。纵向资料的统计分析与传统的统计方法不同,他在比较不同药物的疗效时,不仅要考虑是否有效,还要考虑从试验开始到产生疗效的时间,还要考虑疗效指标在一段时间的变化趋势。本节将简单介绍纵向资料分析涉及的统计方法及分析思路。

10.1.4.1　定量纵向资料的统计描述和假设检验

例 10.3　某随机双盲安慰剂对照临床试验收集 61 例产后重性抑郁症妇女,34 例随机分配接受头三个月单用雌二醇治疗,后三个月附加孕酮治疗。27 例则仅接受相仿药片的安慰剂治疗。效应指标是量表的综合评分,每个对象在随机分组前评价 2 次,治疗开始后每 2 个月评价 1 次共有 6 次。显然这是一个重复测量 8 次的纵向数据,结果变量是定量的。对于这数据既不适合作 8 次 t 检验分别比较不同时点的平均评分差异,也不适合作两因素(分组和时点)方差分析。

表 10.1　重复测量资料的统计描述

观察时点	对照组			试验组		
	均数	标准差	例数	均数	标准差	例数
B1	21.93	3.19	26	21.99	3.27	34
B2	20.78	3.95	27	21.25	3.57	34
V1	16.48	5.28	27	13.37	5.56	34
V2	15.89	6.12	22	11.74	6.58	31
V3	14.13	4.97	17	9.13	5.48	29
V4	12.27	5.85	17	8.83	4.67	28
V5	11.40	4.44	17	7.31	5.74	28
V6	10.90	4.68	17	6.59	4.73	28

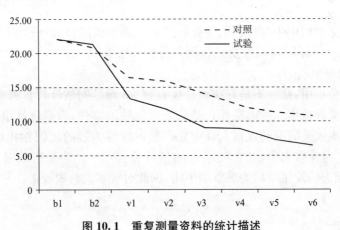

图 10.1　重复测量资料的统计描述

首先是对该临床试验资料作统计描述,由于是定量指标,初步统计描述的统计量可选用各时点的均数标准差或中位数和百分位数。还可应用统计图描述,包括线图和箱型图。然后可以考虑是否应用综合统计量描述组间的差异,综合统计量包括各时点的均数、最大/最小值、达到最大/最小值的时间、回归系数、最终值与最初值之差等。

当没有合适的综合统计量时,则需要对每个时点数据进行分析,根据数据分布的正态性等因素,可以考虑重复测量资料方差分析、线形回归模型和广义线形回归模型等。

10.1.4.2　生存资料的统计分析方法

临床试验的纵向观察更多的是生存资料,即试验的结局指标不仅是某结局是否发生,研究者还关心结局发生的时间。例如用甲、乙两药治疗某病,其复发率均为 30%,我们不能认为两种药物的疗效相同,要还需考虑时间效应问题。如果用甲药治疗后 15 个月复发率为 30%,用乙药治疗后 12 个月复发率为 30%,则甲药的疗效优于乙药。这种临床随访观察常用生存分析的方法。在临床随访研究中,我们着重收集病人出现某种结局(痊愈、复发、失败或死亡等)所经历的时间,以便比较不同治疗措施的远期效应的优劣。我们把病人出现某种结果所经历的这种时间统称为生存时间,其特点为一部分研究对象可观察到结果指标,从而得到准确的时间,所提供的信息是完全的,称为完全数据。另有一部分病人中途失访,或到观察结束时仍未观察到结果,对这部分病人无法知道准确的时间,只知道其出现结局的时间比观察到的时间要长,称为不完全数据。生存分析不仅能分析完全数据的资料,同时也可以分析包含不完全数据的资料。生存分析是将事件发生的结局和随访时间两个因素结合在一起进行分析的一种统计分析方法,它能充分利用所得到的研究信息,更加准确地评价和比较随访资料。

目前临床试验中生存分析主要有单因素的乘积极限(kaplan meier,KM)法和对数时序(log—rank)检验以及 Cox 回归分析方法等。

1. 乘积极限法

在生存分析中,往往不是直接估计生存概率,而是先估计死亡概率,再根据死亡概率估计生存概率。原因是死亡是一个确定性的事件,容易统计事件发生的频数。在某时点或某时期的观察人群中死亡数占观察人数的比例称死亡概率,设 d 为死亡数,n 为观察人数,死亡概率 q 的估计见式(10.1)。如果该时期有删失数据,则假定删失的发生平均为观察期中间,据此对观察人数做校正。

$$P = \frac{d}{n} \tag{10.1}$$

校正观察人数＝期初观察人数－删失数/2

很容易理解,生存概率 p 就等于 1 减去死亡概率。

$$p = 1 - q \tag{10.2}$$

生存率(survival rate)又称累积生存概率(cumulated survival probability),如果没有删失数据,生存率可以直接估计。设 $S(t)$ 表示生存率,t 表示时间。

$$S(t) = \frac{t \text{ 时刻存活的观察例数}}{\text{期初总观察例数}}$$

如果有删失数据,则要分时段估计每个时段的生存概率 $p_i(i=1,2,\cdots,k)$,然后根据概率乘法原理估计累积生存概率。

$$S(t_k) = p_1 p_2 \cdots p_k \tag{10.3}$$

死亡概率反映观察人群在某段时间期初时仍生存的条件下,其后一段时间死亡的可能性。生存率反映观察人群在整个随访时间 t 生存下来的可能性。例如临床上常用的 5 年生存率表示患者在治疗后 5 年仍生存的可能性。

例 10.4 溶栓后的急性心肌梗塞(AMI)患者分别用安慰剂和阿司匹林治疗,两组复发时间(月数)如表 10.2,现欲评价阿司匹林是否可降低复发率。

表 10.2 安慰剂和阿司匹林治疗 AMI 患者的复发时间(月数,"+"表示未复发)

对照组	2 2 3 3+ 5+ 9 9+ 10 12+ 18+ 25 32+ 36+ 42+
处理组	2+ 5+ 10 13 13+ 14+ 14+ 18+ 18+ 25+ 27+ 30+ 36+ 41+ 48+ 50+ 51+

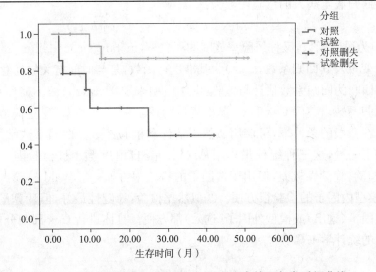

图 10.2 安慰剂和阿司匹林治疗 AMI 患者的无复发时间曲线

从图 10.2 可见,阿司匹林治疗 AMI 患者可降低复发率,延长无复发时间。在生存分析中,临床疗效的好坏用生存曲线来反映,如图 10.2。

2. 对数时序检验

为了比较两种治疗方法临床疗效的好坏,可检验两条总体生存曲线是否相等,常用对数时序检验(Log—rank test)。

续例 10.4　为比较安慰剂和阿司匹林治疗 AMI 患者的无复发曲线差异是否有统计学意义，作 log－rank 检验。

H₀:两总体复发曲线相同，

H₁:两总体复发曲线不同。$\alpha=0.05$

估计检验统计量 χ^2 值,这里不介绍具体计算过程,可参考其他统计专业书。

$$\chi^2 = \frac{(6-2.947)^2}{1.785} = 5.222$$

确定 P 值,下结论:据自由度为 1 的 χ^2 分布查得 $\chi^2_{0.05}=3.84$,按 $\alpha=0.05$ 水准拒绝 H₀,接受 H₁,故可认为服用阿司匹林可降低 AMI 复发率。

3. Cox 回归分析

Cox 回归分析是肿瘤或其他慢性病的疗效评价和预后因素分析中的常用生存分析方法,用于分析带有伴随变量的生存时间资料,其优点为适用范围广和便于作多因素分析。

其数据结构为:①开始时间,②终止时间,③结局(如生或死),④各种协变量。协变量可以是计量、计数或等级资料。

Cox 回归假定病人的危险函数为:

$$h(t) = h_0(t)\exp(b_1 x_1 + b_2 x_2 + \cdots + b_i x_i) \tag{10.4}$$

其中 $h(t)$ 为风险函数,又称风险率或瞬间死亡率(instantaneous failure rate),x,b 分别是协变量及其回归系数,$h_0(t)$ 为基准生存函数,是与时间有关的任意函数。

Cox 回归的回归系数估计与检验:由于模型未定义 $h_0(t)$,故不能用一般的方法估计回归系数。英国 Cox DR. 提出用风险函数的条件概率,建立偏似然函数,并证明了在一般的条件下,可借用似然法估计和检验参数。回归系数常用的检验方法有如下三种,这三种统计量均服从 χ^2 分布,自由度等于被检验因子的个数。①Score 检验:稳健性较差,但用于选因子的检验很方便。②Wald 检验:稳健性较好,用于模型内因子的检验很方便。③似然比检验:稳健性最好,但计算量较大,检验模型内因子(剔出)或模型外因子(选入)都方便。具体进行 Cox 回归分析的步骤参见专门的统计学书籍。

§10.2　临床试验设计方案

临床试验的设计方案选择是根据临床试验的不同阶段,不同目的和不同的研究对象所决定。本节将按不同临床试验分期分别介绍典型的临床试验设计方案。医药公司一般按 Pocock(1983)提出的通用分类法将药物疗效的临床试验分成:Ⅰ期、Ⅱ期、Ⅲ期和Ⅳ期临床试验。

10.2.1　Ⅰ期临床试验：临床药学和毒性试验

Ⅰ期临床试验是以人为对象第一阶段的临床试验，其主要目的是评价药物的毒性而不是疗效，其次是决定合适的给药剂量和给药途径。Ⅰ期临床试验的研究对象一般为健康志愿者，通常是药物公司的雇员。但是，对于如肿瘤化疗药物这类具有严重毒性和必然引起多种不良反应的新药，为避免健康受试者遭受不必要的损害，一般应当选择肿瘤患者为研究对象。出于伦理学上的考虑，能够在常规化学药物治疗中获益的肿瘤患者不应该纳入Ⅰ期临床试验，所以应该选择经标准化疗方案药物治疗无效的或没有标准化疗方案治疗的晚期肿瘤病人。

Ⅰ期临床试验的主要指标是可接受的单次用药剂量（例如：在不出现副作用的条件下可服用多大剂量的药物）。这里有两个重要的概念：

1. 最大耐受剂量（maximum tolerated dose，MTD）：在动物实验中指化学物质不引起受试对象出现死亡的最高剂量，若高于该剂量即可出现死亡。又称LD0，即最大零致死剂量。在Ⅰ期临床试验中，MTD指受试对象未出现不可耐受的不良反应的最大给药剂量。

2. 剂量限制性毒性（dose limiting toxicity，DLT）：化学药物的剂量和疗效之间存在剂量效应关系，即在一定范围内增加剂量可获得增加的疗效。但化学药物大多数因为严重副作用 如：心脏毒性、肺脏毒性、肝肾毒性以及更多的骨髓抑制等副作用，而限制化学药物的使用剂量。当某些主要的毒副作用成为限制继续增大化疗药物剂量的主要原因，这些毒副作用即为化学药物的剂量限制性毒性。

Ⅰ期临床试验通常为剂量增量试验（俗称"爬楼梯"试验），试验中志愿者按预先设定的一个逐步增长的剂量服用药物，直至试验中出现DLT为止。给药方案一般先确定一个起始剂量和单次给药最大剂量，起始剂量的确定要同时考虑药物的毒性和疗效，太高的起始剂量可导致试验一开始就出现严重毒性反应甚至死亡，太低的起始剂量则可能延长试验周期造成资源浪费，也让更多的对象暴露于无效剂量。起始剂量可以参考文献，以文献的起始剂量的1/2为起始剂量，或临床有效剂量的1/10为起始剂量。如无参考文献，可以根据动物的毒理试验结果确定起始剂量。例如以小鼠LD10的1/10或大动物最低毒性剂量的1/4～1/3为起始剂量。单次给药的最大剂量一般用动物长期毒性试验中引起功能或脏器可逆性损害剂量的1/10，或同类药品临床试验的最大耐受剂量。

剂量递增试验的试验分组一般设定为4～6个剂量组，每组3例病人。剂量的爬升方法常采用改良的Fibonacci方法，即按上一剂量的100%、66.7%、50%、40%、33.3%、16.7%依次增加。当试验中未出现DLT，下一组递增一个剂量级。当3个病例出现1例DLT（3度以上不良反应），则同一剂量级再做3例病人，如不再出现 DLT,则继续下一剂量级试验。如仍出现,则停止剂量爬坡,该剂量为 MTD。

　　Ⅰ期临床试验过程中应进行全面的临床及实验室观察,内容包括:病例的病史、症状、既往治疗及其疗效和毒副反应、常规体型指标如身高、体重、体表面积、行为状态评分等。实验室指标包括血常规、尿常规、电解质、肾功能、肝功能、血糖、肌酐清除率等。对于实验室检查指标的异常,应该谨慎判断其临床意义。

　　试验过程中需要记录各种不良事件发生、发展和转归,并判断与试验药物是否有关及毒性的可逆程度,与药物剂量和疗程的关系等。不良事件的性质和严重程度的评价标准遵照国际通用的药物毒性反应标准:美国国立癌症研究所的常见毒性反应标准(CTC)。评价不良反应至少包括相应的症状、体格检查、实验室检查和影像学检查等。

　　Ⅰ期临床试验中 DLT 和 MTD 的确定:DLT 定义为:试验用药和观察期间出现与试验药物相关的 4 级血液学毒性或/和 3 级以上非血液器官毒性反应(CTC 毒性评价标准),MTD 的规定为:当某剂量组 3 例受试者 2 例出现 DLT,或出现 DLT 的剂量组追加试验中继续出现 DLT,即出现 DLT 者大 2/6 以上,则视此剂量为 MTD,不再继续攀升剂量。

　　例 10.5　某国产Ⅰ类肿瘤新药耐受性的Ⅰ期临床试验,试验对象是病理组织学确诊的晚期恶性肿瘤患者,经常规化疗方案治疗无效,一般状况 ECOG 评分≤2,预期生存期≥3 个月,心、肺、肝、肾功能正常。采用改良的 Fibonacci 法确定初始剂量。毒理实验中小鼠静脉注射新药的急性毒性 LD10 为 155.8mg/kg(相当于 467.4mg/m², 小鼠),将该剂量的 1/10,约为 50mg/m² 确定为本临床研究的初始剂量,试验证明该剂量是安全的,受试的 3 例对象无不良反应。根据改良的 Fibonacci 法,服药剂量从 50mg/m² 开始,按 100%、66.7%、50%、40%、33.3%、16.7%递增,得各剂量组剂量为:50、100、175、250、350、450、550、650mg/m²。每个剂量组 3 例病例,完成一个剂量组试验,未出现 DLT,则继续下一剂量组试验,直至出现 DLT。该试验在 650mg/m² 剂量组 3 例受试者均发生不良反应,包括多种严重不良反应,如 3 度或 4 度呕吐、4 度 PLT 下降等。DLT 是消化道反应、骨髓抑制。符合试验方案确定最大耐受剂量(MTD)的标准,确定 650mg/m² 为该药的 MTD。考虑低一级剂量 550mg/m² 作为Ⅱ期临床试验推荐剂量。

　　Ⅰ期临床试验还包括药物代谢和生物利用度的研究,以及其后的多剂量试验以决定将来的Ⅱ期临床试验中合适的剂量梯度。在完成正常志愿者的试验后,一些研究对象为病人的前期试验也属于Ⅰ期临床试验。

10.2.2　Ⅱ期临床试验:治疗效果的前期研究

　　这是一些关于药物疗效和安全性的小样本的临床研究,要求密切监测每个病人的治疗过程。II 期临床试验有时设计为一个筛选过程，从大量的无效或毒性大的药物中选择若干具有疗效潜能的药物，并将这些选出的药物供 III 期临床试验进一步研究。II 期临床试验的研究样本极少超过 100～200 例病人，主要目的是准确地鉴别药物的受益病人人群，证实和估计 I 期临床试验确定的用药剂量方案的有效性。

10.2.2.1 单臂两阶段试验设计方案

II 期临床试验中，研究者不想过早终止有希望的新药的试验，但如果新药是无效的，则必须尽早终止研究。为此，常常使用优化的多阶段设计。这里主要介绍单臂两阶段试验，如有兴趣，可参阅其他专著介绍的单臂多阶段试验和多臂多阶段试验。

单臂两阶段设计的目的是为了尽早终止无效的药物试验。设第 1 阶段和第 2 阶段的研究对象数分别为 n_1 和 n_2。两阶段设计中，n_1 个病人在第 1 阶段接受治疗。如果有效数少于 r_1 个，那么停止试验。否则继续进行下一阶段 n_2 个病人的治疗。最后根据 $N(n_1+n_2)$ 个病例治疗的有效数 r 作出药物是否有效的判断。设 p_0 为无临床意义的有效率，p_1 为有临床意义的有效率（$p_1 > p_0$）。如果药物的有效率不理想，研究者期望有更大的机会拒绝它（即假阳性率低），如果药物有效率理想，则不希望有较大机会拒绝（假阴性率低）。那么，检验假设为：

$$H_0: p \leqslant p_0, \ H_1: p \geqslant p_1$$

拒绝零假设（或备择假设）意味着需要进一步（或终止）做药物试验。在以上假设中，一类错误是接受无效药物的假阳性率，二类错误是拒绝有效药物的假阴性率。

当有效率为 p_0 时，最小期望样本量 EN 可以按下式估计：

$$EN = n_1 + (1 - PET)n_2 \tag{10.5}$$

这里 PET 在第 1 阶段早期终止试验的概率，它取决于真实的有效率 p。在第 1 阶段结束时，如果有效数为 r_1 或更少，我们将终止试验并舍弃新药。PET 的概率为：

$$PET = B(r_1; p, n_1) \tag{10.6}$$

这里 B 表示二项分布累计分布概率。如果在第 2 阶段结束时，有效数为 r 或更少，我们将舍弃新药。设真实有效率为 p 时，舍弃新药的概率为：

$$B(r_1; p, n_1) + \sum_{x=r_1+1}^{\min(n_1, r)} b(x; p, n_1) B(r-x; p, n_2) \tag{10.7}$$

这里 b 表示二项分布的分布密度概率。当在试验设计中确定了 p_0，p_1，α，β 的值后，如果有效率为 p，两阶段试验能满足在控制误差和样本量最小的条件下达到试验目的。

例 10.6 某公司进行某新药的 II 期临床试验，选择了单臂两阶段设计。设计

时确定 p_0 和 p_1 分别为 0.2 和 0.4。当功效为 0.8 和显著性水平为 0.05 时,按前面公式估计出的两阶段样本数和有效数分别为 3/13 和 12/43。即在第 1 阶段治疗13 例病人,如果有效数少于或等于 3 例,则终止试验。如果有效数大于 3 例,继续再治疗 30 例病人,如果有效数少于或等于 12 例,仍认为该药无效,如果有效数大于 12 例,则认为该药有效,继续做进一步临床试验。

10.2.2.2　随机对照Ⅱ期临床试验设计方案

单臂多阶段临床试验中,没有设对照组。多臂多阶段临床试验中也没有要求随机分配病例,而且结局变量多为近期急性效应,结果可能受多种因素干扰。常见的影响因素有:①病例的选择,②有效的判定标准,③评价有效的个体差异,④用药的剂量调整和病人依从性,⑤试验的样本量大小。

当没有对照组时,以上因素无法得到有效控制,试验结果无法获得可靠的结论。因此在Ⅱ期临床试验也必须考虑随机对照设计。

事实上,在单臂的或非随机化对照的Ⅱ期临床试验中,有效率不仅反映药物治疗的效果,还与前面提到的多种因素及因素间的交互作用有关。因此很难,有时几乎不可能通过无对照或非随机对照的临床试验获得药物有效率的无偏估计。这样在评价若干新药的治疗效果时,随机对照的Ⅱ期临床试验为其后的Ⅲ期临床试验提供最佳的依据。随机对照Ⅱ期临床试验的处理因素可以是不同的治疗药物,也可以是同一新药不同的剂量水平或不同的配制剂

Ⅱ期临床试验的目地一般是以近期有效率为主要指标选择一个有潜力的药物和合适的剂量供进一步研究。但Ⅱ期临床试验既不能按传统的统计假设检验程序来发现不同处理间疗效的统计学意义差别,也不能满足如Ⅲ期临床试验那么大的样本量需求。那么需要应用直接对不同药物或其他处理因素疗效作排序和择优的统计方法,以方便选出理想的药物供Ⅲ期临床试验评价。这类方法不直接检验处理间的差别是否具有统计学意义,而仅是排序和选择。这样所需的样本量比Ⅲ期临床试验少的多。使Ⅱ期临床试验更具有可行性。由于随机对照Ⅱ期临床试验中病例是随机分配到各处理组,一些已知或未知的影响疗效评价的干扰因素近似均匀地或均衡地分配到各处理组,这样可以获得药物疗效差别的无偏估计。虽然样本量较小,估计的精度可能不如Ⅲ期临床试验那么高。因此如果差别足够大,该试验能保证药物疗效能可靠地按优劣排序。

决定Ⅱ期临床试验的样本大小的参数是如果新药优于其他药物,差别大于设定的量 δ,发现这差别的概率 P(类似试验功效)。通常 P 取 0.8 或 0.9。如果有两个药物优于其他药物,差别大于 δ,该样本量能保证以概率为 P 的可能在两者间选出较优的一个。通常 δ 取 0.15 或 0.20。δ 取值小,通常需要更大的样本量,而 δ 取值太大,则可能导致试验无法得到可靠的结论。

设两药物治疗疾病的总体有效率分别为 P_1 和 P_2，指定药物 2 疗效较好，即 $P_2 > P_1$。相应的样本率分别为 p_1 和 p_2，那么正确选出较佳疗效的概率为：

$$P_{Corr} = P(p_2 > p_1 + \delta \mid P_1, P_2) \tag{10.8}$$

由于差值在等效范围 $[-\delta, \delta]$ 而不能作出判断的概率为：

$$P_{Amb} = P(-\delta \leqslant p_2 - p_1 \leqslant \delta \mid P_1, P_2) \tag{10.9}$$

假定每组样本量相同，即 $n_1 = n_2 = n$，以上两概率表示为：

$$P_{Corr} = \sum_{x=0}^{n} \sum_{y=0}^{n} I\{(x-y)/n > \delta\} \binom{n}{x} \binom{n}{y} P_2^x (1-P_2)^{n-x} P_1^y (1-P_1)^{n-y}$$

$$\tag{10.10}$$

$$P_{Amb} = \sum_{x=0}^{n} \sum_{y=0}^{n} I\{-\delta \leqslant (x-y)n \leqslant \delta\} \binom{n}{x} \binom{n}{y} P_2^x (1-P_2)^{n-x} P_1^y (1-P_1)^{n-y}$$

$$\tag{10.11}$$

这里 $I\{\cdot\}$ 是一个指征函数，如果括号中的条件满足，$I=1$，否则为 0。根据这些公式和试验设计时确定的参数，可以估计出相应的样本量。表 10.3 给出 $\delta=0.15$ 和 $P=0.9$ 时的样本量。其他参数的样本量可以参考有关专著。这试验设计很简单，满足纳入和排除标准的病例随机地分配到各组，完成研究时，推荐较优的药物进入Ⅲ期临床试验，不管疗效差别有多大，也不管是否有统计学意义。

表 10.3　$\delta=0.15$ 和 $P=0.9$ 时的样本量

最小有效率(%)	处理组数		
	2	3	4
10	21	31	37
20	29	44	52
30	35	52	62
40	37	55	67
50	36	54	65
60	32	49	59
70	26	39	47
80	16	24	29

例 10.7　某医药公司拟从两种新药中选择一个新药供进一步Ⅱ期临床试验评价。基于前期研究的知识，两药物的最低有效率估计为 30%，设功效 P 为 0.9 和 δ 为 0.15，从表 10.3 中可查到所需样本量为 35 例。如果按该设计参数，显著性水平为 0.05 时，在Ⅲ期临床试验则需要 230 例，样本量是目前的 6.6 倍。

10.2.3　Ⅲ期临床试验:大规模的疗效评价试验

当需要证明药物有效时,最重要的是开展一个大规模的临床试验,具有足够病例数的基础上,在同样条件下比较新药与目前标准治疗药物的疗效。有时候,人们通称的临床试验就是指这种大规模的Ⅲ期临床试验,在临床研究中,它是设计最严格周密,规模范围最大的研究。

Ⅲ期临床试验的设计类型可能有多种,例如完全随机平行对照设计、配对平行设计、整群随机平行对照设计、交叉设计和成组序贯设计等。这里主要介绍完全随机平行对照设计和交叉设计。

10.2.3.1　完全随机平行对照设计方案

完全随机平行对照设计是每个研究对象完全随机地分配到某一处理组,接受一种治疗处理,然后观察治疗的疗效。完全随机平行对照设计是最常见的新药临床试验设计,完全随机平行对照设计的优点是:①设计简单,容易实施。②设计形式被广泛接受。③适用于急性效应评价,例如传染病或急性心肌梗塞。④统计分析较简单,结果解释直观。缺点是与其他设计相比,完全随机设计的功效较低,需要的样本量较大。在临床试验中,处理产生的疗效存在两类变异,一类是个体间变异,一类是个体内变异。因为完全随机设计中,每个对象自始至终只接受了一种处理,所以完全随机设计不象配对设计或交叉设计那样能将个体内变异从个体间变异中鉴别出来。因此完全随机设计的误差较大,功效较低。完全随机设计适用于效应指标的个体内变异远小于个体间变异情况,这时总变异近似等于个体间变异,完全随机设计可以给出疗效差异的可靠和精确的估计。在选择完全随机设计时,有时还需要考虑病人的特征,例如是急性还是慢性,疾病的严重程度等。

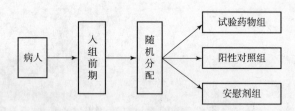

图 10.3　三臂的完全随机两平行对照设计

图 10.3 是一种典型的三组完全随机平行对照设计,该设计有一个处理组和两个对照组(其中一个阳性对照组和一个安慰剂对照组)。两组对照的好处是当设计的统计功效低时,该设计仍可以能鉴别无效的药物。这种设计在试验药物与安慰剂效果相似时特别有用,即如果只有试验组和安慰剂组,两组差异无统计学意义时,可能由于设计的统计功效不足,导致不能下结论。但如果有阳性对照组,那么安慰剂组与阳性对照组差异有统计学意义,而试验组与安慰剂组差异无统计学意

义,则说明试验药物的疗效达不到临床标准治疗的疗效要求。如果试验组与安慰剂组和阳性对照组差异均无统计学意义,而安慰剂组与阳性对照组差异亦无统计学意义,那么说明试验设计的统计功效不足。

Ⅲ期临床试验的入组前期指病人入组后,开始临床试验前,需要有一个观察期。在观察期,不实施积极的临床治疗,而可以是一个安慰剂治疗、维持性的姑息治疗或营养控制等。例如急性心衰时给予利尿剂或地高辛治疗。观察期一般安排在随机分组之前,它具有以下好处:

1. 一般入组病例都有不同的治疗史,观察期起到清洗过去治疗效应的作用。
2. 观察期期间可以获得病人的基线数据,并评估病人是否符合入组标准。
3. 观察期可以起到培训作用,无论是对病人、研究者和其他人员。
4. 观察期有助于鉴别对安慰剂反应的敏感者。
5. 观察期期间可以观察到病人依从性的有关情况。
6. 观察期期间可以估计和比较组间的安慰剂效应差异。

临床试验中,在开始积极治疗前最好有一个清洗期,清洗过往治疗效应,以保证研究的无偏性和评价的可靠性。然而,入组前期有时对特定病人不适宜,例如疾病是急性状态,需要立即治疗。仅有当研究的疾病可以维持一段时间不需要积极的治疗,才可以设置入组前期。在临床试验设计中需要考虑药物的安慰剂效应并不少见。例如,抗抑郁药的临床试验中发现仅仅是细心照料,没有使用任何药物都可以显著改善病人的抑郁。因此,这类临床试验在治疗结束时,判断观察到的显著疗效是安慰剂效应还是治疗效果则更显重要。为了消除可能的安慰剂效应,设置一个入组前期,使各处理组病人在基线方面具有更好的可比性,也有助于在终点评估中去除安慰剂效应。临床试验中,病人的合作和依从性非常重要,入组前期可以用来培训病人、研究者和其他人员。例如试验要求每个疗程病人填写问卷,入组前期可以让病人熟悉问卷的填写。在入组前期也可以鉴别那些不合作或依从性不好的病人,早期开展咨询辅导,有助于改善病人在临床试验期间的依从性。

通常在入组前期实施的是单盲策略,即参与试验的病人不知道接受的是安慰剂量治疗。虽然设置入组前期有许多优点,但它增加了研究周期,增加访视次数,导致研究费用增加,并可能影响病人和研究者的合作热情。

例 10.8 二甲双胍(Glucophage)是一种口服降血糖药,用于治疗Ⅱ型非胰岛素依赖糖尿病(NIDDM)。虽然二甲双胍在欧洲市场已经上市 20 多年,但在美国直到 1994 年 12 月 FDA 批准后才得以上市。在过去几年,若干临床试验仍在进一步研究该药的临床药理和其他用途。为评价二甲双胍的临床治疗效能和人体耐受性,Doman 等(1991)完成一个随机双盲平行对照临床试验。该试验属于典型的平行对照,有着 1 个月的入组前期,经入组前期的营养调查评估,病例按糖化血红蛋白(HbA1c)水平分层随机分配到两个组,试验组接受二甲双胍治疗,对照组接受统一的安慰剂治疗。二甲双胍的初始剂量为 500mg/天,每周剂量递增到 1 月后的 1500 mg/天。然后每周剂量递增,直到最大剂量 3000mg/天,目的是将空腹血糖控制在 7mmol/l 以下。病人在入组前期进行了营养控制,在 1,3,5,8 月结束时分别测定体重和血压。另外采血检测空腹血糖、总胆固醇、甘油三脂、糖化血红蛋白和血清胰岛素。试验结果表明二甲双胍治疗能降低糖化血红蛋白水平,试验组从 11.7%降到 10.3%,而对照组则从 11.8%上升到 13.3%,与安慰剂对照相比,二甲双胍治疗平均降糖化血红蛋白 23%,并且没有增加体重。另外试验组的空腹血糖从 13.5mmol/l 下降到 10.2mmol/l,大约下降了 24%。对照组空腹血糖从 12.7mmol/l 上升到 15.3mmol/l,大约上升了 17%。与对照组相比,二甲双胍治疗平均减少空腹血糖 5.1mmol/l。两组间的体重、血压、C 肽、血清胰岛素和甘油三脂没有改变或显示差异。最后,Dorman 等结论:二甲双胍是肥胖的 NIDDM 病人的一种有效、安全的一线治疗药物。由于二甲双胍对轻、中、重度肥胖病人降糖化血红蛋白和控制甘油三脂方面都达到同样的效果,因此建议该药不要局限于仅用于重度肥胖的病人。

10.2.3.2 交叉设计方案

交叉设计是完全随机将病人分配到各处理组,每处理组的病人接受不同顺序的治疗(处理)。见图 10.4。

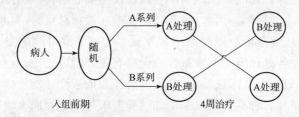

图 10.4 交叉设计示意图

如果每组病例都在不同阶段接受了所有的处理,即阶段数等于或大于处理数,我们称这类交叉设计为完整交叉设计。但是,不是所有交叉设计的每组的阶段数都大于或等于处理数,通常我们用 $p \times q$ 交叉设计表示 p 个组 q 个阶段的交叉设计。与其他设计相比,交叉设计具有以下优点:交叉设计可以做病人的自身前后比较,通过自身比较,可以消除个体变异对疗效的影响。通过随机分配和各组间处理的均衡,交叉设计可获得效应的最佳无偏估计。交叉设计特别要注意的问题是药物的残留效应,即上阶段治疗的效应可能延续到下阶段的疗效评价中。通常在交叉设计中需要设置清洗期(washout period)来消除残留效应。在清洗期,病例停止服药或其他积极的治疗,仅采用保守治疗或安慰剂治疗,以使前面积极治疗的残留效应消除。清洗期的时间长短取决于药物的半衰期，如果药物半衰期长而清洗期太短，药物的残留效应可能仍持续到下一个试验阶段，混合入下一阶段处理因素产生的效应中，影响到其效应的评估。

交叉设计适用于下列情况：

1. 有客观的效能和安全性指标。
2. 待研究的疾病发展是慢性的和稳定的。
3. 治疗药物半衰期相对较短。
4. 每个治疗疗程短。
5. 在入组前期和清洗期中止积极治疗是可行的。
6. 有足够的样本量保证残余效应的评价。

例 10.9　Chan 等(1993)报告了他们完成的关于二甲双胍和格列本脲两药物治疗非胰岛素依赖型糖尿病的代谢和血液动力学效应临床试验。经两周的入组前期饮食控制，12 例无并发症、血压正常的 II 型糖尿病病人随机分配到两组。A 组先接受 4 周的二甲双胍治疗并评价疗效，然后经两周的清洗期后再接受 4 周的格列本脲治疗并评价疗效。B 组则先接受格列本脲治疗，再接受二甲双胍治疗。通过基线和每次疗程结束时的阻抗心动描记仪测定心脏血量输出来评价代谢和血液动力学效应。结果表明与格列本脲相比，二甲双胍减轻病人体重更多(体块指数减少 $0.58kg/m^2$: $0.12kg/m^2$)，总胆固醇降低更多($0.7mM$: $0.2mM$)，舒张压降低更多($12.9mmHg$: $6.8mmHg$)。Chan 等结论是格列本脲增加外周血管阻力，可能导致原来血压正常的糖尿病病人因长期服用该药增加高血压风险。而二甲双胍则无此风险。

10.2.4　IV期临床试验：上市后的监测

经过各期的临床试验研究后，新药被批准上市，但仍有必要进行药物使用中严重不良反应的监测。由于在前期的临床试验中，尽管要求大样本，但相对于非常罕见的严重不良反应，仍显样本不足。开展用药人群大规模的长期监测，包括用药人群的特征、疾病范围、用药剂量和持续用药时间等。观察用药人群严重不良反应的发生率和相关的死亡率，评价用药人群的发病和死亡风险。

IV期临床试验的设计常采用队列设计形式，评价指标也与流行病学的队列研究相似，可以参考流行病学有关内容。

§10.3　临床试验的样本量估计

在临床试验中各组的受试者应达到一定的数量(样本含量)，以保证临床试验具有足够的功效发现试验处理间的疗效差异,排除抽样误差的干扰。样本量过少,所给出的安全性和疗效的信息量太少,结论缺乏足够依据,重复性差。样本含量过多会增加实际工作的困难以及造成不必要的浪费。因此在临床试验设计时,需根据统计学要求对样本含量进行估计,在保证试验具有一定的可靠性条件下,确定最少的试验例数,防止偶然性或巧合的现象。

在临床试验设计需要估计样本量前,首先要明确临床试验的目的和设计。临床试验的目的决定了需检验的假设,如前面介绍的优效性假设、等效性假设和非劣效性假设。假设不同,统计检验的方法也不同,样本估计公式也不同。临床设计决定了统计检验的方法,因此不同的设计,样本量估计也不同。因此在选择样本量估计公式前,需了解拟采用的设计,例如完全随机平行设计、配对平行设计、交叉设计等。这章书里将主要介绍平行设计的样本量估计。

样本含量估计需要确定四个参数,分别为检验水准 α、检验功效 $(1-\beta)$、容许误差 δ 和变异指标 σ。这些参数可以根据前期的临床试验结果估计,也可以参考文献或其他类似研究结果。

我国《药品注册管理办法》要求治疗用化学药品或生物制品的 II 期临床试验治疗组病例数不得少于 100 例,III 期临床试验治疗组病例数不得少于 300 例。这里样本含量确定的原则是:如果经过统计学计算,样本含量少于《药品注册管理办法》的规定,按照国家要求确定;如果经过统计学计算,样本含量多于《药品注册管理办法》的规定,按照计算结果确定。例如某 II 期临床试验经统计学计算,每组需要 90 例样本,没有达到国家要求,因此按照《药品注册管理办法》的规定,样本含量每组取 100 例,考虑临床 20% 脱落率,每组确定为 120 例。

10.3.1 两样本均数比较的临床试验样本量估计

当临床试验欲比较试验组与对照(如安慰剂)组疗效,如果疗效指标为数值变量,设 μ_1 为试验组疗效指标的总体均数,μ_2 为对照组疗效指标的总体均数,其检验假设为:$H_0: \mu_1 = \mu_2$,$H_1: \mu_1 \neq \mu_2$,可以看出该检验是优效性检验。在确定了检验水准 α、检验功效 $(1-\beta)$、容许误差 δ 和变异指标 σ 后,其样本量估计的公式为:

$$n = \frac{(Z_{\alpha/2} + Z_{\beta})^2 2\sigma^2}{\delta^2} \tag{10.12}$$

例 10.10 某临床试验欲评价两种降血脂药物对高血脂病人的疗效,效果指标是低密度脂蛋白(LDL-C),一般认为 LDL-C 降低 8% 具有临床意义,根据文献 LDL-C 的总体标准差为 15%,确定该试验的双侧 α 为 0.05,$1-\beta$ 为 0.8。估计临床试验的样本量为:

$$n = \frac{(Z_{\alpha/2} + Z_{\beta})^2 2\sigma^2}{\delta^2} = \frac{(1.96 + 0.842)^2 \times 2 \times 15^2}{8^2} = 55.2 \approx 56 \text{(例)}$$

结果显示,该临床试验每组至少需要 56 例病例,考虑到 20% 的脱落率,该临床试验每组设计样本量为 68 例。

10.3.2　两样本率比较的临床试验样本量估计

当临床试验的疗效指标为两分类指标,例如是否痊愈、是否死亡、是否复发等,常采用率来描述疗效。设 P_1 和 P_2 分别为试验组和对照组的总体率,其检验假设为:H_0:$P_1 = P_2$,H_1:$P_1 \neq P_2$,该检验也是优效性检验。在确定了检验水准 α、检验功效 $(1-\beta)$、容许误差 $\delta = P_1 - P_2$ 后,其样本量估计的公式为:

$$n = \frac{[Z_{\alpha/2}\sqrt{2P(1-P)} + Z_\beta\sqrt{p_1(1-P_1) + P_2(1-P_2)}]^2}{(P_1 - P_2)^2} \qquad (10.13)$$

式(10.13)中的 $P = (P_1 + P_2)/2$。

例 10.11　某临床试验欲评价某抗生素治疗下呼吸道感染的疗效,采用阳性对照方式。根据过去经验,该阳性药物的有效率为 90%,如果新药有效率不低于对照药 10% 则认为该新药有效。设临床试验有 80% 功效发现 10% 的差别,检验水准为 0.05。

$$n = \frac{[1.96 \times \sqrt{2 \times 0.85 \times (1-0.85} + 0.842 \times \sqrt{0.9 \times (1-0.9) + 0.8 \times (1-0.8)}]^2}{(0.1)^2}$$

$$= 199.02 \approx 200(\text{例})$$

结果显示,该临床试验每组至少需要 200 例病例,考虑到 20% 的脱落率,该临床试验每组设计样本量为 240 例。

10.3.3　带删失数据的随访临床试验样本量估计

前面介绍过一些临床试验的疗效指标是病人长期随访的结局,例如复发、死亡。这些临床试验在随访过程中必然出现失访,即存在删失数据。这种资料需要用前面介绍的生存分析方法。同样,该类临床试验的样本量估计不适用一般率比较的样本量估计公式。

在生存分析中,通常是比较两组病人的中位生存时间。设 $P_i(t)$ 表示生存到 t 时刻的概率,$i=1,2$ 分别表示试验组和对照组。我们假定生存时间服从指数分布:

$$p_i(t) = e^{-\lambda_i t} \qquad (10.14)$$

这里 λ 是风险率,表示在 t 时刻发生死亡的瞬间概率。中位生存时间可以按下式估计:

$$M_i = \frac{\ln 2}{\lambda_i} \qquad (10.15)$$

设在随访期间删失的发生是均匀分布的,那么 λ 的估计比较简单:

$$\hat{\lambda}_i = \frac{i \text{ 组随访期间事件数}}{i \text{ 组总的随访时间}} \tag{10.16}$$

当样本足够大,λ 的分布近似服从均数为 λ,方差为 $\varphi(\lambda)/n$ 的正态分布。由此推算出随访资料生存分析的样本量估计公式:

$$\varphi(\lambda_i) = \lambda_i^2 \left[1 - \frac{e^{-\lambda_i(T-T_0)} - e^{-\lambda_i T}}{\lambda_i T_0} \right]^{-1} \tag{10.17}$$

$$n = \frac{\left[Z_{\alpha/2}\sqrt{2\varphi(\bar{\lambda})} + Z_\beta \sqrt{\varphi(\lambda_1) + \varphi(\lambda_2)} \right]^2}{(\lambda_2 - \lambda_1)^2} \tag{10.18}$$

式(10.18)中的 $\bar{\lambda}$ 是两组合并的风险率。

例 10.12 某临床试验评价某化疗药物治疗中晚期恶性肿瘤病人的疗效,采用阳性药物作对照,根据以往经验,阳性药治疗的病人 5 年生存率为 0.55,换算为中位生存时间为 5.8 年。研究者期望新药能在阳性对照药的基础上提高 5 年生存率 5%,即 5 年生存率为 0.6,中位生存时间为 6.8 年。根据公式估计试验组和对照组的风险率分别为 0.1021 和 0.1196,相应的 $\varphi(\lambda)$ 分别为 0.0023 和 0.0033,合并 $\varphi(\lambda)$ 为 0.0028。设临床试验的检验水准为 0.05,功效为 0.8,代入式(10.18):

$$n = \frac{\left[1.96\sqrt{2 \times 0.0028} + 0.842\sqrt{0.0023 + 0.0033} \right]^2}{(0.1196 - 0.1021)^2} = 145.2 \approx 146 \text{（例）}$$

结果显示,该临床试验每组至少需要 146 例病例,考虑到 20% 的脱落率,该临床试验每组设计样本量为 175 例,至少需要随访 5 年。

本章小结

临床试验是以人(包括健康人和病人)作为研究对象的生物医学研究,以揭示处理因素(药物)对人体的作用、不良反应,或探索药物在人体内的吸收、分布、代谢和排泄规律等。主要目的是确认研究药物的有效性和安全性。临床试验与其他医学研究设计的原则相似,也包括了三要素(研究对象、处理因素和试验效果)和三原则(对照、随机和重复),本章第 1 节结合临床试验特点,介绍了在设计时根据这些原则要考虑的问题。由于临床试验随访资料的特殊性,本章介绍了随访资料的生存分析方法。

本章第 2 节介绍了Ⅰ期、Ⅱ期和Ⅲ期临床试验的一些设计方案,供临床实践时参考。最后第 3 节介绍了两样本平行试验常用的样本量估计公式。

思考与练习题

1. 临床试验通常分为几期？各期临床试验的主要目的是什么？

2. 在临床试验设计时，选择对照有哪几种方式，选择这些方式的对照是出于什么考虑？

3. 临床试验的盲法实施有哪几种，实施盲法有何意义？

4. 为什么说Ⅱ期临床试验的对象纳入和剔除标准要严格，选择人群范围窄。Ⅲ期临床试验的对象纳入和剔除标准要宽松，选择人群范围宽？

5. 完全随机平行对照设计有什么优点和缺点？

6. 交叉设计有什么优点？交叉设计适用于哪类疾病？

第十一章 医院统计数据管理与服务

§11.1 医院统计数据管理

11.1.1 医院统计数据发展历史

1. 纯手工阶段

早期医院统计的数据比较简单,基本上就是门诊量、开放床位、床日数、出院人次、检查人次、疾病分类统计、死亡统计等一些指标,统计报表是用复写纸手工填报制作成一式多份,以便上报和存档。从事医院统计的人员也很少有专业统计人员,多数是由护士、财务人员或其他人员承担医院统计工作。

2. 单机运行阶段

20世纪80年代中期,随着计算机在我国应用,部分医院率先使用了微机和统计软件开展统计工作,开始把住院统计卡片内容录入计算机,记录住院病人的信息。国际疾病分类 ICD-9 也开始在我国推广应用。这阶段数据来源多局限于统计卡片和日志,没有从病案首页接收数据来制作统计报表。统计人员在统计卡上编 ICD 码,病案管理人员则在病案首页上编码,以至有时会出现同一病人的 ICD 编码不一致的现象,数据的一致性大打折扣。这一阶段的统计数据多数以 DBF 的格式文件存储在软盘或硬盘上。

3. 网络阶段

大约从20世纪90年代后期开始,随着计算机软、硬件和网络的快速发展,出现了病案统计一体化的网络版软件,住院报表直接从病案首页提取数据,统计卡片被取消,既减少了重复劳动,统计工作效率也大为提高。统计工作与病案工作的联系越密切,二者的数据也被融合在一个数据库当中。目前,多数医院的病案统计数据库用的是 SQL SERVER 2000 或 SQL SERVER 2005,也有少数大型医院用的是 ORACLE。数据都保存在服务器当中,安全性大大提高。

4. 电子病历阶段

大约从2005年以后,电子病历在我国部分医院开始推广应用。作为统计数据最重要来源的病案首页数据可以直接从电子病历中导入,不仅免去了病案工作人员录入首页的工作,而且避免了大量的录入错误,使统计数据的准确性和报表的效率进一步得到提高,统计工作将进入到一个全新的发展阶段。

11.1.2 医院统计数据的存储

医院统计数据的存储应当遵循以下原则:

1. 安全、稳定

系统应保障关键应用的连续性,提供多种有效可行的安全措施,保护数据安全。保证当意外情况发生时,能够及时启动备用系统,使其能继续平稳、正常地运行。

2. 通用性

设备具有较高的通用性,具备良好的兼容性,支持 Windows、Linux、Unix 等主流操作系统,支持系统今后的扩充。

3. 可管理性

可以通过完善统一的控制界面来管理和监控,对系统进行实时的监控和维护,以降低运行成本。

4. 投资保护性

现在的投资在将来系统升级时能够平滑地接入新的系统,以期得到最大的投资保护效益。

5. 能够实现数据自动备份

如今多数医院的统计数据储存在服务器上,服务器每天自动连续备份数据库。为了安全起见,统计人员应利用软件的数据备份功能,把数据库定期备份到服务器以外的其他硬盘中。对于重要的报表数据,应当利用软件的导出功能,把报表数据储存在硬盘中,或刻录到光盘上。U 盘虽然小巧、方便,但只能作为临时存储之用,不可作为重要的数据备份存储介质长期保存,因为 U 盘容易损坏,也容易丢失。相比之下,活动硬盘和光盘就安全得多。

对于一些仍在单机使用统计软件的医院,统计数据的安全备份除了应利用软件本身的备份功能把数据储存到硬盘或光盘外,还可以利用压缩软件(如 Win RAR)把整个病案统计软件所存储数据的文件夹压缩后保存起来。WIN RAR 是一个非常优秀的压缩软件,对数据库的压缩比也较高,通常 100 兆的数据可以被压缩成 10 兆左右,并且使用也十分方便。

医院在不断发展,科室也不断在增多。每当有科室变动时,统计人员要修改科室字典库。要注意的是,科室名称可以任意修改,但不要改动科室代号,否则会导致数据混乱。一个合格的统计软件在处理数据时,均是以科号作为统计依据的。在首次建立或每有改动科室字典库,都应对科室字典作一次备份,并记录更改的时间和内容,便于将来清晰地知道科室的历史变化情况,有助于统计人员开展统计分析。

11.1.3　病案统计数据库的网络备份

目前多数医院的统计数据并非独立的,而是与病案数据集成在一个数据库当中。病案统计数据库作为医院统计病案管理系统的核心关键数据,如何确保其完整性和安全性,是病案统计工作中的一个重要问题。数据库本地备份的方法非常简单,进入 SQL 按向导操作即可。但仅仅将数据备份在本地磁盘是不够的,一旦本地磁盘发生故障,数据极易丢失。在此介绍一种网络备份方法,以确保数据安全。备份电脑应与数据库服务器在同一 IP 网段。

11.1.3.1　应用环境

网络拓扑为星形结构,网络协议为 TCP/IP,病案统计服务器为普通 PC 服务器,操作系统为 WINDOWS 2003,数据库为 Microsoft SQL Server 2005,备份机器为一台在网的普通 PC 工作站,安装 SQL 客户端程序。

11.1.3.2　数据备份

1. 创建备份设备

1)启动 SQL Server 企业管理器。

2)打开"管理"文件夹,然后选择"备份"图标。

3)右击"备份",在弹出菜单中选择"新建备份设备"选项,然后弹出"备份设备属性 - 新设备" 对话框,如图 11.1 所示。

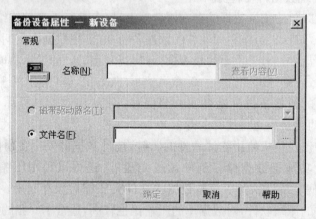

图 11.1　新建备份设备

4)在图 11.1 中的"名称"栏中输入设备名称,该名称是备份设备的逻辑名。以《广东省医院统计病案管理系统》网络版为例,如 bagl_netdump,在"文件名"中输入网络上共享磁盘或者共享文件夹的名称,格式如下:\\servername\sharename\path\filename,如图 11.2 所示,\\sgserver1\d $ \bagl_netdump.bak,其中的servername 可以是主机名,也可以是 IP 名。

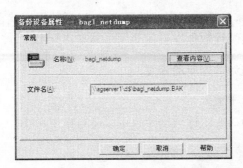

图 11. 2 备份设备名

图 11.3 为已建好的网络备份设备。

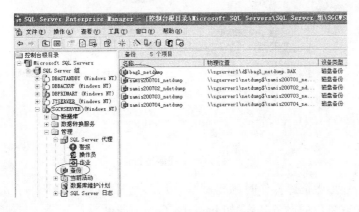

图 11.3 建好的网络备份设备

2. 备份数据库

在建好的备份设备上选择"备份数据库",选择病案统计数据库后设置"调度",如图 11.4 所示。

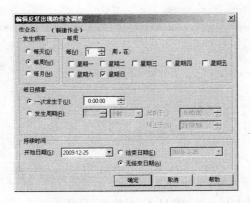

图 11.4 创建备份调度

设置好"调度"后,备份数据库即设置完成,以后数据库就会按照设定的时间和频率自动定时将病案统计数据库备份至网络共享目录中。

11.1.4　病案统计数据库的恢复

11.1.4.1　操作步骤

通过网络备份的病案统计数据库也可以还原操作,如图 11.5 所示。

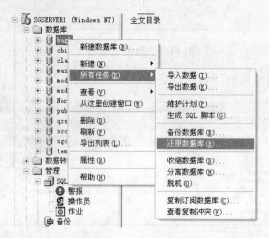

图 11.5　还原备份

在执行还原数据库操作时,如图 11.6 所示,选择"从设备还原",在"选择设备"中选上已做好备份的设备名称(如 bagl_netdump)即可。

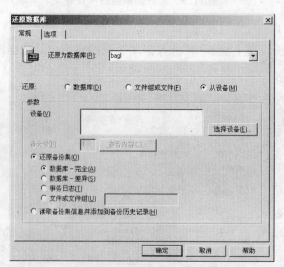

图 11.6　数据库的还原

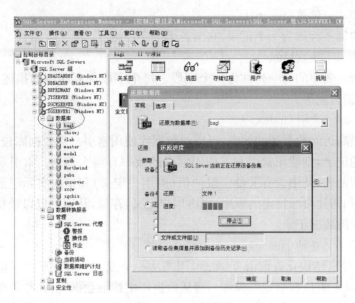

图 11.7　数据库的还原

11.1.4.2　注意事项

1. 两台机器(数据库所在的机器和存放备份文件的机器)都需要建一个同名同密码的用户,此用户对网络共享硬盘或共享目录有写入权限。

2. 数据库的启动用户设置成刚才所建立的那个用户。

3. 用于保存备份文件的磁盘分区最好采用 NTFS 格式,NTFS 分区格式对单个文件的大小没有限制。FAT32 分区格式支持的单个文件最大为 4GB,如果生成的数据库备份文件的大小超过 4GB 的话,在备份机上将不能成功保存备份文件。

11.1.5　病案统计数据库结构

数据库是相关数据的集合,一个数据库含有各种成分,包括表、记录、字段、索引等。

11.1.5.1　数据库(database)

关系型数据库由一个或一组数据表组成。每个数据库都以文件的形式存放在磁盘上,即对应于一个物理文件。不同的数据库,与物理文件对应的方式也不一样。一个数据库文件可以含有多个数据表。

11.1.5.2　数据表(table)

简称表,由一组数据记录组成,数据库中的数据是以表为单位进行组织的。一个表是一组相关的按行排列的数据;每个表中都含有相同类型的信息,表实际上是一个二维表格。

11.1.5.3 记录(record)

表中的每一行称为一个记录,它由若干个字段组成。

11.1.5.4 字段(field)

也称域。表中的每一列称为一个字段。每个字段都有相应的描述信息,如数据类型、数据宽度等。

11.1.5.5 索引(lndex)

为了提高访问数据库的效率,可以对数据库使用索引。当数据库较大时,为了查找指定的记录,则使用索引和不使用索引的效率有很大差别。索引实际上是一种特殊类型的表,其中含有关键字段的值(由用户定义)和指向实际记录位置的指针,这些值和指针按照特定的顺序(也由用户定义)存储,从而可以以较快的速度查找到所需要的数据记录。

11.1.5.6 查询(query)

一条 SQL(结构化查询语言)命令,用来从一个或多个表中获取一组指定的记录,或者对某个表执行指定的操作。当从数据库中读取数据时,往往希望读出的数据符合某些条件,并且能按某个字段排序。使用 SQL 可以使这一操作容易实现而且更加有效。SQL 是非过程化语言(有人称为第四代语言),在用它查找指定的记录时,只需指出做什么,不必说明如何做。每个语句可以看作是一个查询(query),根据这个查询,可以得到需要的查询结果。

11.1.5.7 过滤器(filter)

过滤器是数据库的一个组成部分,它把索引和排序结合起来,用来设置条件,然后根据给定的条件输出所需要的数据。

11.1.5.8 视图(view)

数据的视图指的是查找到(或者处理)的记录数和显示(或者进行处理)这些记录的顺序。在一般情况下,视图由过滤器和索引控制。

如表 11.1,11.2 选自某省统计病案管理系统。

表 11.1 病案统计数据库表清单(节选)

名称	代码
标准编码主表	tStandardMain
标准编码从表	tStandardMx
ICD 字典库	tICD
疾病分类表	tJBFLB
中医码字典库	tCHDISEASE

续表

名称	代码
单病种	TSDISEASE
手术码	tOperate
手术分类表	tOperateFlb
中度烧伤 ICD	tBurnICD
单病种提示表	tSDISEASERemark
系统参数表	tParam
科室词典表	tWorkroom
专科科室表	tSpecialRoom
门诊手术室表	tMzOperateRoom
……	……

表 11.2 病案统计数据库表键清单(节选)

名称	代码	表格
主键	tStandardMain_PK	标准编码主表
主键	tStandardMx_PK	标准编码从表
主键	tICD_PK	ICD 字典库
主键	tJBFLB_PK	疾病分类表
主键	tCHDISEASE_PK	中医码字典库
主键	TSDISEASE_PK	单病种
主键	tOperate_PK	手术码
……	……	……

11.1.6 医院统计数据的拆分

医院统计数据拆分指的是当统计单元发生变化时,为了适应新的统计单元的报表需求,对历史的数据根据某些特征进行分解,变成新的统计单元,重新制作统计报表,从而更好地满足医院管理的需要。

例 11.1 随着医院的发展,某综合医院原来由两个相近专业组成的科室被一分为二。表 11.3 是该院心外科和甲状腺外科 2008 年各月的出院人次。甲状腺外科原属于心外科,从 2008 年 7 月开始独立成科,如果不把 2008 年 1—6 月的心外科数据拆分的话,则 2009 年 1—6 月心外科和甲状腺外科无法分别做同期对比,或对比的结果毫无意义,或者只能把两个科的工作量加起来再和 2008 年同期对比。

为了在 2009 年 1—6 月做这两个科的同期对比,就应当把 2008 年 1—6 月的数据拆分,见表 11.5。

表 11.3 某院心外科、甲状腺外科 2008 年各月出院人次(拆分前)

科别	1月	2月	3月	4月	5月	6月	7月	8月	9月	10月	11月	12月
心外科	156	93	125	175	135	206	91	100	84	73	83	80
甲状腺外科							91	111	81	97	107	102

表 11.4 某院心外科、甲状腺外科 2008 年各月出院人次(拆分后)

科别	1月	2月	3月	4月	5月	6月	7月	8月	9月	10月	11月	12月
心外科	68	42	61	80	67	78	91	100	84	73	83	80
甲状腺外科	88	51	64	95	68	128	91	111	81	97	107	102

11.1.6.1 设置科室字典

在科室字典中增加甲状腺外科,并设置科号。

11.1.6.2 修改病房动态日志

从 2008 年 6 月的最后一天开始,在病案首页管理系统中,查询 6 月 30 日所有心外科出院的病人名单,根据经管医生可以区分哪些病人属于心外科,哪些病人属于甲状腺外科,这样就把这一天出院的病人拆分完毕。再查询这一天所有心外科入院的病人名单,同样根据经管医生确定所属科室,这样就把这天入院的病人拆分完毕。如果这一天有病人转出到其他科,则只能根据床号和门诊医生确定所属科室,因为病人在其他科出院其经管医生也都是其他科的。如果这一天有转入的话,再确认从他科转入的病人哪些属于心外科,哪些属于甲状腺外科,这也可以根据病人的经管医生判断。在将入院人数、出院人数、转入人数和转出人数分别拆分之后,计算出心外科和甲状腺外科的现有人数,修改 6 月 30 日的病房动态日志,如此就完成了 6 月 30 日的病房日志拆分。重复以上步骤,依次往前拆分 6 月 29 日,28日…,直到 1 月 1 日。这样就完成了 2008 年的拆分。如果想将 2007 年的数据也拆分,可以按以上步骤继续将 2007 年的数据拆分。

这类拆分过程用以下步骤代替,效率更高一些。

1. 在病案首页管理系统中,将 2008 年 1 月 1 日—6 月 30 日的所有入住心外科病人的住院号、姓名、入院日期、科主任、经管医生查询并输出,并按日期顺序排列。

2. 将 2008 年 1 月 1 日—6 月 30 日的所有他科转入心外科病人的住院号、姓名、转科日期、科主任、经管医生查询并输出,并按日期顺序排列。

3. 将 2008 年 1 月 1 日—6 月 30 日的所有心外科转往他科病人的住院号、姓名、转科日期、门诊医生、科主任查询并输出,并按日期顺序排列。由于转往他科的病人在其他科出院,仅提供科主任难以区分病人属于哪个科,这时候门诊医生就成为区分科别的标志。

4. 将 2008 年 1 月 1 日—6 月 30 日的心外科所有出院病人的住院号、姓名、入院日期、科主任查询并输出,并按出院日期顺序排列。

5. 从 2008 年 6 月 30 日开始,逐日将心外科的病房动态日志根据科主任名字(或门诊医生、经管医生)的不同拆分为两个科,注意人数的平衡,直至 2008 年 1 月 1 日。

11.1.6.3 修改首页出院科室名称

一般病案首页管理软件有科室名称批量修改功能,一般操作人员都可以做到,但本例却不能采用软件的批量修改功能,只能一个一个修改。如果对后台数据库熟悉,或请计算机人员帮助,可以在后台修改出院科室名称,则效率会高很多。以 SQL SERVER 2000 数据库为例,批量修改语句如下:

```
UPDATE tpatientvisit
    SET fcydept='甲状腺外科'
    WHERE fcydate BETWEEN '2008/01/01' AND '2008/06/30'
        AND fzrdoctor='张三'
```

以上语句中,tpatientvisit 是表名,fcydept 是出院科室名称,fcydate 是出院日期,fzrdoctor 是上级医生。也可以用科主任、主治医生等,关键是要能区分所属科别。这里科号也要同时修改。

11.1.6.4 平衡及核查数据

在完成日志数据和首页科室的修改后,就可以执行病案统计软件的"平衡及核查数据"功能了,无错误即可重新汇总月报表,如此就实现了统计数据的拆分,较好地满足了医院管理者的需求。

§11.2 病案首页质量审核

医院住院数据主要来自病案首页。病案首页是医院住院医疗信息的载体,是确保统计信息正确的基础。病案首页质量不仅关系到医疗信息的正确与否,还影响着对医院医疗质量和效率的评估。因此,病案首页的数据质量至关重要。

11.2.1 病案首页质量控制基本要求

病案首页质量控制的基本要求是从最基本的层面对一些不可或缺的项或一些逻辑错误加以控制,包括四个方面:一是信息的完整性,不允许空的项目不能为空;二是信息的准确性,填写的数据应当真实、准确;三是按照信息标准规范填写,超出规定的范围将导致信息无法处理;四是数据的时效性,病案首页内容应当在病人出院后规定的时限内完成,保证信息的及时性。在设计病案首页管理系统时,应以卫生部 2011 年发布的新版病案首页内容作为质量控制的依据,并用以下一些方法,从源头上对病案首页类似错误加以控制。

1. 当患儿年龄≤28 天,新生儿体重和新生儿入院体重一定要填;

2. 民族、婚姻状况和职业不能为空,且必须在国家标准范围内选择;

3. 当年龄<法定结婚年龄时(男 22 岁,女 20 岁),婚姻状况一般应为未婚,而当年龄<16 岁时,一般不能有职业,职业只能填学生或婴幼儿;

4. 当联系人与患者关系为夫妻时,患者的婚姻状况必为已婚;

5. 入院途径不允许为空;

6. 病例分型不允许为空;

7. 门诊诊断不允许为空;

8. 门诊医生不允许为空;

9. 出院诊断不允许为空;

10. 转科日期、手术日期、化疗日期和放疗日期均不得早于入院日期、迟于出院日期,但可以相同;

11. 当患者性别为男性时,诊断和手术名称中均不能出现"卵巢"、"子宫"、"输卵管"、"阴道"字符;

12. 当患者性别为女性时,诊断和手术名称中均不能出现"前列腺"、"阴茎"、"阴囊"、"睾丸"字符;

13. 有手术时,手术级别为空时要提示;

14. 当手术有切口时,愈合不能为空,若未达到愈合的时间,可填"4"(其他);

15. 当麻醉方式为局麻时,麻醉医生可以是主刀医生或助手;当麻醉方式不是局麻而是其他麻醉时,麻醉医生不能空;

16. 离院方式不能为空;

17. 当离院方式不等于5(死亡)时,死亡患者是否尸检不能为"1"(是);

18. 抢救成功次数不能大于抢救次数,也不能少于抢救次数 2 次或以上。当离院方式出现"4 非医嘱离院、5 死亡、9 其他",抢救次数可以等于抢救成功次数加 1,表示最后一次抢救未成功;

19. 当患者有 31 天内再住院计划时,必须填写再住院目的;

20. 当有输血费时,血型不应为空;

21. 当有手术费时,应当有手术操作;

22. 当有接生费时,应当有妇婴卡的内容。

11.2.2　病案首页质量深入核查方法

11.2.2.1　诊断码校验规则

1. 性别与诊断码校验

1)当性别为男性时,门(急)诊诊断编码、入院诊断编码、主要诊断编码、其他诊断编码不能使用以下编码:A34;B37.3;C51～C58;C79.6;D06;D07.0～D07.3;D25～D28;D39;E28;E89.4;F52.5;F53;I86.3;L29.2;M80.0～M80.1;M81.0～M81.1;M83.0;N70～N98;N99.2～N99.3;O00～O99;P54.6;Q50～Q52;R87;S31.4;S37.4～S37.6;T19.2～T19.3;T83.3;Z01.4;Z12.4;Z30.1;Z30.3;Z30.5;Z31.1～Z31.2;Z32～Z37;Z39;Z87.5;Z97.5。

2)当性别为女性时,门(急)诊诊断编码、入院诊断编码、主要诊断编码、其他诊断编码不能使用以下编码:B26.0;C60～C63;D07.4～D07.6;D17.6;D29;D40;E29;E89.5;F52.4;I86.1;L29.1;N40～N51;Q53～Q55;R86;S31.2～S31.3;Z12.5。

2. 诊断编码范围校验

门(急)诊诊断编码、入院诊断编码、主要诊断编码、其他诊断编码各项编码范围应为:A～U 开头和 Z 开头的编码;不包括字母 V、W、X、Y 开头的编码。

3. 诊断编码为新生儿产伤与新生儿年龄校验

当门(急)诊诊断编码、入院诊断编码、主要诊断编码、其他诊断编码出现 P10～P15 时,入院日期减出生日期必须≤28 天,且(年龄不足 1 周岁的)年龄必须≤28 天。

4. 诊断编码为分娩与分娩(流产)结局完整性校验

当主要诊断或者其他诊断编码出现 O80～O84 编码,且无流产结局编码出现 O00～O08 编码时,其他诊断编码必须有分娩结局编码 Z37。

11.2.2.2　易被忽视的首页问题

有一些病案首页的数据问题不容易被发现,也容易被忽视,这些问题同样影响到首页数据质量,进而可能影响到统计报表的准确性。这些问题往往要用到一些技巧才能查出来,常见的有:

1. 住院号前面出现空格

在计算机看来,“ 123456”和“123456”是不一样的,如果录入员不小心在住院号前面输入了空格,就可能会出现重复录入现象,而这种带空格的住院号在病案软件的查询功能当中是不容易被查出来的,需要在后台数据库或病案管理软件提供的查询分析器中执行查询语句:

```
SELECT 住院号,次数
    FROM 表名
    WHERE 住院号 LIKE'% %'
```

这里的两个％之间有一个空格。

2. 姓名中间出现空格

如果姓名是汉字,则不允许汉字中间出现空格。这种情况在那些两个字的名字中容易发生。这种现象会导致对姓名进行检索时找不到的现象,程序应当能够做到自动删除汉字中间的空格,但是如果输入的是英文姓名,则应允许在中间出现空格。查询语句:

SELECT 住院号,次数,姓名
　　FROM 表名
　　WHERE 姓名 LIKE'% %'

这里的两个%之间有一个空格。

3. 身份证号

二代身份证号的第 7~14 位代表出生年、月、日,若与患者的出生日期不一致,则必定有一个是错的。查询语句(以某省病案统计管理系统为例,下同):

SELECT fprn 住院号,
　　ftimes 次数,
　　fname 姓名,
　　fbirthday 出生日期,
　　fidcard 身份证号
　FROM tpatientvisit
　WHERE(fidcard <>'无')
　　AND(fidcard <>'不详')
　　AND(SUBSTRING(fidcard, 7, 8)<> CONVERT(varchar(100), fbirthday, 112))
　　AND(LEN(fidcard)=18)

虽然第一代身份证将不能使用,但数据库里还有大量的第一代身份证号存在,因此,还要对第一代身份证号查询:

SELECT fprn AS 住院号,
　　ftimes AS 次数,
　　fname AS 姓名,
　　fbirthday AS 出生日期,
　　fidcard AS 身份证号
　FROM tpatientvisit
　WHERE(fidcard <>'无')
　　AND(fidcard <>'不详')
　　AND(LEN(fidcard)=15)
　　AND(SUBSTRING(fidcard, 7, 6) <> CONVERT(varchar(100), fbirthday, 12))

不同的病案统计管理系统只要修改相应的数据表名和子段名称即可使用上述查询语句。

4. 院内感染

当无菌切口的愈合等级为丙级时,意味着切口有感染,因此应当有院内感染的诊断。这里涉及多个表的链结,查询语句较复杂,统计人员可以利用病案软件的查询功能把那些无菌切口、丙级愈合的病例查出来,一一查看是否有院内感染的诊断。

5. 医生姓名错误

包括科主任、上级医师、主治医师、住院医师、质控医师、主刀医生等。医生个人工作量的统计就是以这些名字为依据的,录入错误就不能真实地反映医生个人的工作量。在没有实现电子病历的医院,这些内容都是靠录入员录入的,出错的机会比较多。由于数据量大,这个功能最好由病案管理软件控制录入错误,凡是医生所属的科室与病人的住院科室不一致的,给予提醒。

6. 手术重复录入

人工录入有时会出现手术重复录入的现象,导致手术次数的统计失真。查询语句如下:

```
SELECT fprn 住院号,
       ftimes 次数,
       fopcode 手术码,
       fopdate 手术日期
    FROM toperation
    WHERE fopdate BETWEEN ' 2012/10/01 ' AND ' 2012/10/31 '
    GROUP BY fprn,ftimes,fopcode,fopdate
    HAVING count( * )>1
```

7. 住院天数错误

尽管病案管理软件都有根据入院和出院日期自动计算住院天数的功能,理论上应该不会错,但实际仍有少数住院天数错误。查询依据是:出院日期－入院日期的天数不等于住院天数,但同一天入院出院的除外,查询语句:

```
SELECT fsry,fprn,ftimes,fname,frydate,fcydate,fdays,
       CAST(CAST(fcydate AS DATETIME) － CAST(frydate AS DATETIME) AS
INTEGER)
    FROM tpatientvisit
    WHERE tpatientvisit. fcydate>=' 2012/09/26 '
       AND tpatientvisit. fcydate<=' 2012/10/25 '
       AND fdays<> CAST(CAST(fcydate AS DATETIME) － CAST(frydate AS
DATETIME) AS INTEGER)
       AND frydate<>fcydate
```

以上 fsry 是录入员,输出它便于责任到人,改正错误;fprn、ftimes、fname 分别是住院号、次数和患者姓名;frydate 和 fcydate 分别是入院、出院日期;tpatientvisit是表名,fdays 是住院天数。

8. 穿刺操作切口错误

穿刺类操作只能是 0 类切口,但有不少错填为"Ⅰ、Ⅱ、Ⅲ"类切口。查询语句:

```
SELECT fprn 住院号,
       ftimes 次数,
       fopcode 手术码,
       fop 手术名称
FROM toperation
WHERE fop like '％穿刺％'
      AND fqiekou<>' 0'
      AND fopdate BETWEEN ' 2012/10/01' AND ' 2012/11/30'
```

11.2.3 病案首页数据的批量修改方法

发现病案首页数据有错后,如果错误的数量比较大,比如百条以上,甚至千条以上,如果一条一条修改,不仅费时,还容易遗漏,这时候最好采用批量修改的方法。

1. 若病案首页数据是以 DBF 的格式保存的,则在 Foxpro 中执行以下命令可以实现批量修改:

REPLACE 字段名 WITH 新值 FOR 字段名＝旧值 AND 出院日期＞＝日期 1 AND 出院日期＜＝日期 2

例 11.2 核查发现 2012 年 12 月出院病人首页上住院医生的名字"潘瑞林"是错的,要改为"潘瑞琳",则批量修改的命令为:

REPLACE 住院医生 WITH '潘瑞琳' FOR 住院医生='潘瑞林' AND 出院日期＞＝' 2012/12/01' AND 出院日期＜＝' 2012/12/31'(出院日期为字符型)

或

REPLACE 住院医生 WITH '潘瑞琳' FOR 住院医生='潘瑞林' AND 出院日期＞＝{^2012/12/01} AND 出院日期＜＝{^2012/12/31}(出院日期为日期型)

2. 若病案首页数据是以 SQL SERVER 存储的,则在 SQL SERVER 的查询分析器中执行以下语句可以实现批量修改:

```
UPDATE 表名
    SET 住院医生='潘瑞琳'
    WHERE 住院医生='潘瑞林'
          AND 出院日期 BETWEEN ' 2012/12/01' AND' 2012/12/31'
```

§11.3 医院统计数据服务

现代医院,特别是一些大型综合医院在医院重点学科评审、医疗质量管理、单病种质量控制、医院运作效率的提升等等方面往往会对统计数据有更多、更复杂的需求。医院统计人员在提供数据服务中最常用的工具是结构化查询语言(SQL)和电子表格(EXCEL)。这里介绍部分医院统计数据服务实例分析。

例 11.3　白内障手术病人住院日和费用区分单、双眼。

上级卫生行政部门对各医院的单病种质量控制有一定要求,会定期在网上公布各医院一些常见单病种的住院费用和平均住院日。白内障手术是比较常见的单病种控制病种,计算白内障的平均费用和平均住院日不能简单地看报表数字,因为白内障手术有单眼和双眼之分,各医院之间的比较也不能简单看平均费用和平均住院日,因为医院之间单、双眼白内障的比例不尽相同,双眼的住院费用和住院日要多于单眼。

方法一:利用病案首页管理软件的综合查询功能。

优点:任何人都可以用,方法简单易懂。缺点:比较费时,准确性稍差。

步骤:预先了解白内障手术单眼和双眼的费用各是多少,比如,单眼手术的平均费用大约是 1 万元,双眼的费用大约是 1.6 万元,则查询条件是:手术码为13.71,总费用>1.5 万者为双眼,总费用<1.5 万者为单眼,结果查出来之后,还得一条条查看,看是否有误判,一旦发现有误判,还得调整临界费用,确认无误后,即可输出数据到 EXCEL 表中,计算平均住院日和平均费用。也可以按住院时间长短来区分,过程略。

方法二:用 SQL 查询语句。

优点:快捷、准确。缺点:须对 SQL 和表结构有一定了解。

查询要点:白内障手术码 13.71(晶体植入术)在同一次住院中出现两次者为双眼,因为一次手术只能做一只眼,只出现一次者为单眼。其查询语句如下:

```
SELECT COUNT( * )例数,
        ROUND(AVG(fsum1),2)平均费用,
        AVG(CAST(fdays AS FLOAT))平均住院日
    FROM(SELECT t. fprn,t. ftimes,t. fsum1,t. fdays,p. 次数
        FROM tpatientvisit t,
            (SELECT fprn,ftimes,COUNT( * )次数
                FROM toperation
                WHERE fopcode LIKE '13.71%'
                GROUP BY fprn,ftimes,fopcode) p
        WHERE t. fprn=p. fprn
            AND t. ftimes=p. ftimes
            AND p. 次数=1
            AND t. fcydate BETWEEN '2012/09/26' AND '2012/10/25')a
```

以上是统计白内障单眼手术,把 p. 次数=1 改为 2 即可统计双眼手术。这里tpatientvisit 为主表,toperation 为手术表,fsum1 为总费用,fdays 为住院天数,

fprn 为住院号,ftimes 为住院次数,fopcode 为手术码,fcydate 为出院日期。

例 11.4 有肝癌但无肝炎的病人查询。

一般病案管理软件不能一次把这样条件的病例查出来,可以先把肝癌病例查出来,输出到 Excel 表,见表 11.5 中 A、B 列,再把同时间段的肝炎病例查出,也输出到 Excel 表,再把肝炎病例的住院号和住院次数复制到肝癌表当中,见表 11.5 中的 E、F 列。

表 11.5 有肝癌但无肝炎的病人筛选表

	A	B	C	D	E	F	G
1	住院号	住院次数	住院号+次数	是否找到	住院号	住院次数	住院号+次数
2	616571	12	61657112	#N/A	618385	1	6183851
3	617803	1	6178031	#N/A	618430	2	6184302
4	617963	1	6179631	#N/A	618471	1	6184711
5	618064	1	6180641	#N/A	618474	1	6184741
6	618143	1	6181431	#N/A	618487	2	6184872
7	618207	2	6182072	#N/A	618542	1	6185421
8	618385	1	6183851	6183851	618593	1	6185931
9	618430	2	6184302	6184302	618838	1	6188381
10	618471	1	6184711	6184711	618982	1	6189821

在 C2 格子中输入公式:"=A2&B2",并复制到整个 C 列,在 G2 格子中输入公式:"=E2&F2",并复制到整个 G 列,在 D2 格子中输入公式"=VLOOKUP(C2,G$2:G$10,1,0)",并复制到整个 D 列,则结果为"#N/A"的说明无肝炎,有数字的说明有肝炎。

例 11.5 重返手术病例查询。

卫生部 2011 版三级医院评审指标中有重返手术这类指标。所谓重返手术,是指第一次手术失败或效果不理想的病人,要进行二次手术,这就需要查出哪些病人进行了二次手术。查询条件是:同一次住院实施相同手术二次以上,但要除外白内障手术、植皮、支架置入、人工肝治疗、血液透析等正常的二次以上手术病人。其查询语句如下:

SELECT t. fprn,t. ftimes,p. 次数,fop

　　FROM tpatientvisit t,

　　　　(SELECT fprn,ftimes,fop,count(*)次数

　　　　　　FROM toperation

```
        WHERE fopcode<='86.999'
            AND NOT fop LIKE '%检查%'
            AND NOT fop LIKE '%白内障%'
            AND NOT fop LIKE '%穿刺%'
            AND NOT fop LIKE '%透析%'
            AND NOT fop LIKE '%B超%'
            AND NOT fop LIKE '%植皮%'
            AND NOT fop LIKE '%测定%'
            AND NOT fop LIKE '%人工晶%'
            AND NOT fop LIKE '%清创%'
            AND NOT fop LIKE '%活检%'
            AND NOT fop LIKE '%耳内窥%'
            AND NOT fop LIKE '%插入%'
            AND NOT fop LIKE '%支架%'
            AND NOT fop LIKE '%引流%'
            AND NOT fop LIKE '%取石%'
            AND NOT fop LIKE '%造影%'
            AND NOT fop LIKE '%人工肝%'
            AND NOT fop LIKE '%插管%'
            AND NOT fop LIKE '%注射%'
            AND NOT fop LIKE '%神经阻滞%'
            AND NOT fop LIKE '%探查%'
            AND NOT fop LIKE '%内窥镜%'
        GROUP BY fprn,ftimes,fopcode,fop)p
    WHERE t.fprn=p.fprn
        AND t.ftimes=p.ftimes
        AND p.次数>1
        AND t.fcydate BETWEEN '2011/10/26' AND '2012/11/25'
```

这里 tpatientvisit 为主表, toperation 为手术表, fprn 为住院号, ftimes 为住院次数, fopcode 为手术码, fop 为手术名称, fcydate 为出院日期。经过这样筛选后, 某综合医院二次手术病例从一年 3000 多例缩小到 200 例左右, 大大缩小了范围, 便于进一步判断哪些是真正的重返手术病人。

对于二次手术病人其两次手术名称不同的病例, 则不能用这种方法, 只能根据一些已知的线索去查询, 比如, 第一次手术实施输卵管结扎术, 损伤了输尿管, 当时未发现, 再次手术行输尿管吻合术, 两次手术名称就不同。

例 11.6　住过 ICU 的病人查询。

这里只要求查出哪些人住过 ICU, 并不要求查询住过多少次。住过 ICU 的病人包括几种情况:①入院为 ICU;②首次转科为 ICU;③第二次或以后的转科为 ICU。由于病人一次住院可以多次转科,以广东省病案统计 4.0 版为例,首次转科的字段是属于主表 tpatientvisit 中的,而从第二次开始的转科则保存在专门的转科表 tswitchks 中,用病案统计软件提供的查询功能,只能查询首次转科情况,第二次以后的转科就无法查询了。因此,需要用 SQL 查询,语句如下:

SELECT DISTINCT t. fprn 住院号,

t. ftimes 次数,

t. fname 姓名,

t. frydate 入院日期,

t. frydept 入院科室,

t. fzkdept 首次转科,

t. fcydept 出院科室,

t. fcydate 出院日期

FROM tpatientvisit t LEFT JOIN tswitchks s ON (t. fprn＝s. fprn AND t. ftimes＝s. ftimes)

WHERE t. fcydate BETWEEN ' 2012/09/26 ' AND ' 2012/10/25 '

AND (t. frydept=' ICU' OR t. fzkdept=' ICU' OR s. fzkdept=' ICU')

例 11.7　各科转送 ICU 人次统计。

ICU 是重症监护病房,为了合理地利用好这个资源,有时医院会要求统计各科送 ICU 的人次,便于分析各科对 ICU 的需求。

查询需求分析:这里不仅要查出哪些病人住过 ICU,而且还要查出各科有多少人次被转入 ICU,有的病人不止一次转入 ICU,这就需要统计多次。入住 ICU 分三种情况,①入院为 ICU;②首次转科为 ICU;③第二次或以后的转科为 ICU。第①种情况都算急诊科转入,第②种情况则是入院科室,这两种情况都很容易用病案统计软件查到,难就难在第③种情况。

第③种情况又分为两种情况:第二次转科为 ICU 和从第三次开始转科为 ICU,前者的转送 ICU 科室为首次转科的科室,后者的转送 ICU 的科室为入 ICU 之前的那次转入科室,见表 11.6。

表 11.6　某病人转科情况(第二次转科为 ICU)

住院号	住院次数	首次转科	二次以后转科	二次以后转科日期	序号	送 ICU 科室
1002535	8	泌尿外科	ICU	2011－12－12	1	泌尿外科
1002535	8	泌尿外科	呼吸内科	2012－01－09	2	

以上病人首次转科为泌尿外科,第二次转科为 ICU,那么转送病人到 ICU 的科室即为泌尿外科。表 11.7 为第三次转科为 ICU。

表 11.7 某病人转科情况(第三次转科为 ICU)

住院号	住院次数	首次转科	二次以后转科	二次以后转科日期	序号	送 ICU 科室
1061666	6	肾内科	呼吸内科	2012－02－02	1	呼吸内科
1061666	6	肾内科	ICU	2012－02－14	2	

以上病人首次转科为肾内科,二次转科为呼吸内科,第三次转科才是 ICU,因此转送病人到 ICU 的科室为呼吸内科。

首先用查询语句把指定出院时间内的所有病人第二次以后转科记录全部输出:

```
SELECT distinct a. 住院号,a. 住院次数,a. 首次转科,
        s. fzkdept 二次后转科,s. fzkdate 二次后转科日期
   FROM   (SELECT t. fprn 住院号,t. ftimes 住院次数,t. fzkdept 首次转科,
               s. fzkdept 二次以后转科,s. fzkdate 二次后转科日期
           FROM tpatientvisit t,tswitchks s
           WHERE t. fprn＝s. fprn
               AND t. ftimes＝s. ftimes
               AND t. fcydate BETWEEN '2011/09/26' AND '2012/09/25'
               AND (s. fzkdept='icu')) a
        LEFT JOIN tswitchks s
        ON a. 住院号＝s. fprn
            AND a. 住院次数＝s. ftimes
   ORDER BY 住院号,住院次数,fzkdate
```

将结果输出到 Excel 表,见表 11.8 中的 A～E 列:

表 11.8　病人历次转科情况(Excel 表)

	A	B	C	D	E	F	G
1	住院号	住院次数	首次转科	二次以上转科	转科日期	序号	送 ICU 科室
2	1002535	8	泌尿外科	ICU	2011－12－12		
3	1002535	8	泌尿外科	呼吸内科	2012－01－09		
4	1014066	3	神经外二	ICU	2012－06－25		
5	1014066	3	神经外二	神经外二	2012－06－26		
6	1015653	5	康复科	ICU	2011－12－12		
7	1015653	6	急诊病区	ICU	2011－12－30		

上述表中 F 和 G 列为新增加的两列,在 F2 格子中输入"＝IF(A2&B2＝

A1&B1,F1＋1,1)",意思是给每个病人的转科次数编号,然后将整个 F 列复制这一公式,得结果见表 11.9。

表 11.9　病人历次转科情况(Excel 表)

	A	B	C	D	E	F	G
1	住院号	住院次数	首次转科	二次以上转科	转科日期	序号	送 ICU 科室
2	1002535	8	泌尿外科	ICU	2011－12－12	1	
3	1002535	8	泌尿外科	呼吸内科	2012－01－09	2	
4	1014066	3	神经外二	ICU	2012－06－25	1	
5	1014066	3	神经外二	神经外二	2012－06－26	2	
6	1015653	5	康复科	ICU	2011－12－12	1	
7	1015653	6	急诊病区	ICU	2011－12－30	1	

再在 G2 格子中输入公式"＝IF(D2＝"ICU",IF(F2＝1,C2,D1),"")",然后将整个 G 列复制这一公式,得最后结果如表 11.10。

表 11.10　病人历次转科情况(Excel 表)

	A	B	C	D	E	F	G
1	住院号	住院次数	首次转科	二次以上转科	转科日期	序号	送 ICU 科室
2	1002535	8	泌尿外科	ICU	2011－12－12	1	泌尿外科
3	1002535	8	泌尿外科	呼吸内科	2012－01－09	2	
4	1014066	3	神经外二	ICU	2012－06－25	1	神经外二
5	1014066	3	神经外二	神经外二	2012－06－26	2	
6	1015653	5	康复科	ICU	2011－12－12	1	康复科
7	1015653	6	急诊病区	ICU	2011－12－30	1	急诊病区

表 11.10 中 G 列为空的不需要统计,最后利用 Excel 的自动筛选功能把 G 列中不为空的记录筛选出来,与前面①和②两种情况合并统计即完成了这一任务。

　　例 11.8　手术人次统计偏多的处理。

　　按照国际疾病分类 ICD-9-CM-3 的原则,手术操作码≤86 的都算手术,而很多操作如穿刺、检查等的手术编码也都≤86,如 38.99 静脉穿刺术、31.42 气管镜检查术、22.19 鼻内窥镜检查等,全部统计为手术人次,导致手术人次的统计偏多,与通常人们所说的手术存在差异。例如,某院 2012 年 11 月的手术人次同比增长 23.5%,而同期出院人次增长仅 9.8%,究其原因,是因为采用新版病案首页后,原来不在首页上填写的一些操作如穿刺、检查等,现在按要求都要填写,导致手术人次统计偏多。

一般用户所用的统计软件是通用的和商品化的,不能修改统计口径。处理方法是:将这些不需要统计为手术的操作变成附属手术,就不会统计为手术人次了。一个病人一次手术操作往往不止一项,如表 11.11。

表 11.11 某住院病人的手术情况

住院号	次数	手术次数	fopcode（手术码）	手术名称	Fopdate（手术日期）	Fiffsop(是否附属手术)
1012327	7	1	57.0 02	经尿道膀胱血块清除术	2012－05－24	0(否)
1012327	7	1	57.3201	膀胱镜检查术	2012－05－24	1(是)
1012327	7	2	60.29	经尿道前列腺切除术	2012－05－29	0(否)
1012327	7	2	57.3201	膀胱镜检查术	2012－05－29	1(是)

可以在首页录入界面把那些不想作为手术统计的操作变成附属手术,这些操作就不会参与手术人次的统计了,这样做并不会影响对该手术的检索,如表 11.11 中的膀胱镜检查术。若批量修改后台数据,效率会高很多,批量修改膀胱镜检查术为附属手术的 SQL 语句为:

```
UPDATE toperation
    SET FIFFSOP='1'
    WHERE (fopdate BETWEEN '2012/10/26' AND '2012/11/25')
        AND (fopcode LIKE '57.32%')
        AND (fiffsop='0')
```

但批量修改后台数据要谨慎,确保准确无误,否则数据一旦改错了,难以恢复。

例 11.9 科室前十位病种统计。

重点学科评审中有一项内容是填报科室前十位病种的收治例数、治疗效果、平均费用、平均住院天数等。首先要找出某个科室的前十位病种是什么,才能针对这十个病种进行统计。虽然现有的病案统计软件可以针对某个科室进行疾病分类统计,但其结果往往较粗,不一定能达到要求。用查询语句可以做到最精确的病种统计,再根据需要将某些病种合并。

```
SELECT b.*
    FROM (SELECT a.ficdm,a.fjbname,count(*)例数
            FROM (SELECT t.fprn,t.ftimes,d.ficdm,d.fjbname
                FROM tpatientvisit t,tdiagnose d
                WHERE t.fcydate BETWEEN '2012/09/26' AND '2012/10/25'
                    AND fcydept LIKE '产%'
```

　　　　　　　　　　AND t. fprn＝d. fprn

　　　　　　　　　　AND t. ftimes＝d. ftimes

　　　　　　　　　　AND d. fzdlx='1') a

　　　　　　　　GROUP BY ficdm,fjbname) b

　　　　　ORDER BY 例数 DESC

　　这里涉及两个表：主表 tpatientvisit 和诊断表 diagnose,其中 fcydept 为出院科室,fzdlx 为诊断类型,fzdlx 的值若为 1 则为主要诊断,ficdm 为 ICD 码,fjbname 为疾病名称。得结果见表 11.12。由于这里是 ICD 码分类最细的统计,使用时,根据需要将一些应该合并的疾病码合并之后再使用,若对怎样合并不熟悉,可请临床医生帮助。

表 11.12　某院 2012 年 10 月产科单病种例数统计

ICD 码	疾病名称	例数
O42.000	24h 内入产程的胎膜早破	79
O34.201	妊娠合并子宫瘢痕	56
O80.000	头位顺产	53
O69.101	脐带绕颈	43
O24.400	妊娠期并发糖尿病	23
O33.900	头盆不称	21
O32.101	臀先露	19

　　例 11.10　查找直肠癌先住院化疗（Z51.1）、然后再次住院手术（48.6）的病人。

　　分析：这个需求是临床科研的需要,这里要满足三个条件,一是 ICD 码为 Z51.1,二是手术码为 48.6,三是化疗的住院次数要小于手术的住院次数。查询语句如下：

SELECT a. fprn 住院号,a. ftimes 化疗住院次数,b. ftimes 手术住院次数

　　FROM(SELECT fprn,ftimes

　　　　FROM tdiagnose

　　　　WHERE ficdm LIKE 'Z51.1%')　a,

　　　(SELECT fprn,ftimes

　　　　FROM toperation

　　　　WHERE fopcode LIKE '48.6%')　b

　　WHERE a. fprn＝b. fprn and a. ftimes＜b. ftimes

　　这里用到的是两个表：诊断表 tdiagnose 和手术表 toperation,ficdm 为 ICD 码,fopcode 为手术码。

例 11.11　内镜与微创临床诊治的情况统计。

表 11.13　近三年某院妇科独立开展的内镜与微创临床诊治情况

序号	疾病名称	收治例数	平均住院费用	平均住院日	治愈率(%)
1	腹腔镜广泛性子宫切除术	182	26926.86	21.3	80.2
2	腹腔镜盆腔淋巴结切除术	456	26261.07	19.4	81.8
…	…				
29	宫腹腔镜输卵管联合插管术	223	12160.32	6.6	80.3

　　表 11.13 的内容如果一项一项地查询,其过程是:先给定 ICD 码,再到病案统计软件中查询,把结果输出到 EXCEL 表中,再计算平均费用、平均住院日等,最后把数据填入表 11.13 中。这样效率比较低,而且以后碰到同样需求时,要重复查询。

　　利用病案统计软件中的"自定义单病种"功能就可以提高效率,而且以后碰到同样需求时,可以一劳永逸,直接统计并输出结果,一般病案统计软件应当有这个功能。图 11.8 是某省病案统计系统的自定义单病种设置界面。

　　当只有手术码,没有填疾病编码时,可能无法得到结果,这时可以给一个最大范围的疾病编码,比如,从 C01～Z99,设定好了所有病种之后,就可以运行自定义单病种统计,把结果输出到 EXCEL 表中,再编辑筛选所需要的数据,并将病种和数据项完全按表 11.13 的顺序排列,最后直接把结果复制到表 11.13 中,既快又准确。

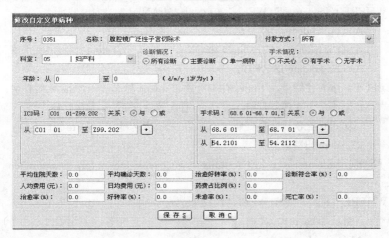

图 11.8　自定义单病种设置

例 11.12　单科住院时间超 30 天病例查询。

　　平均住院日是反映医院运作效率的重要指标,缩短平均住院日是提高医院运作效率的重要措施。有的医院管理部门要求统计人员每个月提供住院时间超过30 天的病人名单,以便分析其原因,以期达到缩短平均住院日的目的。这里并非指总的住院日超过 30 天,而是指单住某科的住院天数超过 30 天,也即对于有转科病人,要分段计算每个科的住院时间,只要其中任何一个科的住院时间超过 30 天就要查出来。

所有住院病人分为三种情况,①无转科病人,这种情况最简单,只要住院天数超过 30 天即可;②仅有一次转科的病人,这种情况下或者入院科室住院超过 30 天,或者转科科室住院超过 30 天;③有二次以上转科的病人,这种情况比较复杂。以查找某院 2012 年 10 月住院超 30 天病例为例,以上三种情况的查询语句分别如下:

①SELECT fprn 住院号,ftimes 住院次数,fname 姓名,frydate 入院日期,fcydate 出院日期,fcydept 出院科室,fdays 住院日

FROM tpatientvisit

WHERE fcydate between ' 2012/09/26 ' AND ' 2012/10/25 '

AND fzkdept＝"(这里 fzkdept 为首次转科科别)

AND fdays＞30

②SELECT t. fprn 住院号,t. ftimes 住院次数,t. fname 姓名,t. frydate 入院日期,

t. fzkdate 首次转科日期,t. fzkdept 首次转科,t. fcydate 出院日期,

t. fcydept 出院科室,t. fdays 总住院日,s. fzkdate 二次后转科日期,

s. fzkdept 二次后转科

FROM tpatientvisit t LEFT JOIN tswitchks s ON t. fprn ＝ s. fprn AND t. ftimes ＝s. ftimes

WHERE t. fcydate BETWEEN ' 2012/09/26 ' AND ' 2012/10/25 '

AND t. fzkdept＜＞"

AND(t. fzkdate－t. frydate＞30 OR t. fcydate－t. fzkdate＞30)

AND s. fzkdate IS NULL

③SELECT t. fprn 住院号,t. ftimes 住院次数,t. fname 姓名,t. frydate 入院日期,

t. fzkdate 首次转科日期,t. fzkdept 首次转科,t. fdays 总住院日,

s. fzkdate 二次后转科日期,s. fzkdept 二次后转科,t. fcydate 出院日期,

t. fcydept 出院科室

FROM tpatientvisit t LEFT JOIN tswitchks s ON t. fprn ＝ s. fprn and t. ftimes ＝s. ftimes

WHERE t. fcydate BETWEEN ' 2012/09/26 ' AND ' 2012/10/25 '

AND t. fzkdept＜＞"

AND (t. fdays＞30)

AND NOT s. fzkdate IS NULL

以上第①和②都是符合条件的,第③部分中只有部分符合条件,还须把查询结果输出到 Excel 表中作进一步处理,见表 11.14 和表 11.15。

表 11.14　某院 2012 年 10 月二次以上转科病人(A～I 列)

	A	B	C	D	E	F	G	H	I
1	住院号	次数	姓名	入院日期	入院科室	首次转科日期	首次转科	二次后转科日期	二次后转科
2	1261240	2	冯＊＊	2012-08-18	综合二区	2012-08-20	神经内科	2012-09-05	康复医学
3	1323553	8	温＊＊	2012-08-29	急诊病区	2012-08-29	ICU	2012-09-27	呼吸内科
4	1438852	2	徐＊＊	2012-05-31	神经外一	2012-05-31	ICU	2012-06-06	神经外一
5	1453821	1	陈＊＊	2012-06-27	神经外一	2012-07-23	放疗一科	2012-09-05	神经外一
6	1455857	2	黎＊＊	2012-08-22	乳腺肿内	2012-08-31	妇二科	2012-09-05	胸腹放疗科
7	1457087	1	梁＊＊	2012-07-19	ICU	2012-08-15	骨一科	2012-09-07	癫痫科
8	1458903	1	梁＊＊	2012-08-01	神经外一	2012-08-07	ICU	2012-08-13	神经外一
9	1461707	1	莫＊＊	2012-08-21	胸外科	2012-09-05	ICU	2012-09-07	胸外科
10	1461707	1	莫＊＊	2012-08-21	胸外科	2012-09-05	ICU	2012-09-14	头颈胸肿内

表 11.15　某院 2012 年 10 月二次以上转科病人(J～O 列)

	J	K	L	M	N	O
1	出院日期	出院科室	总住院日	入院科住院日	首次转科住院日	二次后转科住院日
2	2012-09-26	康复医学	39	2	16	21
3	2012-09-30	呼吸内科	32	0	29	3
4	2012-10-17	神经外一	139	0	6	133
5	2012-09-28	神经外一	93	26	44	23
6	2012-10-23	胸腹放疗科	62	9	5	48
7	2012-10-20	癫痫科	93	27	23	43
8	2012-10-25	神经外一	85	6	6	73
9	2012-09-28	头颈胸肿内	38	15	2	7
10	2012-09-28	头颈胸肿内	38	15	2	14

其中表 11.15 中 M、N、O 列为新增加列,在 M2 格子中输入公式"＝F2－D2",并把公式复制到整个 M 列,表示在入院科室所住的天数。在 N2 中输入公式"＝H2－F2",并把公式复制到整个 N 列,表示在首次转科的那个科室中所住院的天数。在 O2 格子中输入公式"＝IF(A3&B3＝A2&B2,H3－H2,J2－H2)",并把公式复制到整个 O 列,表示在二次以后转科的科室中所住的天数。这样,M、N、O 中任何一个超过 30 的都算是符合查询条件的记录,这用 Excel 的自动筛选功能就很

容易做到。须注意的是,有些医院对于在多次转科中,某科室重复转入可能会要求累加计算住院天数,则应当把在入院科室、首次转科科室和二次以上转科科室当中有重复出现科室的住院天数累加计算。

本章小结

医院统计数据的变迁,经历了从简到繁、从少到多、从粗到精的发展变化过程。在计算机应用时代,统计数据的备份与恢复,如何确保其完整性和安全性,是病案统计工作中的一个重要问题。

病案首页数据是医院统计数据的主要来源,因此,病案首页的数据质量至关重要。病案首页质量的审核方法,是保证病案首页的数据质量的重要手段,医院统计人员应在日常工作中常规使用。

随着医院的发展,各部门对统计工作的要求越来越高,有些数据可以直接从统计报表提供,也有不少数据需要统计人员利用一些技巧对数据进行挖掘和分析,医院统计人员要学会提供统计数据服务的技巧。熟练掌握 EXCEL 电子表格的使用技巧,掌握 1～2 门编程语言的应用对于做好统计工作十分重要。

思考与练习题

1. 做好医院统计工作,统计人员最好具备哪些方面的素质?

2. 如何统计指定期内各科室平均每天有多少人住院? 请写出计算公式,并要求利用 Excel 电子表格实现。

3. 某医院 2012 年 10 月的首页全部录入完毕,出院人数核查也正确,但由于软件在汇总 10 月份的住院报表时出错,一时也无法解决。网络直报的日期到了,要上报的指标是 10 月份的出院人数、实际占用总床日数和病床使用率,请问如何计算这三个指标,使得网络直报能按时完成? 又如何验证自己的算法是正确的?

4. 某院自由论坛有医生发表意见,认为早上 8 点左右,病人主要挂专家门诊,挂专科门诊的病人少,有的专科门诊医生无所事事,等专家门诊号挂完了,病人才选择专科号,到了上午下班时,专科门诊医生却又要拖班,并建议调整专科门诊开诊时间。对此,院领导指示统计人员做调查,提出自己的意见。试述在以下二种情况下,统计人员该如何做?

1)该院实现了门诊医生工作站,统计人员可以即时查到门诊挂号情况;

2)该院未实现医生工作站,统计人员不能即时查到门诊挂号情况。

第十二章 医院数据集市

§12.1 数据集市概论

随着数字化医院的建设,医院各类业务数据从采集、存储、传递和使用的模式发生了根本的变化。如何系统地为医院各级管理者提供及时、准确、全面、智能的数据服务,并将数据转化为知识,已逐步成为数字化医院建设的新目标。

12.1.1 什么是商业智能

商业智能(business intelligence,BI)的概念起源于工商业,是对数据和信息的搜集、管理和分析的过程,目的是使企业的各级决策者获得知识,提高洞察力,帮助他们做出对企业更有利的决策、实施更有效的管理举措。从业务数据库中抽取/转换/装载(ETL)数据、建立数据仓库、数据分析和数据展现是商业智能系统的四个步骤。

数据清洗(data cleansing)就是从事务数据中去除不一致和错误,从而使数据具有数据集市应用所需的一致性。数据清洗会把数据转换成一种在数据集市环境中不会引起问题的格式,把不一致的数据类型转换成同一种类型,把不同的标识符转译成一套用于数据集市的标准编码。此外,数据清洗还会修复或删除所有不满足该业务规则的数据。该过程也被称为抽取、转换和加载(extract, transform and load),简称为 ETL。

数据仓库(data warehouse)是一个面向主题的、集成的、不可更新的、随时间不断变化的数据集合,它用于支持企业或组织的决策分析处理。数据仓库是一个过程而不是一个项目。

数据挖掘(data mining)是使用一组复杂的数学算法,对细节数据进行筛选,从而识别出存在于这些数据中的模式、关联和聚类的技术。就是把数据转化为知识的过程,用于支持决策分析。

对于什么是商业智能,目前还没有十分明确的定义。

Gartner Group(权威的 IT 咨询公司)给出的定义是:①商业智能描述了一系列的概念和方法,通过应用基于事实的支持系统来辅助商业决策的制定;②商业智能技术提供使企业迅速分析数据的技术和方法,包括收集、管理和分析数据,将这些数据转化为有用的信息,然后分发到企业各处。

IDC(著名的信息提供商)给出的定义是:

商业智能是一组软件工具的集合:①终端用户查询和报告工具:专门用来支持初级用户的原始数据访问,不包括适用于专业人士的成品报告生成工具;②OLAP工具:提供多维数据管理环境,其典型的应用是对商业问题的建模与商业数据分析;③数据挖掘(data mining)软件:使用诸如神经网络、规则归纳等技术,用来发现数据之间的关系,做出基于数据的推断;④数据集市(data mart)和数据仓库(data warehouse)产品:包括数据转换、管理和存取等方面的预配置软件,通常还包括一些业务模型,如财务分析模型;⑤主管信息系统(executive information system,EIS):通俗地说 BI 就是收集相关信息并加以分析,以辅助决策。成功的 BI 系统多采用了数据仓库技术。

医院商业智能系统就是在信息化支撑的环境下,整合不同业务需求,从不同的角度抽象出反映医院管理及医疗、教育、科研业务的各类指标,集成医院运行产生的数据,全面、系统、实时地复用各类业务数据,建立相关的知识模型和知识库,满足支持决策的信息需求。

12.1.2　商业智能的三个层次

在医院组织内的不同层面中,所需要的商业智能的类型也不同。对于不同的用户,采用不同的数据呈现方式。

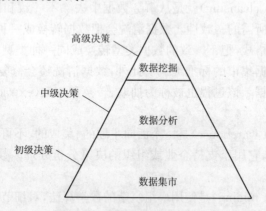

图 12.1　商业智能的三个层次

12.1.2.1　高层决策—数据挖掘

院长必须着眼大局,负责设定长期目标,对数据的要求,需要有宽广的视野,而不要陷入到细节之中。提供给院长的必须是一些高度汇总的数据。通常用 KPI、仪表盘和平衡计分卡的方式全局呈现医院运转情况,满足战略分析需要。

更高层次的需求是,利用数据挖掘的数学算法,对细节数据进行筛选,从而识别出存在于这些数据中的模式、关联和聚类的技术,将数据转化为知识,用于辅助决策。例如根据典型疾病的症状和诊断,建立贝叶斯模型,用于疾病辅助诊断;例如根据费用和疗效二个维度建立模型,用于最合理住院时间的选择;例如根据物品消耗的进销存关系,建立线性规划函数,用于最小库存管理;例如根据病人到达时间间隔,建立负指数分布模型,决定开放服务窗口的数量,等等。

12.1.2.2 中层决策—数据分析

中层决策者管理着医院职能部门。他们要制定一些短期目标,需要使用汇总数据以 KPI、仪表盘、平衡计分卡和一些固定报表等数据分析技术,呈现部门或科室的工作情况,满足战术分析需要。这类信息往往要求下钻以获得更多的细节。

12.1.2.3 初级决策—数据集市

初级决策主要是临床和医技科室负责人使用,他们通常需要访问数据集市等明细数据报表,但是必须能够由这些汇总数据中下钻到最明细的数据。

12.1.3 数据集市的定义

12.1.3.1 什么是数据集市?

数据集市也叫数据市场,是一个从业务数据源中收集数据的仓库。从范围上来说,数据是从企业范围的数据库、数据仓库,或者是更加专业的数据仓库中抽取出来的。数据集市的重点就在于它迎合了专业用户群体的特殊需求,在分析、内容、表现,以及易用方面。数据集市的用户希望数据是由他们熟悉的术语表现的。

数据集市是企业级数据仓库的一个子集,主要面向部门级业务,并且只面向某个特定的主题。为了解决灵活性和性能之间的矛盾,数据集市就是数据仓库体系结构中增加的一种小型的部门或工作组级别的数据仓库。数据集市存储为特定用户预先计算好的数据,从而满足用户对性能的需求。数据集市可以在一定程度上缓解访问数据仓库的瓶颈。

12.1.3.2 数据集市的特征

数据集市的特征包括:规模小、有特定的应用;面向部门;由业务部门定义、设计和开发,业务部门管理和维护;能快速实现,购买较便宜,投资快速回收;工具集的紧密集成,提供更详细的、预先存在的、数据仓库的摘要子集;可升级到完整的数据仓库等。

12.1.4 数据集市的结构

数据集市中数据的结构通常被描述为星型结构或雪花结构。一个星型结构包含两个基本部分:一个事实表和各种支持维表。

12.1.4.1 事实表

事实表描述数据集市中最密集的数据。在药品子系统中,药品基本数据是典型的最密集数据;在门诊子系统中,病人基本数据是典型的最密集数据。

事实表是预先被连接到一起的多种类型数据的组合体,它包括:一个反映事实表建立目的的实体的主键,如一张处方、一次挂号、一条医嘱等,主键信息,连接事实表与维表的外键,外键携带的非键值外部数据。如果这种非键外部数据经常用于事实表中的数据分析,它就会被包括在事实表的范围内。事实表是高度索引化的。事实表中出现 30~40 条索引非常常见。有时实事表的每列都建了索引,这样作的结果是使事实表中的数据非常容易读取。但是,导入索引所需的资源数量必须为等式提供因数。通常,事实表的数据不能更改,但可以输入数据,一旦正确输入一个记录,就不能更改此记录的任何内容了。

12.1.4.2 维表

维表是围绕着事实表建立的。维表包含非密集型数据,它通过外键与事实表相连。典型的维表建立在数据集市的基础上,包括病区、病种、医保类别等等。

数据集市中的数据来源于企业数据仓库。所有数据,除了一个例外,在导入到数据集市之前都应该经过企业数据仓库。这个例外就是用于数据集市的特定数据,它不能用于数据仓库的其他地方。外部数据通常属于这类范畴。如果情况不是这样,数据就会用于决策支持系统的其他地方,那么这些数据就必须经过企业数据仓库。

数据集市包含两种类型的数据,通常是详细数据和汇总数据。

12.1.4.3 详细数据

就像前面描述过的一样,数据集市中的详细数据包含在星型结构中。值得一提的是,当数据通过企业数据仓库时,星型结构就会很好的汇总。在这种情况下,企业数据仓库包含必需的基本数据,而数据集市则包含更高间隔尺寸的数据。但是,在数据集市使用者的心目中,星型结构的数据和数据获取时一样详细。

12.1.4.4 汇总数据

数据集市包含的第二种类型数据是汇总数据。分析人员通常从星型结构中的数据创建各种汇总数据。因为汇总的基础不断发展变化,所以历史数据就在数据集市中。但是这些历史数据优势在于它存储的概括水平。星型结构中保存的历史数据非常少。

12.1.5 商业智能解决方案的比较

商业智能是数据仓库、OLAP 和数据挖掘等技术的综合运用。常见的商业智能解决方案提供商有 IBM、SAP 等诸多公司,他们各有特长。

12.1.5.1　IBM

1. ETL 工具——IBM WebSphere DataStage

DataStage 为整个 ETL 过程提供了一个图形化的开发环境,它是一套专门对多种操作数据源的数据抽取、转换和维护过程进行简化和自动化,并将其输入数据集或数据仓库的集成工具。

2. 商业智能工具——IBM COGNOS

IBM COGNOS10 商业智能为企业提供一套完整的基于网络的工具,涉及一个报表在完整生命周期内的所有成分:协同报表;企业范围内的报表样式;可以一次性授权后任意自定义的报表;和一个适用于其他数据源的系统。用户可以授权、共享、使用报表。数据可以源于企业所有系统,从而更好地帮助企业做出商业决策。IBM COGNOS 10 BI 的分析是基于 IBM COGNOS POWER— PLAY,一种联机分析技术(OLAP)和分析软件。IBM COGNOS 10 BI 的新分析能力提升了这项功能,它覆盖了一个更完整的数据源,并在报表、查询和分析之间提供无缝的运作。

12.1.5.2　Oracle

1. Oracle 商业智能应用软件——Oracle Business Intelligence Applications

Oracle 商业智能应用软件是一整套预制的商业智能工具。它们使企业能从一系列的数据源和系统里获得洞察力和价值,这些数据源和系统包括 Oracle 的电子商务套件(Oracle E—Business Suite)、PeopleSoft 企业版、Siebel 客户关系管理(Siebel CRM)软件以及 SAP 等第三方系统。它是建立于 Oracle 商业智能套件企业版(OBIEE)的商业智能工具,让企业实现一个商业智能系统套餐提供的价值,比如快速部署与降低总成本。Oracle 商业智能应用软件适用于财务、人力资源、市场、采购和消费、销售、服务、供应链和订单管理,以及一系列特殊行业的分析。

2. 联机分析处理(OLAP)服务器——Oracle Essbase

利用快速的系统开发环境,Oracle Essbas 使用户能够快速模拟各种复杂的业务场景,支持快速的查询响应,以及跨任何数据源的热插拔。能实现"闪念般"的查询响应速度,让用户能快速理解影响业务绩效的指标,提出问题并且做出更明智的决策。单一点的维护让管理员易于对业务规则的管理。它还能让业务部门的人员驱动应用程序的设计和快速的迭代。高度的图形化"轮廓"技术使得业务部门的人员能够轻松构造维度、层次、指标和场景。Oracle Essbase 支持 32 位和 64 位的 Windows 和 Unix 操作环境,在企业范围内的部署有巨大的可扩展性。

12.1.5.3　SAP

1. 商业智能平台——SAP BUSINESS OBJECTS XI

使用 SAP BUSINESS OBJECTS 用户可建立一个对业务信息提供即时访问的商业智能平台。该产品可以将决策所需的所有信息汇集在一起,适用于异构环境,为用户在真实工作环境中部署商业智能。

2. 中端市场套件——SAP BUSINESS OBJECTS EDGE

有即时报表与分析、仪表盘与可视化,以及功能强大的数据整合和数据质量,还有预先套装的数据集市工具。SAP BUSINESS OBJECTS EDGE BI 将简单与快速的搜索功能和可信与优于分析的商业智能功能集于一身。用户可以利用他们熟悉的关键词搜索来发现隐含于数据源背后的信息,然后直接在数据上进行检索与发掘,无需一个已有的报表或度量标准。

3. 商业数据仓库——SAP NETWEAVER BUSINESS WAREHOUSE (SAP NETWEAVER)

SAP NETWEAVER 商业仓库齐集功能强大的分析工具,规划与模拟的功能和数据仓库功能。包括在线分析处理的能力、数据挖掘和预警,以及提供数据访问和数据提交的功能,支持对数据模型的搜索,还有发现异常的能力。SAP NETWEAVER 商业仓库加速器利用数据压缩,并行内存处理和搜索技术提高查询的性能,减轻了管理员的工作,缩短了批处理的过程。

12.1.5.4 Microsoft

微软公司的 SQL 服务器提供一个可扩展的商业智能平台,在数据整合、报告和分析功能上的优化,使企业能在用户需要的方面提供智能服务。能利用优化的立方体设计创建高性能的分析服务解决方案、子空间的计算和支持在多维联机分析处理(MOLAP) 时的写回能力。用户可以通过一个新的按需处理的流程来安装企业版的报表服务解决方案和基于实例的报表;通过新的 TABLIX 数据结构和丰富的格式设置创建灵活有效的报表;并且允许更多的用户通过与 2007 版微软办公系统的优化整合扩展他们的能力。SQL 服务器允许系统直接将非结构化的数据,如文件和图像文件,存储在文件系统中,但用同样的关系型数据的查询方式检索它们,所以用户现在能在数据库里管理多种类型的数据,包括对这些新的格式支持:地理数据/空间数据,XML,文件流,日期/时间以及立体索引。新功能包括:数据压缩,备份压缩,平行分区表,星型连接查询优化,资源管理、数组设置、合并 SQL 语句和可扩展的整合服务。

12.1.5.5 SAS

1. 商业智能软件产品——ENTERPRISE BI SERVER

SAS公司的企业商业智能服务器整合了 SAS 的分析技术和数据整合功能。由于通过中心管理的数据,共享元数据和安全性能,它能为用户提供可靠结果并能轻松追溯到数据源,使企业商业智能服务可保证连贯的数据呈现和信息控制。这样就减轻了对报表或结果是否准确的验证工作的重复率。另外,与微软的办公系统的整合,让用户在 EXCEL 这个熟悉环境进行即时使用,而省略了 IT 需要对即时环境的管理和控制。SAS 在软件即服务(SAAS)的云模式下还提供一些相关产业的解决方案。

2. SAS 可视化商业智能——SAS VISUAL BI

SAS 公司的可视化商业智能由 JMP 软件提供技术支持,能提供动态的商业视觉,让商业用户可以交互式地浏览观点和信息,调查数据模型并通过可视化查询预先发现实际情况。

利用 SAS 公司的可视化商业智能,用户通过观察和信息之间的交互能够获得对数据关系和数据样本的即时洞察力,这种洞察力是静态图表和 EXCEL 的电子表格无法企及的。无需用 SQL 开发复杂的数据查询或用提示器,用户可以简单地在一个图形上拖放一个点或单击马赛克图上的子集。因为查询功能的简单,快速和动态性,用户无需 IT 的服务,就可以从视觉上提出或回答问题,从而在他们的信息资源里提取附加的价值。可视化商业智能工具能让用户探索海量的数据和处理大量的、现实世界中的问题。从长远的趋势而不是年初至今的观点,用许多截然不同的变量创建图形,再结合能动作的图表,你可以对未来的趋势看的更清楚。

§12.2　数据获取

12.2.1　数据源的建立

12.2.1.1　数据源的定义

数据源(Data Source)是提供某种所需要数据的器件或原始媒体。在数据源中存储了所有建立数据库连接的信息。就像通过指定文件名你可以在文件系统中找到文件一样,通过提供正确的数据源名称,你可以找到相应的数据库连接。

数据源标准属性包括:

DatabaseName String 数据库名称,即数据库的 SID。

dataSourceName String 数据源接口实现类的名称。

description String 对数据源的描述。

networkProtocol String 和服务器通讯使用的网络协议名。

password String 用户登录密码。

portNumber 数据库服务器使用的端口。

server Name String 数据库服务器名称。

user String 用户登录名。

如果数据是水,数据库就是水库,数据源就是连接水库的管道,终端用户看到的数据集是管道里流出来的水。

12.2.1.2　MS SQL 数据源

ODBC(Open Database Connectivity,开放数据库互连)是微软公司开放服务

结构(Windows Open Services Architecture,WOSA)中有关数据库的一个组成部分,它建立了一组规范,并提供了一组对数据库访问的标准 API(应用程序编程接口)。这些 API 利用 SQL 来完成其大部分任务。ODBC 本身也提供了对 SQL 语言的支持,用户可以直接将 SQL 语句送给 ODBC。

打开:控制面板/管理工具/数据源(ODBC),选择数据库名,录入服务器 IP 地址、管理员和密码即可。

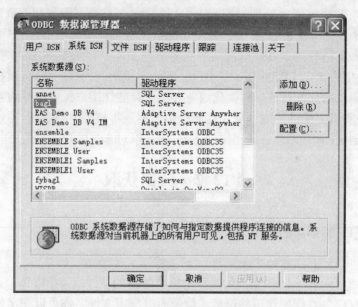

图 12.2　ODBC 数据源管理器

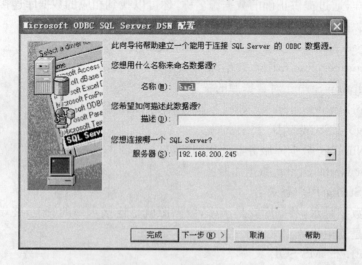

图 12.3　SQL 数据源 DSN 配置

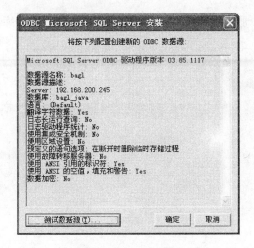

图 12.4 SQL 数据源测试

12.2.1.3 Oracle 数据源

创建"本地 Net 服务名"

1. 通过 [程序]/[Oracle — OraDb10g_home1]/[配置和移植工具]/[Net Configuration Assistant]，运行"网络配置助手"工具。

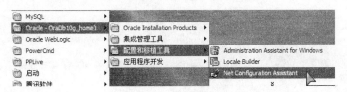

图 12.5 网络配置助手

2. 选择"本地 Net 服务名配置"。

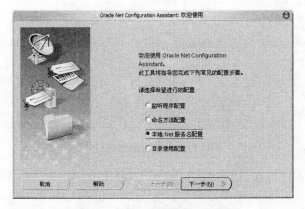

图 12.6 本地 Net 服务名配置

3. 这里的"Net 服务名"输入安装数据库时的"全局数据库名":

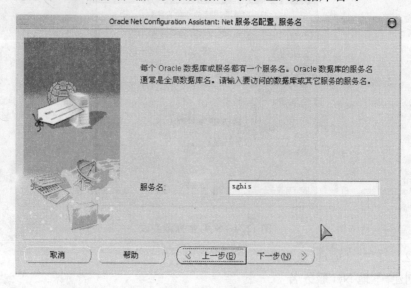

图 12.7　全局数据库名

4. 主机名输入本机的 IP 地址:

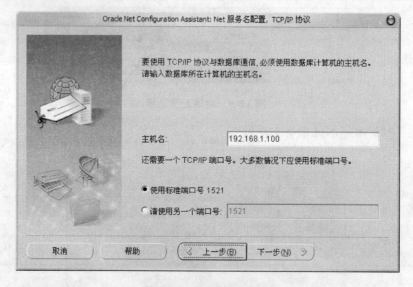

图 12.8　主机的 IP 地址

5. 测试数据库连接,用户名/密码为:System/数据库口令(安装时输入的"数据库口令"):

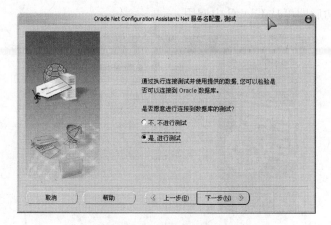

图 12.9 测试数据库连接

输入正确的用户名/密码：

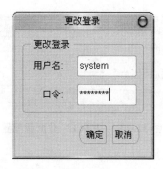

图 12.10 输入用户名/密码

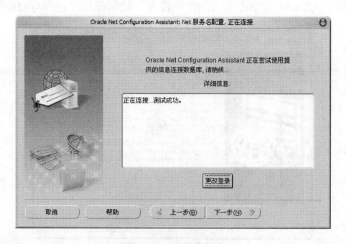

图 12.11 测试成功

测试成功后即可从 ODBC 中调用。

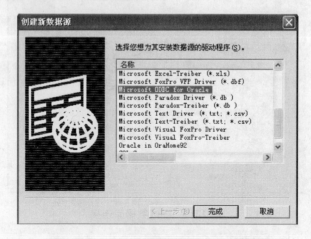

图 12.12 从 ODBC 调用 ORACLE 数据源

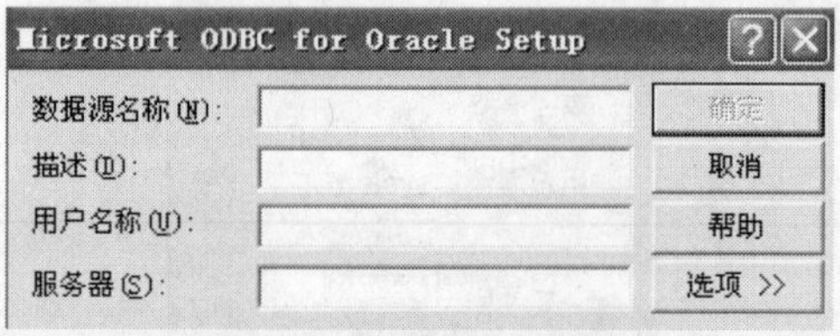

图 12.13 ORACLE 数据源配置

12.2.1.4 Caché 数据源

Caché 数据库是美国 Intersystems 公司产品,在美国和欧洲的 HIS 系统(医疗卫生管理信息系统)中,Caché 数据库所占的比例较大。数据源创建过程与前面例子相同。

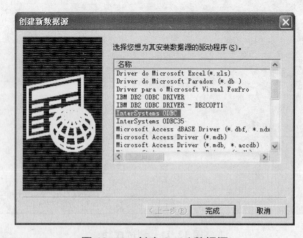

图 12.14 创建 Caché 数据源

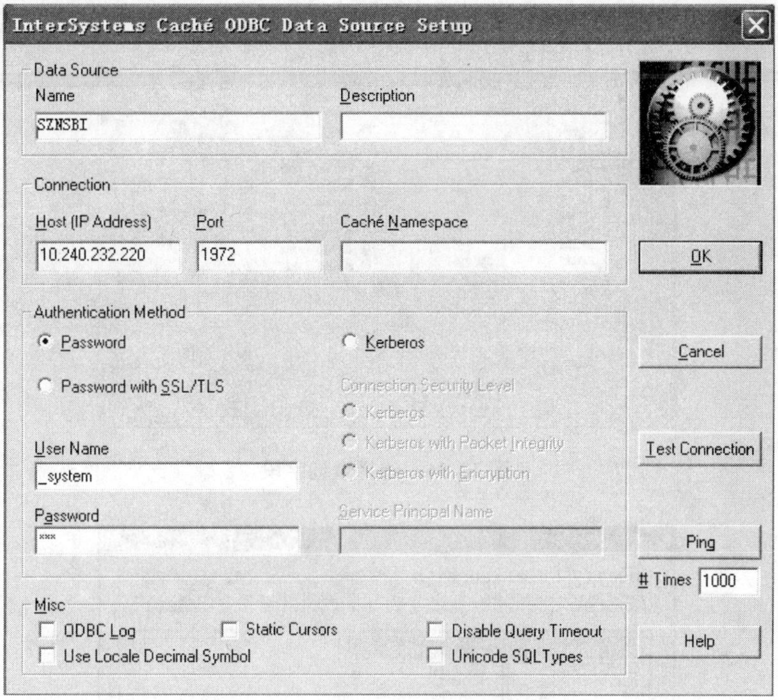

图 12.15　配置 Caché 数据源

12.2.2　数据源的连接

12.2.2.1　SPSS 如何连接数据源

本例中，数据库 bagl 表 ba1 中的字段：病案号 prn，病人姓名 name，性别 sex 等等；表 ba2 中的字段：病案号 prn，年龄 age，出院日期 cydate，住院天数 days，住院费用 sum1 等等。现在的需求是，将病案号、病人姓名、性别、年龄、出院日期、住院天数、住院费用等字段列表，查询条件是住院天数等于 5 天。

打开 SPSS 应用程序，选择 Open Database/New Query 进入数据库连接向导，选择前面已建立好的 ODBC 数据源：sgcwserver_bagl。

选择"下一步"，输入 Login Id 以及 Password。

打开 bagl 数据库，选择表 ba1，系统显示 ba1 的所有字段，将所需的字段拖至右侧窗口。此处选择 prn、name、sex 三个字段。同样方法打开 ba2，选择 age、cydate、days、sum1 等四个字段，将表 ba1、ba2 中的主键 prn 直接拖动作对应链接。主键的正确对应很关键，如主键对应错误，则数据完全错误。

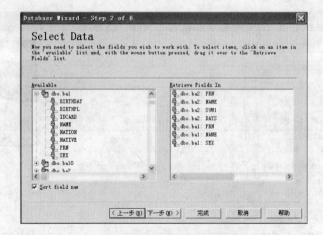

图 12.16　选择查询字段

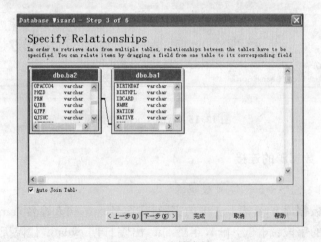

图 12.17　连接主键

选择"下一步",可在显示栏中编辑 SQL 语句。此处加上查询条件 AND "DAYS"=5

SQL 查询语句如下:

SELECT "T6"."PRN" AS "PRN","T6"."NAME" AS "NAME","T6"."SEX" AS "SEX","T8"."AGE" AS "AGE","T8"."CYDATE" AS "CYDATE","T8"."DAYS" AS "DAYS","T8"."SUM1" AS "SUM1"

FROM "bagl"."dbo"."ba1" "T6","bagl"."dbo"."ba2" "T8"

WHERE "T8"."PRN"="T6"."PRN"

AND "DAYS"=5

完成后退出,则将数据库中符合条件的数据读入 SPSS Data Editor 中。

Untitled - SPSS Data Editor

	prn	name	se	age	cydate	days	sum1
1	000092	邹月新	2	M22	1992/12/03	5.00	496.40
2	002507	文福心	2	M28	1992/12/27	5.00	560.60
3	002512	陈幼明	2	M24	1992/12/10	5.00	475.70
4	002523	杨丽华	2	M25	1992/12/28	5.00	456.60
5	002525	陈合欢	2	M73	1992/09/04	5.00	295.60
6	002537	苏进琼	2	M24	1992/12/24	5.00	547.20
7	002545	张霞	2	M24	1992/12/28	5.00	450.20
8	002551	蔡瑞红	2	M21	1992/12/24	5.00	521.90
9	002644	文子杨	1	M01	1992/12/08	5.00	169.70
10	002668	陈丽欢	2	M60	1992/12/13	5.00	670.80
11	002685	黄丽华	2	M26	1992/11/06	5.00	.00
12	002698	蓝秀琼	2	M28	1992/12/13	5.00	466.90
13	002705	许秀惠	2	M25	1992/11/25	5.00	.00
14	002741	郑丽芳	2	M34	1992/11/04	5.00	788.80
15	002748	欧阳云	2	M30	1992/11/16	5.00	387.60
16	002754	蒋日安	1	M50	1992/11/29	5.00	624.80

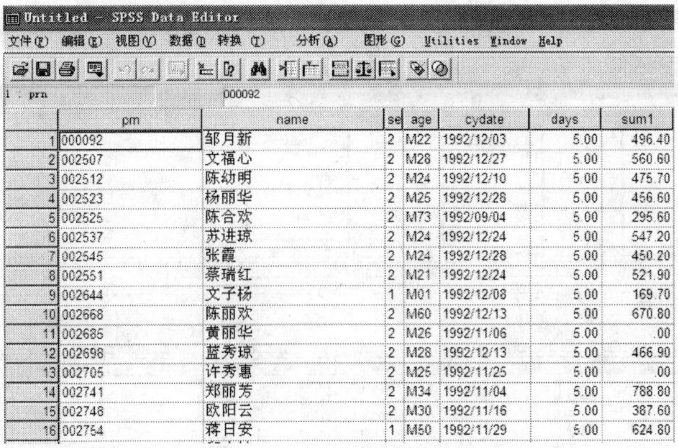

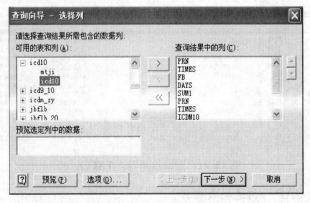

图 12.18 查询结果导入 SPSS

12.2.2.2 EXCEL 如何连接数据源

本例中,数据库 bagl 表 ba2 中的字段:病案号 prn,病人姓名 name,年龄 age,出院日期 cydate,住院天数 days,住院费用 sum1 等等;表 ba3 中的字段:病案号 prn,病人姓名 name,住院次数 time,出院诊断 icd10;表 icd10 中的字段:icd 码 icd10m,疾病名称 jbname。现在的需求是,将病案号、病人姓名、年龄、出院日期、住院天数、住院费用、疾病名称等字段列表,查询条件是:疾病名称的第 1 诊断,住院次数 5 次以上,住院天数 10 天以上。

打开 EXCEL,新建一张表格。选择"数据/导入外部数据/新建数据库查询",选择前面建立好的数据源 sgcwserver_bagl,按"确定"。

录入登录 ID 以及密码。选择好数据库中所需查询的表及字段,并对表间相对应的主键进行链接:表 ba2. prn 对应表 ba3. prn,表 ba2. times 对应表 ba3. times,表 ba2. icd10 对应表 icd10. icd10。

图 12.19 选择查询字段

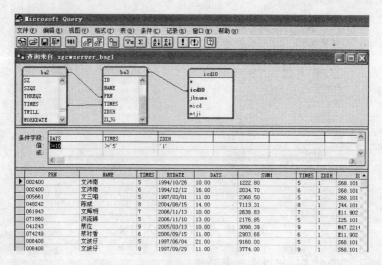

图 12.20　连接主键

选择查询条件,可定义多个查询条件。选择"将数据返回到 excel 中"。

本例的 SQL 查询语句为:

SELECT ba2. PRN, ba2. NAME, ba2. TIMES, ba2. RYDATE, ba2. DAYS, ba2. SUM1, ba3. TIMES, ba3. ZDXH, ba3. ICDM10, icd10. jbname

FROM bagl. dbo. ba2 ba2, bagl. dbo. ba3 ba3, bagl. dbo. icd10 icd10

WHERE ba3. ICDM10 = icd10. icd10 AND ba2. PRN = ba3. PRN AND ba2. TIMES = ba3. TIMES AND ((ba2. DAYS>=10) AND (ba2. TIMES>='5') AND (ba3. ZDXH='1'))

导入的数据可直接分析,也可以进行透视分析。

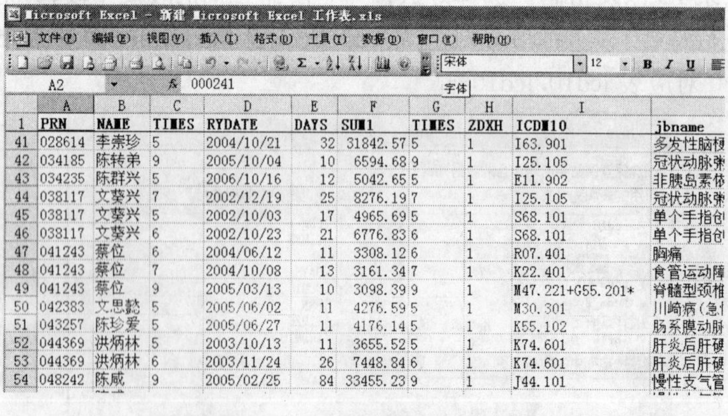

图 12.21　查询结果导入 EXCEL

12.2.2.3　SAP 如何连接数据源

在 BO 中,打开标准报表创建向导,连接可用数据源即可。

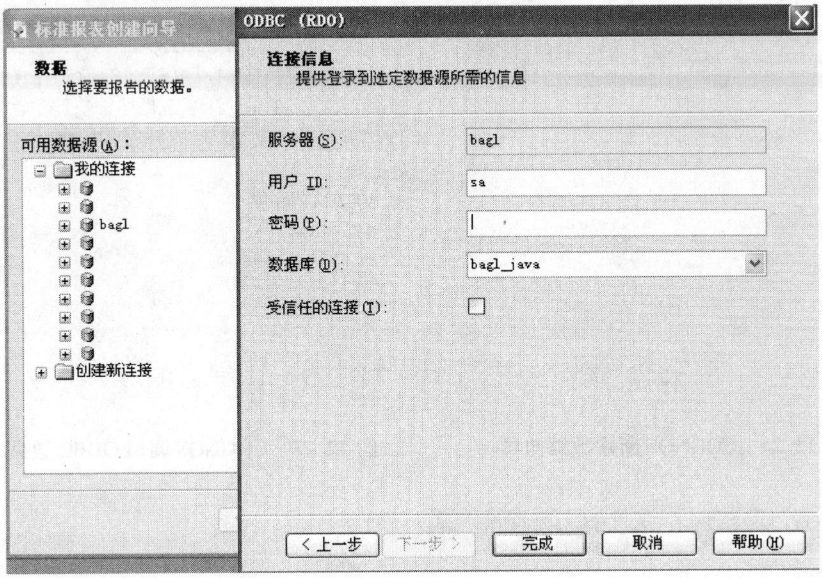

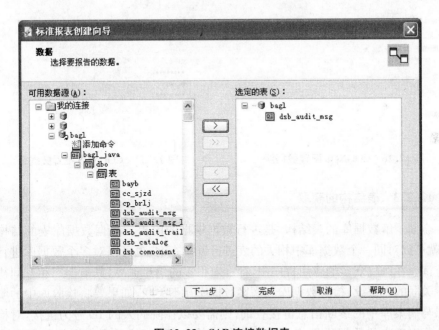

图 12.22 SAP 报表向导连接数据源

图 12.23 SAP 连接数据表

12.2.2.4 COGNOS 如何连接数据源

在 COGNOS 中,打开新建数据源向导,连接可用数据源即可。

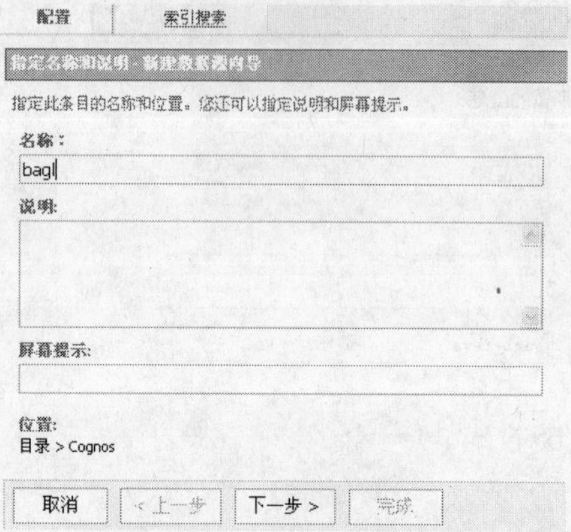

图 12.24　COGNOS 新建数据向导

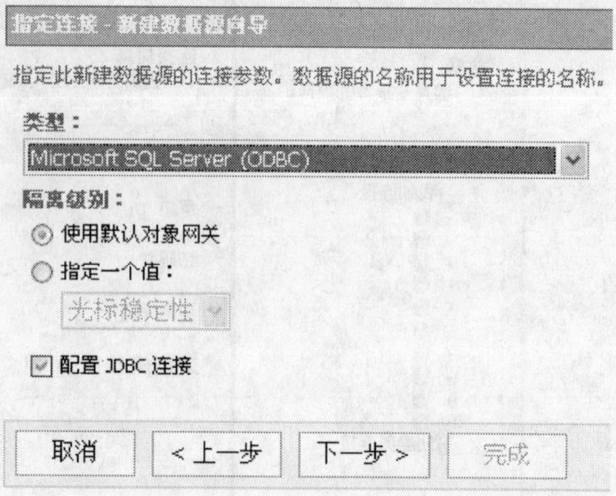

图 12.25　COGNOS 调用 ODBC 数据源

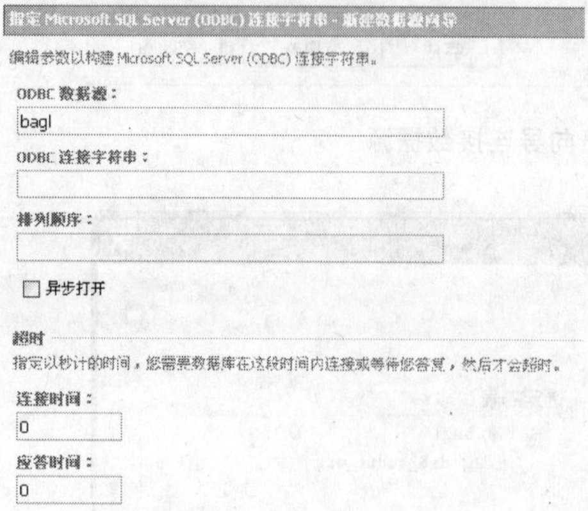

图 12.26　COGNOS 配置数据源

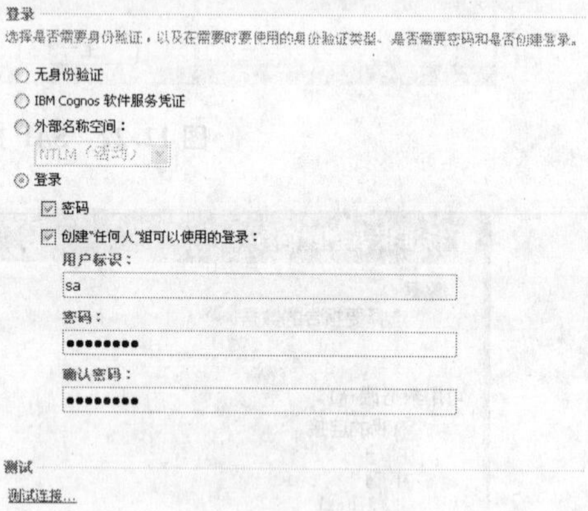

图 12.27　COGNOS 配置数据源

12.2.3　表结构的获取

全面了解数据库的表结构,是进行数据挖掘的前提。根据数据库表的结构关系,就可以对同一个数据库中相关的表进行链接查询,也可以对多个数据库进行综合查询。在医院众多的应用程序中,存在着很多的信息孤岛,其数据库相互间往往是不关联的。假设,检验数据库和病案数据库互不关联,如果要将检验库中的阳性结果与病案库中的诊断信息链接查询,则需要以住院病人的 ID 号为链接,对检验库和病案库中的数据进行查询。而进行查询的基础,就是全面了解数据库的表结构。

以下引用邹建的方法查询 SQL 数据库的表结构。

12.2.3.1　SQL2005 表结构

在 SQL2005 中，执行以下语句：

```
SELECT
    TableName＝CASE WHEN C. column_id＝1 THEN O. name ELSE N" END,
    TableDesc＝ISNULL（CASE WHEN C. column_id＝1 THEN PTB. ［value］END,
N"），
    Column_id＝C. column_id,
    ColumnName＝C. name,
    PrimaryKey＝ISNULL（IDX. PrimaryKey,N"），
    ［IDENTITY］＝CASE WHEN C. is_identity＝1 THEN N'√' ELSE N" END,
    Computed＝CASE WHEN C. is_computed＝1 THEN N'√' ELSE N" END,
    Type＝T. name,
    Length＝C. max_length,
    Precision＝C. precision,
    Scale＝C. scale,
    NullAble＝CASE WHEN C. is_nullable＝1 THEN N'√' ELSE N" END,
    ［Default］＝ISNULL（D. definition,N"），
    ColumnDesc＝ISNULL（PFD. ［value］,N"），
    IndexName＝ISNULL（IDX. IndexName,N"），
    IndexSort＝ISNULL（IDX. Sort,N"），
    Create_Date＝O. Create_Date,
    Modify_Date＝O. Modify_date
FROM sys. columns C
    INNER JOIN sys. objects O
        ON C. ［object_id］＝O. ［object_id］
            AND O. type＝' U'
            AND O. is_ms_shipped＝0
    INNER JOIN sys. types T
        ON C. user_type_id＝T. user_type_id
    LEFT JOIN sys. default_constraints D
        ON C. ［object_id］＝D. parent_object_id
            AND C. column_id＝D. parent_column_id
            AND C. default_object_id＝D. ［object_id］
    LEFT JOIN sys. extended_properties PFD
        ON PFD. class＝1
            AND C. ［object_id］＝PFD. major_id
            AND C. column_id＝PFD. minor_id
    --AND PFD. name＝' Caption'   --字段说明对应的描述名称(一个字段可以添加多个不
```

同 name 的描述)

      LEFT JOIN sys. extended_properties PTB

         ON PTB. class＝1

           AND PTB. minor_id＝0

           AND C. [object_id]＝PTB. major_id

           --AND PFD. name＝'Caption' --表说明对应的描述名称(一个表可以添加多

个不同 name 的描述)

      LEFT JOIN   --索引及主键信息

      (

SELECT

      IDXC. [object_id],

      IDXC. column_id,

      Sort＝CASE

       INDEXKEY_PROPERTY(IDXC. [object_id], IDXC. index_id, IDXC. index_

column_id,' IsDescending')

       WHEN 1 THEN 'DESC' WHEN 0 THEN 'ASC' ELSE '' END,

       PrimaryKey＝CASE WHEN IDX. is_primary_key＝1 THEN N '√' ELSE

N'' END,

      IndexName＝IDX. Name

    FROM sys. indexes IDX

      INNER JOIN sys. index_columns IDXC

         ON IDX. [object_id]＝IDXC. [object_id]

         AND IDX. index_id＝IDXC. index_id

      LEFT JOIN sys. key_constraints KC

         ON IDX. [object_id]＝KC. [parent_object_id]

         AND IDX. index_id＝KC. unique_index_id

         INNER JOIN -- 对于一个列包含多个索引的情况,只显示第 1 个索引信息

      (

SELECT [object_id], Column_id, index_id＝MIN(index_id)

FROM sys. index_columns

GROUP BY [object_id], Column_id

) IDXCUQ

      ON IDXC. [object_id]＝IDXCUQ. [object_id]

      AND IDXC. Column_id＝IDXCUQ. Column_id

      AND IDXC. index_id＝IDXCUQ. index_id

) IDX

ON C. [object_id]＝IDX. [object_id]

AND C. column_id＝IDX. column_id

-- WHERE O. name＝N'要查询的表'　-- 如果只查询指定表,加上此条件

ORDER BY O. name,C. column_id

12. 2. 3. 2　SQL2000 表结构

在 SQL2000 中,则执行以下语句:

SELECT

表名＝case when a. colorder＝1 then d. name else '' end,

表说明＝case when a. colorder＝1 then isnull(f. value,'') else '' end,

字段序号＝a. colorder,

字段名＝a. name,

标识＝case when COLUMNPROPERTY (a. id,a. name,' IsIdentity ')＝1 then '√' else '' end,

主键＝case when exists(SELECT 1 FROM sysobjects where xtype＝' PK' and name in (

SELECT name FROM sysindexes WHERE indid in(

SELECT indid FROM sysindexkeys WHERE id＝a. id AND colid＝a. colid

))) then '√' else '' end,

类型＝b. name,

占用字节数＝a. length,

长度＝COLUMNPROPERTY(a. id,a. name,' PRECISION'),

小数位数＝isnull(COLUMNPROPERTY(a. id,a. name,' Scale'),0),

允许空＝case when a. isnullable＝1 then '√' else '' end,

默认值＝isnull(e. text,''),

字段说明＝isnull(g. [value],''),

索引名称＝isnull(h. 索引名称,''),

索引顺序＝isnull(h. 排序,'')

FROM syscolumns a

left join systypes b on a. xtype＝b. xusertype

inner join sysobjects d on a. id＝d. id and d. xtype＝' U' and d. name＜＞' dtproperties'

left join syscomments e on a. cdefault＝e. id

left join sysproperties g on a. id＝g. id and a. colid＝g. smallid

left join sysproperties f on d. id＝f. id and f. smallid＝0

left join(

select 索引名称＝a. name,c. id,d. colid

,排序＝case indexkey_property(c. id,b. indid,b. keyno,' isdescending')

when 1 then '降序' when 0 then '升序' end

from sysindexes a

join sysindexkeys b on a. id＝b. id and a. indid＝b. indid

join (--这里的作用是有多个索引时,取索引号最小的那个

select id,colid,indid＝min(indid) from sysindexkeys

group by id,colid) b1 on b. id＝b1. id and b. colid＝b1. colid and b. indid＝b1. indid

join sysobjects c on b. id＝c. id and c. xtype＝' U' and c. name＜＞'dtproperties'

join syscolumns d on b. id＝d. id and b. colid＝d. colid

where a. indid not in(0,255)

) h on a. id＝h. id and a. colid＝h. colid

--where d. name＝'要查询的表'   --如果只查询指定表,加上此条件

order by a. id,a. colorder

§12.3　数据集市示例

Crystal Reports 是一个功能强大、动态和可操作的报表解决方案,可方便地通过网络设计、开发、可视化及发布报表,或嵌入到企业应用之中。其数据源可连接至关系数据库、OLAP、Web 服务、XML、旧版数据源和企业数据源的本机、ODBC、OLE DB 和 JDBC。

Crystal Reports 几乎可以从任何数据源生成所需要的报表。内置报表专家在生成报表和完成一般的报表任务过程中,会一步一步地指导操作。报表专家通过公式、交叉表、子报表和设置条件格式帮助表现数据的实际意义,揭示可能被隐藏掉的重要关系。如果文字和数字确实不够充分,则用地理地图和图形进行形象的信息交流。

12.3.1　Crystal Reports 功能介绍

12.3.1.1　强大的报表创制功能

1. 动态和级联提示

Crystal Reports 提供动态和级联提示。此新功能可以利用数据库中的值来填充提示值。可以按级联形式编排提示;在级联中,提示中的一个值限制了随后的选取列表中的值。报表设计者不再需要在各个报表中维护静态提示列表。可以将单个提示定义存储在储备库中,并在多个报表之间共享此定义,从而提高运行时的可伸缩性及设计时的工作效率。

2. 新的 RTF 导出格式

提供了新的 RTF 导出格式。此新格式经过专门优化,可使用户能轻松编辑它产生的文件。此功能补充了现有针对准确性和表单处理优化的 RTF 导出功能。

3. 动态图形位置

通过存储在数据库中的链接将图片和图形放入报表中,从而无需再将图像存储于数据库中。此新功能支持这一习惯做法:在 Web 服务器上存储图像,并在数据库中存储对这些图像的引用。

4. 参数化排序

可以通过公式推导出组排序顺序以及最前或最后 N 个报表的排序值,从而减少报表的总数。

5. 层次分组的改进

改进的层次分组提供了增强的布局控制能力,使得组现在嵌套于层次结构中,能更细致地控制层次结构的缩进。

6. 保存导出配置选项

对于许多导出格式,可以将报表导出配置信息与报表本身一起保存。报表设计者可以预设适当的导出选项,而最终用户将在通过报表查看器导出报表时使用这些选项。使得导出结果更为准确。

12.3.1.2 提高了实用性

1. HTML 预览

Crystal Reports 提供了新的 HTML 预览功能,可将报表发布到 Web 时报表的外观。用户可在熟悉的 Crystal Reports 设计环境中找到此功能(作为附加的查看选项卡提供)。使用此功能时,无需重复在设计报表时执行的将报表发布到 Web 的交互式任务,从而可以节省时间。

2. 更新的储备库资源管理器

利用新的储备库资源管理器,用户能更轻松地在 Business Objects Enterprise 系统中进行浏览,通过储备库与其他用户共享报表生成组件。

3. 工作台

工作台可以有条理地组织项目,按照自己的偏好将报表分类到文件夹中。

4. 拖放图表和交叉表

新的拖放图表和交叉表功能通过允许 Crystal Reports 根据报表中的数据自动创建图表或交叉表,引入了智能制图和交叉表设计技术。用户现在能更快速、更轻松地设计图表和交叉表。

5. 更新修补程序安装

能及时获得 Crystal Reports 的最新更新,与 Windows Update 很相似。

6. 增强的报表查看器

可调整大小的组树改进了长组名情况下的报表查看效果,而且更新了工具栏,使它在各查看器中更为统一。

12.3.1.3 扩展的应用程序开发功能

1. 对报表格式的控制

开发人员现在可以像在 Crystal Reports 设计器中一样对报表格式进行细致的控制。

2. 服务器端打印和子报表配置

新的和改进的跨平台应用程序编程接口包含了服务器端打印功能,以及将子报表当作完整的 Crystal 报表进行配置的能力。

3. Java 用户函数库

自定义 Java 用户函数库允许 Java 开发人员将他们的代码合并到 Crystal Reports 中。

4. Java Server Faces

通过新的 JSF 查看器软件开发人员套件,为 Java Server Faces(JSF) 提供了支持,从而简化了用户界面开发。

5. 开发人员文档

此版本提供了改进的开发人员文档,这些文档涵盖了最常见的报表创建应用案例。

12.3.2   医院数据集市示例

医院的各种信息系统中沉淀了大量信息,如何将数据库中的有用信息抽取出来,是数据挖掘中亟待解决的问题。数据集市是一种廉价而有效方法。

数据集市是为满足特定用户(一般是部门级别的)的需求而建立的一种分析型环境,它能够快速地解决一些具体问题,其投资规模小,开发周期短。通过数据集市,管理决策人员可以随时随地获得报告,IT 人员的工作成本也大大降低。

12.3.2.1   建立数据集市

1. 数据集市的环境

软件:Business Objects 公司的水晶报表工具构建数据集市平台,包括 Crystal Reports Server 2008、Crystal Reports 2008、Xcelsius 2008。其中,Crystal Reports Server 2008 是运行 Crystal Reports Server 的服务器产品,Crystal Reports 2008 和 Xcelsius 2008 是制作报表和仪表盘的工具。

硬件:运行 Crystal Reports Server 2008 的服务器配置要求不高,普通 PC 即可,有专用服务器更好。以下为其推荐配置:

处理器:2.0 GHz Pentium 4 级处理器;

内存:2 GB RAM;

磁盘空间:4.9 GB 硬盘空间;

操作系统:Microsoft Windows Server 2003 或 Red Hat Advanced/Enterprise Server 4.0 或 SuSe Linux

运行 Crystal Reports 2008 和 Xcelsius 2008 的电脑,普通 PC 即可。

2. 为数据集市准备数据源

如果没有源数据的支持,那么所谓的数据集市只是空中楼阁,没有任何基础和支撑,所以在建立综合资源库之前,需要准备好各类源数据以提供给综合资源库建立各种维度的数据集市。在源数据准备时需要明确地规划好其属性、归类、遵循的标准、数据存储分布、数据同步增量方式等要素。源数据可以是原始数据库,也可以是数据仓库。有条件的话最好不用原始数据库,以免对正常业务的数据使用产生影响。理想的方式是把需要的数据从原始数据库中抽取出来,建立新的数据仓库,作为数据集市的源数据。

3. 设计报表、仪表盘

使用报表制作工具 Crystal Reports 2008 进行报表、报表模版的创建宏维护。Crystal Reports 2008 是一个完全图形化界面,所见即所得的报表设计工具。设计人员只需使用鼠标操作,无需编写程序。

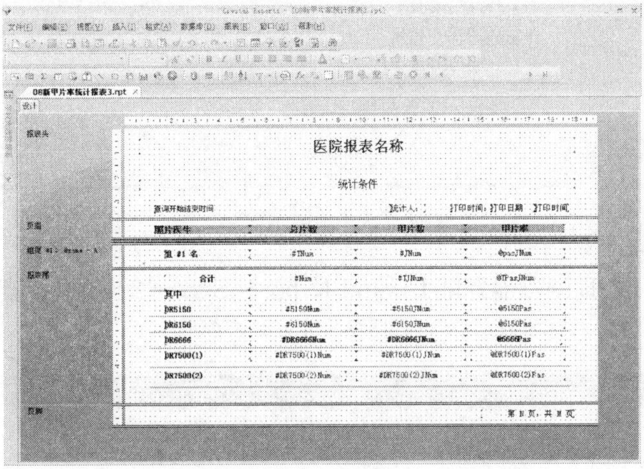

图 12.28　Crystal Reports 2008 的图形化界面

Xcelsius 2008 可以制做仪表盘,实现仪表盘分析,让复杂数据清晰呈现。

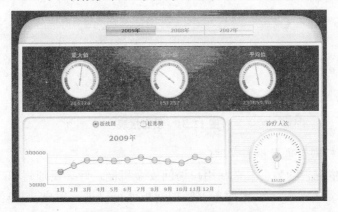

图 12.29　Xcelsius 2008 制做的仪表盘

4. 发布报表

可以在报表设计器中直接把报表发布到平台上。

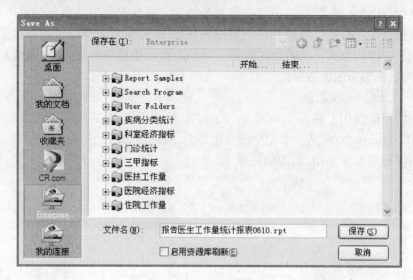

图 12.30　报表发布平台

也可以通过 IE 浏览器登陆 Crystal Reports Server 2008 服务器管理面板进行报表的发布。

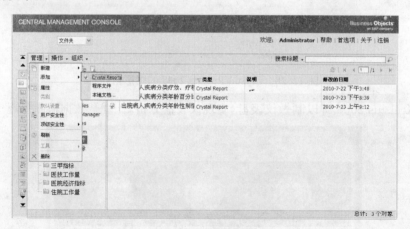

图 12.31　发布报表

5. 用户权限管理及报表管理

平台提供完善的数据安全和用户访问安全机制。管理员通过 IE 浏览器登陆 Crystal Reports Server 2008 服务器管理面板就可以进行用户、服务器、访问权限等设置。

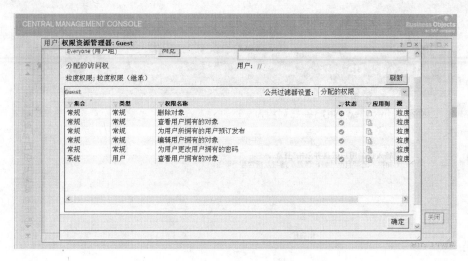

图 12.32　用户权限管理

管理员可以控制对组和用户的安全权限,不同用户只能访问自己权限许可的报表及相关数据信息。

平台支持对报表做定时批量处理的操作,管理员和用户都可以通过简单任务设置,自动定时处理报表。报表可以导出成为多种格式,方便信息的交互和存档等操作。

此平台有良好的访问性能和高可用性,这主要是通过 BO 可以灵活扩展的集群服务器提供的。Crystal Reports 服务器是由一组各司其职的服务组成的,这些服务有的负责报表的缓存处理(Cache Server),有的负责报表的服务器段分页(Page Server),有的负责报表的后台自动处理(Report Job Server)等等。

平台采用了 B/S 的体系结构,各业务部门的最终用户通过使用 web 浏览器访问 BO 服务器提供的数据集市平台,无需下载任何插件即可查看、下载、打印所需报表数据。

6. 注意事项:

1)水晶报表工具有多个产品和版本,如 Crystal Reports Server 和 Business Object Enterprise、Xcelisicus Engage 和 Xcelisicus Server,版本不一样,功能会有差别。

2)要完全发挥 Crystal Reports Server 的功能,网络规划要做好,Crystal Reports Server 服务器与源数据、邮件服务器、FTP 服务器的网络连接要保持畅通,否则相应的功能无法使用。

3)对于数据库中已有汇总字段的数据建立数据集市非常方便,如医院统计病案管理系统的后台数据库,而对于需要大量计算汇总字段的数据要尽量避开业务繁忙时段,否则可能会影响正常业务。

12.3.2.2 发布数据地图

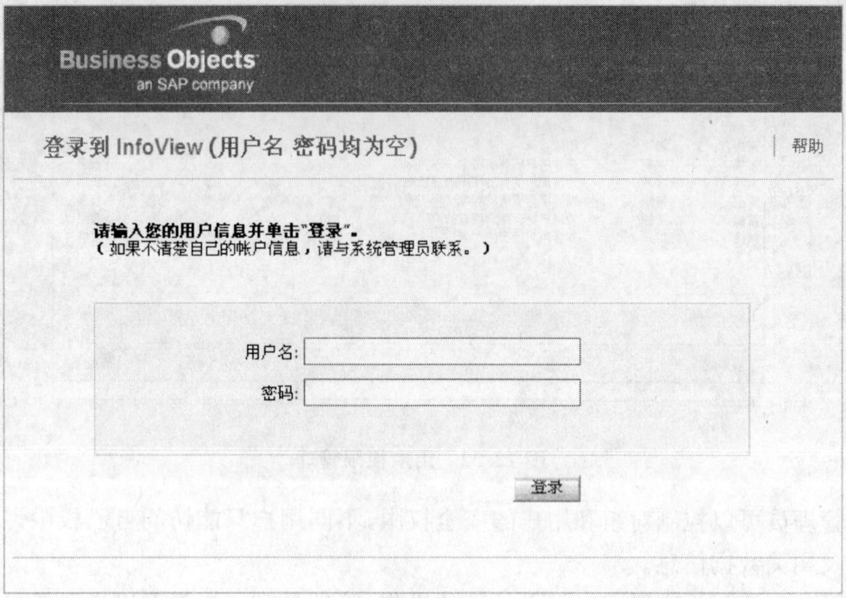

图 12.33 登录数据集市

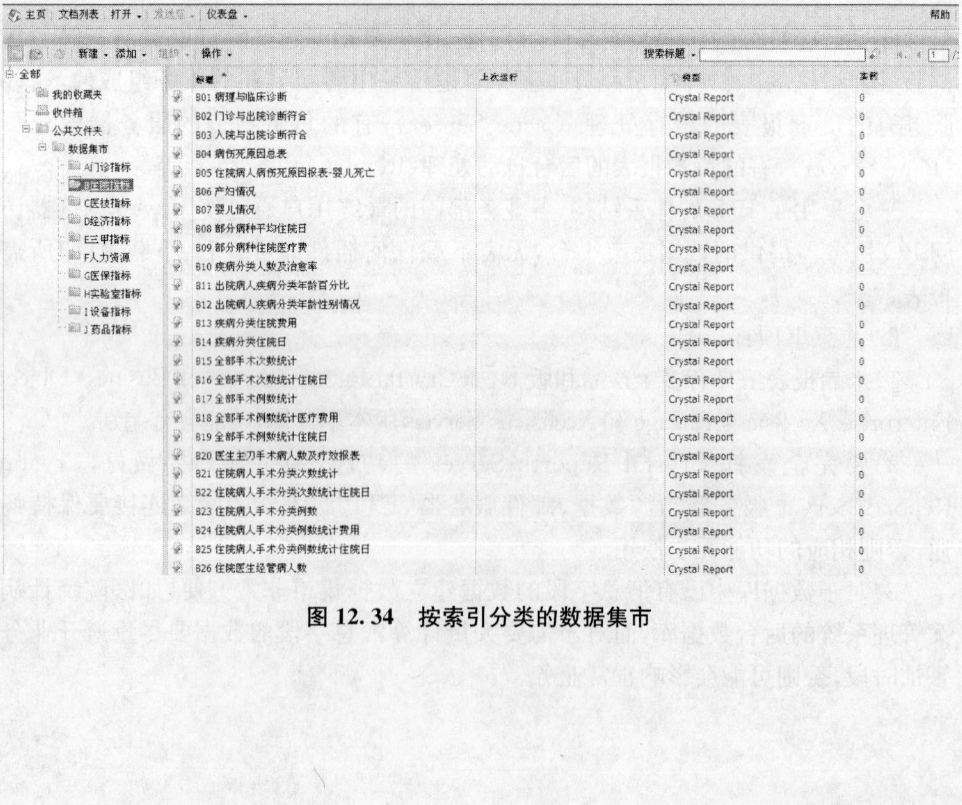

图 12.34 按索引分类的数据集市

医院各科（区）经济收入

年份：2012　　科室：消化内科　　　　付款方式：社会基本医疗保险

时间段	科室名称	付款方式	出院人数	住院总收入	床位费	护理费	西药费	中成药	中草药	放射费	化验费	输氧费	输血费	诊疗费	手术费
2012-01	消化内科	社会基本医疗保险	75	448317	24811	6110	236932	850	770	320	41642	272	9530	16753	4200
2012-02		社会基本医疗保险	64	450012	26413	6225	201316	977	200	1203	53789	1782	11570	24061	7065
2012-03		社会基本医疗保险	87	450646	30573	7603	197318	851	27	1276	54062	398	6020	25174	2865
2012-04		社会基本医疗保险	81	656443	35536	12664	328731	1407	494	516	71444	6652	12915	44895	2180
2012-05		社会基本医疗保险	75	588456	31051	9524	286078	723	190	984	70769	4701	18580	31122	5400
2012-06		社会基本医疗保险	71	427053	25271	8223	200314	144	79	560	48435	1257	4140	28982	905
2012-07		社会基本医疗保险	61	315438	23894	5959	110226	336	273	880	37466	378	2300	12522	5700
2012-08		社会基本医疗保险	78	392256	28071	7480	161681	373	31	1030	55353	2140	2605	18405	0
2012-09		社会基本医疗保险	74	379796	31850	6788	139966	795	68	938	50265	358	6325	16233	0
2012-1		社会基本医疗保险	246	1348974	81797	19938	635566	2678	997	2798	149493	2452	27120	65989	14130
2012-2		社会基本医疗保险	227	1671952	91858	30411	795123	2273	763	2060	190648	12609	33635	104999	8485
2012-3		社会基本医疗保险	213	1097490	83815	20227	411674	1504	373	2948	143065	2876	11230	47161	5700
2012-U		社会基本医疗保险	473	3020926	173655	50349	1430689	4951	1760	4858	340140	15061	60755	170987	22815

图 12.35　多维度查询数据

人民医院数据地图

（V2.0）

A 门诊指标

表号	报表名称	字段列表	查询维度	数据源
A01	急诊、观察室工作量	时间段\急诊医生人日数\急诊人次\出车\死亡人数\抢救次数\急诊手术例数\抢救成功率\病死率\观察室病床数\入室人数\出室人数\抢救次数\实际占用总床日数	年份	病案数据库
A02	门急诊工作量	时间段\科室名称\门、急诊诊疗人次\出车\健康检查人次\手术例数\平均每日门诊人次\平均每日急诊人次	年份\科室	病案数据库
A03	门诊各科医生诊疗工作量	时间段\科室名称\诊疗人次	年份\科室	病案数据库
A04	门诊工作量	时间段\科室名称\诊疗人次	年份\科室	病案数据库
A05	医院工作报表（门诊部分）	时间段\科室名称\总诊疗人次\门诊人次\专家门诊\急诊人次\死亡人数\出车\家庭卫生服务人次\其他诊疗人次\观察室收容病人数\死亡人数\抢救人次数\成功人次数\抢救成功率\健康检查人次\门、急诊手术例数\平均每天门急诊人次	年份	病案数据库

图 12.36　发布数据地图

本章小结

　　本章重点讲述数据源的建立、数据源的连接和表结构的获取，以及医院统计工作常用的工具 Excel、SPSS 软件如何获取数据，并展示 SAP 水晶报表搭建数据集市的过程，试图从方法学上让学生掌握一种数据挖掘的入门方法。

思考与练习题

1. 分别建立一个 SQL 数据源和一个 Oracle 数据源并测试连接。
2. 用 Excel 分别连接前面建立的数据源并获取数据。
3. 用 SPSS 分别连接前面建立的数据源并获取数据。
4. 利用一个数据挖掘工具(SAP 或 Cognos),建立一张业务统计表。

第十三章　医院统计决策支持系统

§13.1　决策支持系统概述

决策支持系统(decision support system,DSS)是辅助决策者通过数据、模型和知识,以人机交互方式进行半结构化或非结构化决策的计算机应用系统。它是管理信息系统向更高一级发展而产生的先进信息管理系统,为决策者提供分析问题、建立模型、模拟决策过程和方案的环境,调用各种信息资源和分析工具,帮助决策者提高决策水平和质量。

自从 20 世纪 70 年代决策支持系统概念被提出以来,决策支持系统已经得到很大的发展。1980 年 Sprague 提出了决策支持系统三部件结构(对话部件、数据部件、模型部件),明确了决策支持系统的基本组成,极大地推动了决策支持系统的发展。20 世纪 80 年代末 90 年代初, 决策支持系统开始与专家系统(expert system,ES)相结合,形成智能决策支持系统(intelligent decision support system, IDSS)。智能决策支持系统充分发挥了专家系统以知识推理形式解决定性分析问题的特点,又发挥了决策支持系统以模型计算为核心的解决定量分析问题的特点,充分做到了定性分析和定量分析的有机结合,使得解决问题的能力和范围得到了一个大的发展。智能决策支持系统是决策支持系统发展的一个新阶段。20 世纪 90 年代中期出现了数据仓库(data warehouse, DW)、联机分析处理(on—line analysis processing, OLAP)和数据挖掘(data mining, DM)新技术,DW+OLAP+DM 逐渐形成新决策支持系统的概念,为此,将智能决策支持系统称为传统决策支持系统。新决策支持系统的特点是从数据中获取辅助决策信息和知识,完全不同于传统决策支持系统用模型和知识辅助决策。传统决策支持系统和新决策支持系统是两种不同的辅助决策方式,两者不能相互代替,更应该是互相结合。

把数据仓库、联机分析处理、数据挖掘、模型库、数据库、知识库结合起来形成的决策支持系统,即将传统决策支持系统和新决策支持系统结合起来的决策支持系统是更高级形式的决策支持系统,成为综合决策支持系统(synthetic decision support system, SDSS)。综合决策支持系统发挥了传统决策支持系统和新决策支持系统的辅助决策优势,实现更有效的辅助决策。综合决策支持系统是今后的发展方向。

本部分所讨论的医院管理决策支持,即面向医院管理的决策支持系统,起步于医院信息化建设初期的综合统计信息服务系统的设计与开发,经历了 HIS 不断完善和信息资源快速积累的过程,得以快速发展。最初开发的辅助决策支持系统是通过直接采集 HIS 实时在线数据信息,为管理者提供查询与报表服务。随着使用者的增多和使用频率的加快,这种服务模式的弊端逐步显现,主要表现为使用过程中数据获取速度慢、导致业务系统运行效率低等问题。近年来信息服务者针对存在的问题,通过深入研究探索,引入 ODS 数据环境,开展了相关的理论研究和技术尝试,包括建立网络动态数据静态转储与数据质量核查机制、创建统计指标数据元标准化体系、生成电子台账,以及设计开发集成化的信息服务平台等内容,使上述问题得以有效改善,并收到良好成效。

§13.2 医院统计决策支持系统架构

医院诊疗业务所产生和积累的数据是进行管理决策支持的数据基础,但这些在 HIS 系统中基于诊疗活动进行组织和划分的动态化业务数据体系,考虑到数据安全、在线负载、业务数据的关联性与动态性等因素、并不适合直接进行数据的统计、分析与信息服务提供。

为此,需要按照管理决策的需求与主题,建立专门服务于管理决策支持的资源体系,然后按照新的资源体系 HIS 数据的采集与获取,以此作为管理决策支持系统的资源基础。

其基本步骤是,首先建立医院管理决策支持信息模型作为需求基础,并按照管理决策活动主题进行资源体系设计,并建立基于可操作数据存储(operational data store,ODS)的资源体系,然后通过动态数据的静态转储完成从 HIS 数据到资源体系的数据采集与获取,同时在转储过程中进行数据质量审核。

13.2.1 医院管理决策活动信息模型

面向管理决策支持进行资源体系建设,首先要对医院的管理活动进行归纳与分析。以医院管理决策活动为主题,分析管理决策信息需求,抽象信息需求主题,设计除关于医院管理活动的概念信息模型(见图 13.1),由管理活动、参与者、参与角色与信息主题四个核心类构成。

管理活动类:是医院管理者所有管理活动的抽象集合。一级子类包括计划、组织、监测、协调、控制、分析、评价、预测、决策等。

参与者类:指所有参与管理活动的人和组织。一级子类包括管理者类和管理对象类,二级子类在一级子类基础上细化。

参与角色类:指参与者在管理活动中充当的角色。

信息主题类:指任何一项管理活动在运作过程中所需要获取的信息集合,包括类别、维度和计量单位三个子类聚合而成;类别子类是管理活动所需统计指标的分类,维度子类是指标归纳汇总时的统计标识,计量单位是指标的最小单位。

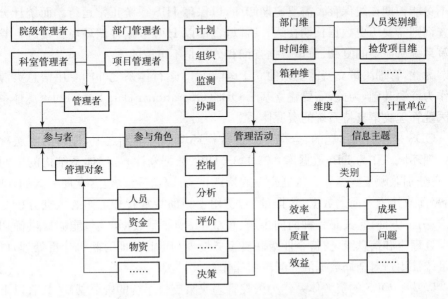

图 13.1　医院管理决策活动概念信息模型

管理决策活动是围绕主题进行的,这是进行资源体系设计的重要依据。按照医院管理决策活动的信息模型,信息主题由主题类别、维度和计量单位 3 个子类构成。每个子类视主题内容不同,具有不同的内涵。例如,在住院信息主题中,类别可包含:效率、效益、质量等子类,每个子类又由若干具体的统计指标作为计量单位构成。如质量类中有诊断符合率、三日确诊率、治愈好转率、院内感染率等。所有术语、指标在系统中具体表现为标准化术语集、指标算法集等;常用的维度有:部门维、时间维、病种维等。对复杂的维度关系,可以通过不同的维度定义字典表达。

面向管理决策主题的资源体系设计需要以管理对象为单位,围绕医院管理活动概念信息模型中的主题类别,分别针对每个维度进行计量单位(即统计指标)。

13.2.2　基于 ODS 的资源体系设计与搭建

13.2.2.1　面向管理决策的 ODS 数据环境

根据医院信息利用系统的结构,需要专门的服务器用于 HIS(Hospital Information System)系统的数据转储。这是因为 HIS 的联机事务处理(OLTP)环境不能直接为基于联机分析处理(OLAP)数据环境的统计需求提供源数据。表现在事务处理中复杂的存储格式与统计方便调用间的矛盾突出。如通过 HIS 数据库进行某一主题的查询和统计,需要跨越多个子系统,关联众多数据表,严重影响 HIS 运行效率。此外,由于 HIS 事务处理系统每日采集大量数据,许多过程性信息不可能长期在线保存。需要定期卸库,以保障 HIS 系统正常运行。而统计分析与查询则需要历史数据长期在线。所以,直接以 HIS 数据存储环境直接进行管理决策系统所需要的复杂、海量数据查询和分析是不可取的。

为此,管理决策支持需要以独立于医院 HIS 运行体系之外的专用信息资源体系作为资源基础,为此,需要建立基于 ODS(Operational Data Store)的资源体系作为医院管理决策支持系统的资源体系。

ODS 是在面向主题的、全局一致性数据环境概念基础之上,提出的多层次信息处理环境。作为 DB(数据库)—ODS—DW(数据仓库)三层体系结构的中间层次,它分别兼顾了数据库和数据仓库的特点,一方面,它可以包含全局一致的、细节的、当前或接近当前的数据,数据量小,适用于辅助日常管理工作的数据分析处理需求;另一方面,它又是一种面向主题、集成的、操作型数据环境,能够提供确切的数据处理流和信息流,支持企业级联机事务处理和定制的即时联机分析处理,可以满足统计用户对全局数据的即时应用操作需求。

以基于 ODS 的资源体系作为医院管理决策支持系统的资源基础,具有以下三个方面的突出优势:

长期在线:ODS 数据环境作为长期的统计资源库进行建立,满足管理信息服务的查询与统计要求,保证数据的长期在线。

操作简便:由于不直接涉及 HIS 业务系统,而且数据资源的组织与结构是面向主题的,统计人员对于数据的理解比较方便。

安全性:在不对 HIS 系统构成安全性影响的前提下,作为管理信息服务系统的数据资源,为了保证数据的准确性与完整性,建立了专门的安全机制。

13.2.2.2 HIS 数据的归纳与重组设计

数据的归纳与重组是进行管理决策支持研究与应用的资源基础。包括病人诊疗业务流程分析、基于 HIS 的数据梳理归纳、数据内容抽象、数据项设置与采集等内容。下面,以"军卫一号"医院信息系统环境下,对住院病人主题数据集的梳理、归纳、重组为例,阐述这一过程。

1. 诊疗业务流程分析

住院病人在接受诊疗服务的全过程中,涉及门诊接诊、住院登记、病房管理、辅诊检查、手术麻醉、出院结算和医疗文书归档等业务活动,每个具体活动,都产生相应的信息,其活动与信息关联如图 13.2 所示。

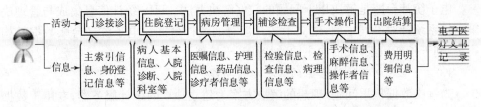

图 13.2   住院病人接受诊疗服务全过程中发生的信息内容示例

2. 基于 HIS 的数据梳理归纳

住院病人上述诊疗活动中的各类信息通过 HIS 各子系统进行记录、传输和存储，主要涉及挂号子系统、住院登记子系统、医生工作站、护士工作站、药品管理、检查检验、PACS、收费管理、病案编目等子系统，通过各子系统对住院病人数据信息梳理。

3. 数据内容抽象

将上述梳理归纳的住院病人相关信息，按时序、功能和可重复性属性进行分析，如：在时序上将其分为病人入院信息、诊疗过程信息、出院信息等；在功能上：将其分为病人自然信息、诊断治疗信息、费用信息、治疗者信息等；在内容的可重复性上将其分为入出转模块、诊断模块、手术操作模块等；通过分类分析和系统综合，将同类属性的信息进行归并，抽象出主索引信息、住院病人基本信息、入出转信息、病情变化信息、诊断结果信息、诊断符合信息、药品信息、手术信息、检查信息、检验信息、处置信息、费用信息、护理信息、治疗医师信息、医疗问题信息 15 个子集。

根据各个子集的数据内容，分析 HIS 系统的数据结构，选择正确的数据表和字段，排除有歧义的概念，建立关联关系。

13.2.3   电子统计台账的功能特点

13.2.3.1   电子统计台账

统计台账是统计工作收集和积累数据的重要手段，具有时效性、历史性。手工环境下，统计台账的内容较少，只能积累有限的资料，如：病人入出转流动记录、住院卡片、病历首页以及各类检查报告等，信息量少、范围窄。

医院实现 HIS 之后，系统中每天都在发生大量业务数据，这些数据不仅解决了日常工作中的业务问题，同时也为流程分析和流程改造积累了可靠和珍贵的历史数据。然而，由于 HIS 需要在线处理大量即时信息，对系统的性能要求较高，必须对大量的业务信息定期导出。备份服务器的容量也是有限的，不可能容纳长期历史数据，需要导出到其他存储介质，重新导入数据库才能再次使用。对于导出的数据，可用性较差，这是因为：①为各种特殊需要频繁导入导出数据，代价太大；②随着 HIS 系统更新，数据结构、字典内容等会发生改变，原导出内容可能无法导入。

电子统计台账是解决以上问题的较好解决办法。HIS 统计信息集成与管理决策支持系统针对不同主题,建立了按日汇总的统计台账。电子统计台账数据结构稳定,利于长期积累,其面向主题的特征利于扩展。

13.2.3.2　电子统计台账的数据积累功能

为解决数据积累问题,理想的解决方案为建立独立的统计服务器,专用于数据的转储与积累。该服务器上存储的数据大多是在业务数据的基础上进行了适当汇总和整理的数据,台账数据是其重要组成部分。从保存时间上可分为两大类:长效数据、短效数据。

长效数据,是指那些需要长期积累、保存,并作为历史资料留存的信息。如反映医院规模的床位信息、门急诊量、收治量等的日报、月报、年报数据。这类数据包括了需要遵从国家、军队的法规、制度要求,按要求上报的统计报表内容及基础的台账信息;还包括具有长期趋势分析价值的基础数据。对这类数据,经过充分分析、论证,确立内容与格式,按要求定期产生经过适当分组汇总的台账数据。对上报内容,为准确反映当时实际情况,产生后不可更改,技术上要求数据为只读,授权修改时要记录修改痕迹,以便追溯。

短效数据,是指仅有短期保存、分析价值的业务数据。这部分数据一般保存时间不超过 3 年,主要用于对业务流程方面的问题进行分析,利用统计学分析等手段,为业务流程的改造提供数据依据。这类数据一般需要保留细节内容,特别是时间点信息。

13.2.3.3　通过电子台账正确反映历史数据变化

随着医院发展速度不断加快,医院规模、学科结构不断发生变化。给历史数据的积累、对比带来了困难。如:科室开放床位数变化,科室名称变化,科室的分解和合并等等。这些变化影响到历史数据分析的真实性。特别是涉及到分组标准的变化,若设计时没有相应的处理方法和措施,很容易使历史资料失去可比性。这样的历史数据仅起到了数据保存功能,难以进一步利用。

HIS 统计信息集成与管理决策支持系统中的电子统计台账每日汇总、转储,如实记录了 HIS 运行的原始状态。同时,对 HIS 系统之外的诸如等级医院目标值方面的信息也纳入到统计台账范畴,为台账数据再利用奠定基础。

为解决医院发展过程中的历史对比问题,在设计电子台账时,需要针对每一个数据项,分析其可能的变化。对这些变化,应该建立相应机制加以记录,使历史对比和趋势分析能够符合实际。如科室分解和合并前后,由于科室内部构成及病种收治发生变化,若对变化前后没有建立相应的对照并扣除其影响,对比结果和趋势分析就会失真。

疾病谱的分析,可能涉及到分组标准的变化。如前期病例可能使用 ICD‑9 进行疾病编码,后期病例则按 ICD - 10 编码。历年疾病谱还可能采用不同的 ICD 编码位数和编码范围,需要记录分组规则。

13.2.3.4　利用台账数据制定医疗数质量目标值

制订医疗数质量目标值是医院统计部门一年一度的重要工作之一。主要的数量指标包括门急诊量、收治量、手术量。这些数量指标还需要分解到科室或病区,并逐月分解,为每月目标考评提供依据。利用统计台账信息完成目标值制订的主要内容与步骤见表 13.1。

表 13.1　利用统计台账完成目标值制订的主要步骤及内容

步骤	做法	数据来源	注释
预测全院年度门急诊量和收治量指标	统计部门提供历年完成值及增长情况;机关管理部门提供全院医疗条件宏观变化及管理重点	统计台账:全院历年年度报表	根据全院资源变化情况,完成门急诊量、收治量测算
全院指标分解到科室(病区)	按科室(病区)完成值占全院比例,将总量指标分解到科室(病区)	统计台账:科室(病区)完成值年报表	仅含门急诊量、收治量
年度指标分解到月份	按科室(病区)各月占全年比例分解为月度指标	统计台账:科室(病区)完成值月报表	仅含门急诊量、收治量
床位数变化时对收治指标的调整	增(减)床收治人次＝增(减)床位数×床位使用率％×床位周转次	统计台账:科室(病区)各月占床天数、出院人数、展开床位数	假定床位使用率和床位周转次数维持历史水平。在增长趋势时略显保守。
住院科室手术量目标值确定	手术量目标＝科室(病区)收治量目标×科室(病区)手术率	统计台账:科室(病区)月出院人数、手术人数	假定科室手术率维持历史水平,不含转科
手术量目标值的个别调整	个别科室每次住院平均手术数较高,如眼科为 1.2。适当增加手术目标	统计台账:病案首页数据	
医疗质量目标	参考卫生行政部门相关规定	统计台账:等级医院质量要求	
征求意见,完成目标值制订	与机关管理部门、临床科室沟通	统计台账:记录目标值,为考评做准备	

统计台账包括的内容比较广泛。在医疗方面,很重要的基础数据是患者病案首页。

容易被忽视的是床位的变化情况。因 HIS 系统更多关注的是业务处理,仅保留床位的当前数量及状态,床位变化后原床位数即丢失。这是统计台账需要重点强调的内容,否则会给台账数据的再利用带来困难。

此外,统计台账还应该记录卫生行政部门相关质量指标要求及变化情况,这些内容的缺失,也会影响数据的分析。

13.2.3.5　利用台账数据完成统计业务工作

数量庞大的业务信息一般需要定期卸库,以保障在线服务的效率。如门诊信息、摆药记录、医嘱等。为充分利用这些信息,也必须按分析主题分类整理成台账方式,每日定时汇总、整理并保存到统计服务器。

以门诊统计业务为例,为分析门诊就诊状况,统计台账内容可包括:患者门诊号,就诊日期,挂号数,主要就诊科室,主要疾病,挂号日期时间,开始候诊时间,医生接诊时间,离开诊室时间,缴费时间,取药时间,检查预约时间,检查时间,检查报告时间,检验预约时间,检验时间,检验报告时间,检验项目数,检验阳性项目数,检查项目数,检查阳性项目数,处方数,本次就诊总费用,药品费,检查费,检验费。每个就诊患者一条记录,这部分信息可能需要在几天内才能补充完整,如检查、检验时间,可能不在当日完成,需要补充登记。另外,各种排队时间可能不只一个,需要记录最早和最晚两个时间,如:到多个科室就诊,多个检查项目的排队时间等。

利用门诊患者台账信息,不仅可以分析科室、病种的就诊费用等情况,更重要的是可以通过各时点信息,分析科室门诊就诊间隔时间,为优化门诊就诊流程提供可靠的数量依据。

总之,在医院统计逐步实现电子化的形势下,传统的纸质报表逐渐被电子报表替代。能够反映动态变化的纸质台账,由于其操作性差,且数据来源均可从 HIS 中得到,也已在日常工作中逐渐被淘汰。然而,在向电子化过渡过程中,容易忽视两个重要问题:①HIS 数据不可能全部长期在线,而统计台账和统计报表需要长期保存,随时检索;②每个人在制作报表时,获取数据的方式和手段可能不一致或不规范,延续性差。虽然当月或当年能够顺利完成各种报表,但若要按报表格式提取数年前的数据,就会出现问题。确保统计台账和统计报表的规范化生成、长期在线保存、生成后不可更改、按权限级别访问,是统计电子化时代需要制度化完善的重点内容之一。

13.2.4　HIS 动态数据的静态转储

13.2.4.1　数据转储设计与实施

1. 信息服务主题设计

一般来说，ODS 数据库是按主题组织的。如：住院病人主题数据集、门诊病人主题数据集、临床医师主题数据集、设备信息主题数据集等。以住院患者为主题的信息利用，其基础数据来自病案首页。根据信息模型结构，信息主题由类别、维度和计量单位构成。类别为各类考核指标，如效率、效益、质量等评价指标；维度可以考虑时间（年、季、月等）、科室（临床部、科室、病区）、病种、手术、来源地域、费用分类、医师等。计量单位根据不同指标选取。从而完成如下方面的分析与查询：科室收治和床位利用情况，按病种分组的收治情况，手术麻醉情况，患者地域分布，住院期间各类费用情况，患者病情分类，医师收治情况，等等。

2. 转储数据库结构设计

首先明确主题所需的基础数据，这些基础数据可被用来生成电子统计台账，再通过电子台账得到其他分析内容。因此，基础数据的结构是转储数据库的重点。其设计要点是全面、简单，涵盖了相关主题的全部原始内容。同时，需保证数据的来源清楚，解释唯一。

基础数据结构确定后，设计电子台账格式。电子台账可看作逐日汇总的中间表。根据分组标志不同，需要建立多个台账，如按科室逐日汇总入科、出科患者数，危重患者数，不同转归数等。

根据电子台账和基础数据设计衍生数据表。根据电子台账产生分析表可以提高效率，且利于统一算法，应尽可能多的使用。但有些分组逐日汇总的意义不大，而汇总难度却较大，而根据基础数据表更方便灵活，此时可直接用基础数据表。如病种分析即适合由原始表汇总。因为一是病种分析大多以年为单位，分析频度较低；二是病种的分类会根据分析目的不同灵活组合，在电子统计台账中无法汇总。

为使统计指标规范，并可动态维护，需要增加规范化术语和指标算法数据表。用以描述标准化的术语，原始数据来源，计算公式等内容。此外，还会有大量分析辅助字典，如医保病种分类字典、大病分类字典、特殊诊疗项目字典等，用于特定粒度的分组。

患者为主题的基础数据表结构可包括：病人标识、病人本次住院标识、入院科室、入院日期及时间、出院科室、出院日期及时间、职业、身份、抢救情况、护理情况、医师情况、费用情况等内容。

按出院科室逐日汇总电子统计台账可包括：统计日期、出院科室、原有人数、新入人数、出院人数、手术人数、治愈人数、危重人数等内容。

科室收治情况分析表可包括：统计日期、出院科室、收治人数、入出院诊断符合率、手术率、治愈好转率、无菌切口感染率等内容。

规范化术语库应包括：术语类别、术语代码、术语名称、术语符号、术语含义、数据来源等内容。数据来源指定该术语的数据来自的表名及字段名。

统计指标计算公式表应包括：指标类别、指标代码、指标名称、标准公式、公式出处、计算公式、指标意义等内容。标准公式为通用公式表达，计算公式中的符号采用规范化术语库中的术语名称表达。

3. 数据转储方法与机制

数据转储时，只对基础数据实施转储，电子台账和其他分析主题所用派生表均在 ODS 服务器上由基础数据表产生。这样，既可以提高转储效率，最大限度保持 HIS 性能不受影响，又能增强 ODS 的灵活性，便于维护 ODS 数据的一致性。

根据规范化术语库和基础数据结构所规定的数据来源，对 HIS 数据进行转储。为保证数据质量，转储过程中需要进行数据的核查。

基础数据转储和电子台账、分析汇总不一定同步进行。如，基础数据转储可以根据 HIS 数据库工作情况每日 1～2 次，而电子台账等的汇总可根据需要单独进行。因为虽然 ODS 数据库的用户数量相对 HIS 来说要少的多，但它往往需要进行大量的运算和查询历史数据，不宜在查询工作较多时进行汇总操作。此外，若转储过程中发现较多的疑问，则汇总后的结果不准确。一般需要待疑问修改完成后再汇总。频繁汇总除了占用机器资源外，主要是造成汇总结果变化较多，降低了统计数据的可信度。

一般说来，HIS 本身也有许多汇总表，用于日报和月报。这些汇总机制每日定时启动，或由相关部门在数据质量达到要求后手工启动。虽然直接使用这些汇总表可以提高转储效率，但受 HIS 制约较大，影响转储机制的独立性。建议尽可能不转储汇总数据，必要时由转储机制自行汇总。

13.2.4.2　数据质量核查

数据转储的过程中，为保证数据质量，需要对 HIS 中的数据进行核查。通过核查的数据项，直接转入 ODS 数据库。对于有疑问的数据项，写入日志表，并置特殊标志。定期对疑问日志中的数据重新核查，通过后即对基础数据表进行修改，并修改标志。需要注意的是，修改的数据项不一定是核查的数据项，此类问题解决起来困难较大，需要解决如何定位和反馈的问题。

主题数据集中的数据在重组过程中，受到原始数据质量、时间节点同步性、统计口径等多因素影响，数据质量很难得到保证，需要进行质量核查。核查设计的主要内容包括数据表统计口径，数据项非空与逻辑限制，术语规范核查，关联校验等。

13.2.5　管理决策支持系统的集成化设计

13.2.5.1　信息集成设计

将日益扩展的医院日常管理运营数据快速推送到管理者桌面，让信息随手可得，是新时期各级管理者的迫切需求。本系统设计了包括门急诊、住院、辅诊、卫生经济、药品材料、设备和工作人员管理在内的八个专项信息概览区,以及指标计划进度跟踪区、定制信息查询报表展现区和特定信息服务区四个功能的网络化信息推送服务系统。信息服务的基本方式归纳为以下五个类别:

监测信息服务类:主要为满足医疗运营过程中,管理者对过程化、环节性指标趋势性变化的应用需求,包括对极端值、平均值、异常值等数据的监测服务。

控制信息服务类:主要提供对医疗问题、医疗成本、关键病例等敏感问题的时效管理控制的信息服务,包括预警和信息追踪服务。

查询信息服务类:主要内容是围绕病人、工作人员、设备等个案信息提供的相关条件组合,任意时点和区间的信息服务。

报表信息服务类:按照不同维度和统计单元进行统计汇总,形成以维度为类别标目,以指标为数据值标目的定制报表体系,包括各类日报、周报、月报和年报。统计报表的主要数据来源为电子统计台账。

分析评价服务类:包括面向团体和个体的分析与评价,侧重于进行对比、排序等结果的报告。与查询和报表相比,其内容更多地借助于统计图表和统计方法学处理结果等形式表达。

13.2.5.2 服务集成设计

目前,医院管理决策的信息化支持不足具体表现在两个方面:一是各级管理者的信息获取障碍,表现在从科主任护士长到部门领导和院领导,没有专门的子系统的和服务平台能够让他们获取与自己管理业务相关的信息,往往需要通过手工和电话获得各类数据,更不要说管理与决策的信息化支持;另一方面就是一些常用的查询与统计功能,既缺乏对不同级别不同类型管理者的针对性,也缺乏对某一个管理者进行信息支持的全面性。

针对这种现状与矛盾,对管理决策信息服务支持的功能设计应该在分析各级、各类管理者管理需求的基础上,填补 HIS 研发设计一直以来以关注诊疗业务为主而形成的空白,即围绕"管理业务"的需求,进行有针对性的信息服务功能设计。

1. 定制化的信息服务模式

在面向管理决策信息服务方面,管理决策系统的功能以集成化定制服务为主要模式,包括专项服务、通用服务和主题服务。

专项服务:是面向科室或项目管理者,对某类管理对象在单项管理活动中所需信息提供的相应监测、控制、查询、报表服务;

通用服务:是面向部门管理者和机关管理者,对某类管理对象在多项管理活动中所需信息提供的综合查询、报表服务;

主题服务:是面向部门以上管理者,提供围绕主题设计的数据挖掘服务。

2. 针对性集成化的功能特点

管理决策系统的主要开发目的之一是为了改变各级管理者"四处随意收集信息"的现状。所以功能设计要以集成化的方式有针对性的逐一满足管理者的管理信息需求。在面向每一个(类)管理职务的信息服务设计时,均应满足以下三点要求:

针对性:医院信息资源的庞大和信息服务需求的多样性是进行信息服务的优势,但是同时也要求信息服务必须具有较强的针对性。就是要针对每个具体职位来分析最需要、最常用的信息服务内容,保证信息服务被使用和受关注的价值。

集成性:信息服务效果在很大程度上取决于服务的方便和快捷,保证用户在自己最熟悉的界面能够获得满足自己需求的信息服务内容。针对某个管理岗位所提供信息服务内容的完整性是保证信息服务效果的关键。

权限划分:医院的不同职务具有不同的信息需求范围,需要对科室领导、部门领导和院级领导根据不同的管辖范围进行不同级别的权限授予,然后根据工作内容进行针对性的信息服务。

3. 自定义信息服务设计与完善

任何一个信息服务的定制设计都不可能穷尽所有的内容组合,任何一个信息服务系统又需要适应不断发展变化着的应用需求。由此需要建立满足自定义的信息服务机制,包括两个方面的内容,一是在资源库原始数据表设计平台上提供自定义数据表设计接口,以数据冗余为代价,主要对象是医院统计专业人员;二是在监测、控制、查询、报表、分析、评价设计平台上,一方面提供开放的表格设计接口,满足各类用户自主查询、报表设计,另一方面提供高端的数据处理工具满足方便快捷的数据处理和统计分析需求,应用对象是使用本系统的所有人员。

由于医疗领域存在着高速发展的信息技术与不断变化的信息需求之间的长期矛盾,所以系统设计(尤其是定制服务部分)在满足用户的信息服务需求方面是一个长期的、不断变化的过程。

虽然系统提供了用户自定义服务功能,但是这种功能仍然存在着一些缺陷。如使用不够方便:对管理事务繁忙的许多管理者来说,自定义信息需求设计要占去相当的时间和精力。对各级管理者要求全面、系统、准确掌握医院各种指标的含义和标准是不现实的,使此部分的可操作性大大降低。

另一方面自定义设计在很大程度上取决于用户个人的习惯,所以相同或者相似职位的用户设计出的自定义报表即使内容和目的相同,也可能存在较大差异,难以进行沟通和交流。

为使自定义信息服务能够更好地发挥作用,建立系统反馈完善机制是必要的。

其目的在于收集用户自定义报表的设计想法与思路,将用户的智慧纳入系统的设计,进行系统的自我功能完善。

机制在三个层次起作用:方便用户、推广使用、纳入定制服务。机制建立的措施针对这三个层面,建立相应的功能如下:

自定义服务保存:将用户自定义的报表方案与格式进行保存,方便用户下次使用,避免重复设计;

自定义服务的推荐与推广:用户可以将自己设计的报表方式进行在线的推荐,具有管理权限的统计人员对用户的设计进行分析、比较和汇总,将某类管理用户的设计作为代表进行这类用户范围内的推广使用;

纳入定制服务:推广使用反应良好的自定义服务,将纳入定制服务进行使用。

13.2.6　BI 工具的应用设计

13.2.6.1　BI 工具应用目的与策略

1. 降低阅读成本

在设计与实施 DSS 的过程中,成本是必须考虑的问题。但是,在 DSS 设计中,通常更多考虑的是系统设计、数据采集、分析模型、软件开发等方面的成本,使用者的阅读成本则被相对比较少地关注。对其他信息系统而言,阅读成本不足以导致严重问题,但对 DSS 则不同,因为 DSS 的核心用户是管理者,其作用和效果必须通过管理者的阅读得以发挥,而阅读过程所占用的时间恰好是管理者最宝贵和最稀缺的资源。在选择阅读 DSS 时,必须同时选择放弃其他工作,用经济学的术语描述,就是阅读这些资料的时间机会成本,管理者的工作越重要这种成本就越高,其边际效益是递减的,因此节约管理者的阅读成本是 DSS 开发者必须重视问题。

目前提供给医院管理者应用的 DSS,主要是从数据集成与发布的角度出发,在采集效率、集成效率、分析模型、实施路径、服务展现等方面进行了精心的设计,在用户使用效率上考虑较少。随之带来的问题就是,管理者每天要面对 DSS 提供的众多的信息版面、繁杂的数据罗列、无数的报表堆砌等,其结果导致管理者只能从这些众多的信息中查找自己需要的内容,最终不得不因阅读负担而将其搁置,致使 DSS 作用未能得到有效发挥。

商业智能(Business Intelligence,BI)工具的引入和使用,一个重要作用就是通过直观、简洁的视图效果,把要表达的信息快速、直接地让管理者阅读与理解,大大降低阅读成本。

2. 高效捕捉关键信息内容

尽管 DSS 是通过信息辅助决策,但决策质量与 DSS 所提供的信息数量并没有线性关系,管理者也不完全是依赖 DSS 信息进行决策。从某种意义上说决策的首要环节是发现问题并形成决策目标,其基本依据是通过对问题的认识、理解与分析,结合知识、经验和求证来实施决策活动。因此在决策过程中,DSS 能否从一开始就起到关键性的辅助作用,很大程度上取决于 DSS 对关键问题信息的捕捉能力和展现能力。

医院的 DSS 设计中,收集存储了大量用于辅助管理的决策信息,而且在种类和数量上也在不断地完善和丰富,这就导致管理者更加希望从海量、丰富地信息中快速地发现问题、并方便地获取有关线索。在医院的 DSS 服务中,如果遵循着固有的体系化、目录式服务架构,使那些关键问题的数据信息分散在 DSS 不同的业务与资源体系中,缺乏对关键问题的聚集、关联和凸显能力,使 DSS 缺少了应有的"吸引力"。

商业智能工具的使用,可以改变 DSS 系统的信息表达模式,采取更加突出重点、主题集中地进行关键问题与信息的表达,从而提高对关键信息的捕捉与表达能力和展现效率。

3. 充分展现信息内容特色

DSS 是管理者在决策过程中获取信息的重要渠道。但管理者在决策过程中获取信息的渠道可以是多种的,如人际体系、通讯媒体、文件会议等,通常这些传统的根深蒂固的信息渠道,占据着管理者大部分的意识空间,在某种程度上说是 DSS 的"竞争对手"。那么,如果 DSS 提供的信息资源和服务手段不能做到不可替代,或者不具有区别于其他信息渠道的特色,就很难在这些"竞争对手"中脱颖而出。

我国医院 DSS 在不断发展中,已经逐步形成了集医疗运营信息,疾病诊治信息,临床医师绩效信息,诊疗技术信息等系统化集成化的内容,同时建立了围绕质量、效率、效益、安全运营效果的分析模型、数据挖掘路径、信息图表展现等。但是从用户的角度说,信息服务的新颖与先进与否并不重要,他们更关注是否具有实效性、提供的信息是否迫切需求又无法被取代。如果不具备这种特色,服务内容再丰富、功能再强大的系统也只会被搁置。此外,设计上的不够简捷易用和管理者电脑操作不熟练也会大大增加应用的障碍。

引入商业智能工具进行医院管理决策,可以通过形象、简单的工具界面来表达丰富的信息内容,同时,通过界面的互动与功能设置,还可以让管理者通过简易的操作获取表达结果和界面背后所关联和凝练的数据内容,实现从全局到个案、从结果到原因、从终末效果到环节原因的跟踪与分析。

13.2.6.2　信息仪表盘的使用

20 世纪 80 年代"仪表盘"的概念开始被引入管理信息系统。"仪表盘"的本义是通过将各种可视化的指示器、控件有效地组织成一个便于驾驶员随时获取交通工具运行状态，并根据具体情况及时做出判断，进行决策并采取相应措施的面板。在 DSS 中引入"信息仪表盘"，可以便管理者在应用 DSS 辅助运营管理决策时，避免只看到繁杂枯燥的数字，而能如同置身于驾驶舱，通过概览信息仪表盘，快速掌控部门的运营状态和存在的问题。是减少管理者阅读 DSS 时间，改善其应用效果的有效途径。

信息仪表盘与其他展现运营信息方式的区别在于，在显示屏上呈现经过巧妙整合调整的数据和问题信息，满足管理者的如下需求：

1. 根据不同的管理职责、权限进行个性化配置，并在同一屏幕显示区域内，尽可能展现管理者关注的关键绩效指标，并提供问题追踪和信息导航标识。

2. 对定义的控制阈值做出响应，在可视化呈现并预警的同时，启动相应的预警机制，如声音报警、高亮度闪烁等，触发管理者对于关键事件的关注。

3. 协助管理者进行假设分析，假定推测等导向性分析，提升用户对于各种相互关联的业务变量的理解力和洞察力。

4. 在信息仪表盘上进行检索、筛选操作及问题追踪查询时不感到明显延时，用户不需要经历太多的培训和学习过程就能上手使用。

13.2.6.3 雷达图的使用

雷达图的概念最初产生于日本企业界，是从企业的生产性、安全性、收益性、成长性和流动性等五个方面，进行综合评估而采用的一种财务状况综合评价方法。按这种方法所绘制的图形如雷达（图）的放射波，并具有指引经营"航向"的作用，故而得名。

在医院的管理决策中，将雷达图的内容与含义进行扩展，展现医院全局或某一方面的关键指标计量结果。与最初的雷达图表示方法相比，主要的变化来自于两个方面：

1. 表达主题与对象的扩展

雷达图的最初表达内容是针对企业进行财务状况主题的表达，并且以五类指标（生产性指标、安全性指标、收益性指标、成长性指标和流动性指标）为表达内容。由于雷达图这种方式非常直观清晰、而且能够同时表达各类指标的综合状况，所以目前对于这种方式方法的使用，已经由财务状况这一最初表达主题扩大到其他范围，同时表达内容也不再局限于最初的五类财务指标，而是根据所要表达的对象与主题，灵活进行指标设置。

在医院管理决策支持系统中，既可以使用雷达图以整个医院（或部门）为对象，进行医疗数质量、物资管理、卫生经济等主题的表达，也能够以单个医师为对象进行人力资源管理为主题的表达。

2. 基于 KPI 的表达内容

针对不同的表达对象与内容,需要设计不同的 KPI 体系。雷达图的辐射状直线就代表了每一个具体的计量指标。所以,雷达图所表达的指标,基于的是针对表达对象与表达主题的 KPI(Key Performance Indicator,关键绩效指标)设计,包括具体指标的内容、量化取值方法等。

例如,可以使用雷达图以医院为对象进行医疗数质量(KPI 设置包括门急诊、住院收治、手术麻醉、医技工作、护理工作与缺陷管理等方面的指标)、卫生经济(KPI 设置包括总预算执行、收入信息、成本信息等方面的指标)、物资管理(KPI 设置包括药品信息、材料信息、医疗设备、固定资产、后勤物资等方面的指标)等主题的表达,亦可以针对医师个人进行人力资源管理主题的表达(KPI 设置包括工作效率信息、工作质量信息、经济效益信息、科研信息、考勤信息等方面的指标内容)。以上实例的雷达图表数样式见图 13.3。

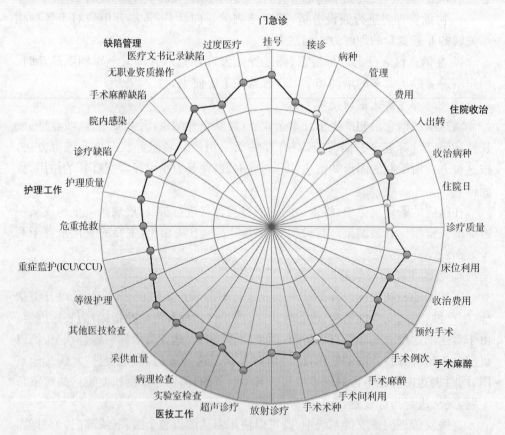

图 13.3　医院管理决策支持系统中雷达图应用示例

§13.3　医院统计决策支持系统的建立

13.3.1　基于数据元的统计指标标准化设计

13.3.1.1　统计指标内容界定

从以下三个方面进行界定：一是在国家层面上需要发布的指标，如死亡人数、院内感染率、医护比等指标；二是医院间需要进行比较的统计指标，如平均住院日、单病种费用等；三是医院内部在计划、监测、评价、预测等各项管理活动中应用的指标，如门急诊日均就诊人次、住院患者待床率、医疗纠纷发生次数等指标。

根据医院的业务类别、专业特点、机构设置、指标性质等综合因素，结合各类医院信息系统产生的通用数据信息，将医院统计指标分为医院基本信息、医疗、护理、检查、检验、手术麻醉、药品、材料、仪器设备、卫生经济和人员管理11类。

13.3.1.2　基于数据元的统计指标标准化

1. 标准化方法概述

数据元（data element）是表示概念的一类数据，其特性可由支持信息交换的一组数据元属性来表示，或者说数据元是一组可识别和可定义的数据基本单元。一般来说数据元由数据元的名称、属性、表示三部分组成，在一定语境下，通常用于构建一个语义正确、独立且无歧义的特定概念的信息单元。

医院统计指标是数据元的特殊形式，是用以信息发布、对象评价、程度比较及在医院管理决策中进行数据利用的基本单元。随着医院信息系统的快速发展和广泛运行，使医院统计指标体系在内容和数量上都得以有效扩展。但是，由于长期以来我国卫生信息标准化工作落后，医院统计指标在通用性、规范化设计方面存在诸多不足，导致统计指标在应用中的可信度不高。

对于医院统计指标数据元的标准化，应当参照有关数据元的国家与行业标准，结合医院统计指标特点，进行医院统计指标数据元的属性设置，然后对医院统计指标数据元进行属性的规范性描述，以及公用数据元目录编制。

2. 统计指标数据元属性设置

医院统计指标数据元的属性设置，应当以《卫生信息数据元标准化规则》（WS/T303－2009）规定的五类22项基本属性为基础，见表13.2。

医院统计指标数据元的属性设置，可根据医院统计指标数据元的使用需求，参照表13.2的内容进行裁剪与修改。

表 13.2 数据元基本属性的种类、名称、约束和定义

属性类别	属性名称	约束	属性定义
标识类	名称	M	赋予数据元的单个或多个字词的指称
	标识符	M	在一个注册机构内与语言无关的一个数据元的唯一标识符
	版本	M	注册机构内，一套数据元规范中的一个数据元发布的标识
	注册机构	M	负责维护一个注册库的组织
	同义名称	O	与给定名称有区别但表示相同的数据元概念的单字或多字的指称
	相关环境	M	对使用或产生名称(同义名称)的应用环境或应用规程的指明或描述
定义类	定义	M	表达一个数据元的本质特性并使其区别于所有其他数据元的陈述
关系类	分类模式	O	根据对象的来源、组成、结构、应用、功能等共同特性,将对象排列或划分成组的模式的分类参照
	关键字	O	用于数据元检索的一个或多个有意义的字词
	相关数据参照	O	数据元与相关数据之间的参照
	关系类型	O	数据元与相关数据之间关系特性的一种表达
表示类	表示类别	M	用于表示数据元的符号、字符或其他表示的类型
	表示形式	M	数据元表示形式的名称或描述,如"数值""代码""文本""图标"
	数据元值的数据类型	M	表示数据元值的不同值的集合
	数据元值的最大长度	M	表示数据元值的(与数据类型相对应的)存储单元的最大数目
	数据元值的最小长度	M	表示数据元值的(与数据类型相对应的)存储单元的最小数目
	表示格式	M	用字符串表示数据元值的格式
	数据元允许值	M	在一个特定值域中允许的一个值含义的表达
管理类	主管机构	O	提供数据元属性权威来源的组织或组织内部机构
	注册状态	C	一个数据元在注册生命周期中状态的指称
	提交机构	O	提出数据元注册请求的组织或组织内部机构
	备注	O	数据元的附加注释

13.3.2　医院管理决策关键绩效指标设计

13.3.2.1　关键绩效指标设计原则

关键绩效指标(key performance indicator,KPI)具有目标式、聚集性特征,可通过对组织内部输入、输出端的关键参数进行设置、取样、计算和分析,获得过程结果,评价流程绩效。KPI设计需要遵守的 SMART 原则,即具体化(specific)、可度量(measurable)、可实现(attainable)、现实性(realistic)、时限性(time bound)。

具体化:控制内容与评价对象要落到具体指标上,指标不能太笼统、太抽象。

可度量:选定的具体指标,其数据或者分类信息完全能够获得。

可实现:指标需实实在在,可以证明和观察。

现实性:目标值要符合一定时期内医院诊疗活动经营实际,在综合考虑各种因素,分析已有数据后制定,避免设立过高或过低的目标。

时限性:指标应具有特定的期限,有效的时间特征。

13.3.2.2　医院管理决策支持的 KPI 设计

在医院 DSS 中,引入 KPI 指标管理运营绩效,特别是借助信息仪表盘的直观展现方式反映 KPI 结果,可改变以往追求完整性、系统性、规范性的辅助决策策略和平面化、结构性、罗列性的信息服务部署,提高 DSS 捕捉关键问题的能力。研究建立医院关键绩效指标体系需遵循如下原则:

目标导向:即 KPI 必须依据院级目标、部门目标、职务目标等来确定。例如:以医院年度综合发展目标为导引,分别研究建立质量、效率、效益、安全目标 KPI。

注重质量:质量是医院生存发展的核心竞争力,但又很难准确衡量,因此,侧重工作质量 KPI 指标设计与控制尤为重要。例如:临床医师的诊疗质量,是医院质量工作的核心,因此需要研究建立临床医师质量与绩效评价指标。

可测量性:关键绩效指标必须从技术上保证指标的可测量性,对每一指标都必须给予明确的定义,建立完善的信息收集渠道。例如:研究建立单病种费用控制临床路径 KPI,可量化监控疾病诊疗质量。

强调输入和输出过程的控制:设立 KPI 指标,要优先考虑流程的输入和输出状况,将两者之间的过程视为一个整体,实施端点控制。例如:研究建立对医疗缺陷从问题发生的信息采集到结果输出全过程的 KPI 指标。

13.3.2.3　医师绩效评价 KPI 体系设计实例

医院内工作人员构成较为多样,既包括从事临床工作的医务人员、护理工作人员、辅诊工作人员,还包括从事临床保障人员、基础研究人员、教学人员、医院管理人员、行政安全保障人员和医院后勤保障人员等。因为医院工作人员构成复杂、岗位各异,对医院各类人员的评价较为困难。此处仅限于建立临床医师 KPI。

根据医院内各类医师在医院内医疗活动中充当的角色和其工作性质,将医师按照其从事的专业、职称和工作岗位分为三个维度(图13.4)。按照专业分内科、外科、辅诊、急诊、中医、康复、理疗和保健等。按照不同的职称分为主任医师、副主任医师、主治医师、住院医师、轮转医师、实习医师和进修医师。按照工作不同岗位和承担的职责分为门诊医师,包括普通门诊接诊医师、专家门诊接诊医师和特需门诊接诊医师;住院部医师,包括科室主任、病区主任、主诊医师、主管医师、经治医师和住院总;辅诊科室医师,包括从事检验工作的医师(检验科、生化科、微生物科等)、从事检查工作的医师(放射科、超声科、心电图等);实验室工作医师,包括专职人员和临时人员。

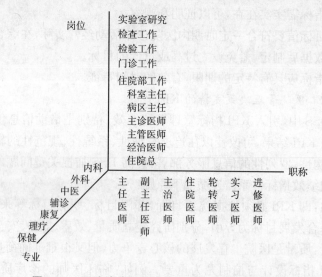

图 13.4   医院诊疗活动中医师角色划分三维结构图

按照工作性质,临床医师的主要业务可划分为门诊接诊、临床诊治和手术操作三类,且一人可同时兼有几种角色。门诊接诊业务可概括为:接诊,记录主诉,诊断,开处方和检查检验申请单,办理入院等;临床诊治业务可概括为:接收病人,入院诊断,病程记录,开医嘱,对病人进行治疗,完成病历等;手术操作业务流程可概括为手术预约、术前访视、麻醉访视、手术医嘱、手术操作,麻醉记录等。根据医师业务活动细化各环节 KPI。

在构建医师评价 KPI 时,应从医院发展战略的角度,根据医院人力资源管理四个维度,既面向医院的战略、面向医师的职能、医师管理流程和医师组织学习成长四个维度,建立一组医师评价 KPI 指标体系。并根据日、周、月、季和年考核的难易程度与时间要求等因素,分别确定各类医师考核的 KPI 指标。

13.3.3　面向专业统计分析的 OLAP 设计

面对医院的各类管理对象、管理主题、指标体系以及计量维度,医院管理决策的信息服务设计不可能穷尽所有的管理决策需求组合。所以,医院管理决策系统需要适应不断发展变化的应用需求,具有进行管理决策扩展与应变的功能。

面向统计专业人员应用的 OLAP 系统,就是基于上述需求,设计开发的包括开放的表格设计接口、高端的数据处理工具以及把数据转化成能够被非 IT 专业人员理解、真实反映数据维特性,能够进行快速、一致、交互访问,支持在线分析处理(OLAP)的工具系统。应用此工具,可直观、方便、多角度地从 ODS 资源库中选取不同粒度的数据,并根据条件选择,进行不同深度的数据动态汇总、统计角度切换、图形分析、统计结果存储、结果数据导出等操作,满足各类用户自主查询、报表设计。系统还应满足方便快捷的数据处理和数据分析需求。

借助该工具系统,可以借助于 ODS 资源库,通过专业的统计人员进行快速的统计分析服务设计与结果表达,并根据需要将这种分析设计纳入到既有的管理决策系统服务功能当中。该系统主要功能归纳如下:

度量选择功能:每个分析主题会提供一定数量的度量值,即度量管理者关心的指标。如反映医疗工作效率的门诊人次、出院人次、住院手术例数、平均住院日、术前平均住院日、床位使用率等度量值,这些度量值会根据维度的变化计算出不同的结果。

维度选择功能:维度是分析数据的角度,在统计资源库中已经预制一系列维度,包括时间维、科室维、病种维、费别维等。使用者可以根据需要选择多个维度,也可以对维度限定条件,系统会自动按照维度选择的先后顺序以及设定的条件显示数据计算结果。

下钻、上卷功能:该功能可使用户通过改变维度层次,进行不同粒度的数据分析,进而发现问题的原因。其中上卷功能是在某一维上将低层次的细节数据概括到高层次的汇总数据,下钻功能是从汇总数据深入到细节数据进行观察。

切片/块、旋转:切片是在部份维上选定值后,关心度量数据在剩余维上的分布。旋转是变换维的方向,即在表格中重新安排维的放置(例如行列互换)。

数据压缩:属于辅助功能,选择此功能系统会压缩掉没有数据的显示行。

图形分析:包括圆图、条图、线图等十余种图形分析功能,也可以设置通过图形进行钻取等操作。

图形设置:设置图形的宽度,高度,图形的颜色,选择图形的样式,设置图形标题内容等功能。

分析结果存储:用户在对某一主题进行了一系列下钻,上卷,切片的操作后,希望下次使用时只是简单的修改一些维度条件就能够再次使用此次分析的方法,这时可以使用分析结果存储功能。

数据导出:将当前分析的结果完整的导出成 Excel 文件的功能,为使用者进行数据深度分析提供便利。

13.3.4　面向主题的统计信息资源库组织

13.3.4.1　主诊组管理主题

主诊医师负责制已经成为许多医院常规管理工作内容。客观、及时反映主诊组状态也自然成为医院统计的常规工作。1 名主诊医师一般负责 1～3 个主诊组;每个主诊组由 1 名主诊医师、1 名主管医师和多名经治医师组成。主诊组虽然相对固定,但人员组成变化仍然比较频繁。这些变化正是统计台账应该记录、分析的内容。

主诊组信息结合住院患者为主题的统计台账,通过对主诊组工作数质量的统计,见表 13.3,可以将按科室和病区的考评细化到主诊组。手术量的统计可以细化到手术医师,见表 13.4。表中手术积分计算方法为:特大手术每例计 7 分,大手术每例计 6 分,中手术每例计 3 分,小手术每例计 1 分。

对于收治病种类似的主诊组,具有良好的组间可比性。对其考评有利于相近专业组治疗效果、医疗消耗等指标的对比。

然而,大多数主诊组收治病种差异较大,与科室和病区相似,并不具有直接的可比性,但仍然具有实际意义。因为科室或病区涵盖了很多病种,通过主诊组的划分,实际上是将科室或病区的收治病种进行了归类,有利于科室细化管理和考评,也更利于突出主诊组优势,促进各主诊组对其重点病种形成有效的临床路径。

对于同一主诊医师负责的多个主诊组,其组间的差别可能主要反映了主管医师的收治特色。

对外科医师手术量的统计,能够客观反映科室内每名医师的手术强度,为科室内部考评提供数量依据。

表 13.3　×年×月主诊组部分医疗数质量指标统计示例

科室名称	主诊医师	主管医师	出院人次	平均住院日	费用(万元)	药费%
内分泌科	巴××	杜×	64	12.92	52.18	33.34
	母××	杨××	43	13.51	28.79	21.81
血液病科	王××	王××	29	20.04	142.62	75.52
	王××	林×	20	19.03	63.83	62.95
	于××	靖×	14	24.74	71.58	50.50
	高××	赵×	11	10.29	18.76	74.92
	于×	李××	7	9.17	18.76	56.17

表 13.4　×年×月骨科医师手术量统计示例

手术医师	手术例数	占该科百分比	手术分型（例）				手术积分	排序
			特大	大	中	小		
刘××	49	10.32	7	31	6	5	258	1
张××	29	6.11	1	25	3	0	166	2
郭××	24	5.05	1	21	2	0	139	3
唐××	22	4.63	5	15	2	0	131	4
毕××	21	4.42	6	14	1	0	129	5

13.3.4.2　病种管理主题

随着 DRGs 研究和应用的深入，我国已开始筹划 DRGs 为基础的医疗消耗预付制试点。作为具体的医疗机构，研究本医院病例组合及消耗，适应 DRGs 预付费的机制，具有重要意义。由于当前还处在筹备阶段，病例组合的划分及标准存在许多变数，建立以病种为基础的医院病种管理体系具有现实意义。病例组合管理以ODS 中记录的病案首页信息为基础，包括 ICD 疾病编码、手术编码、以及对费用消耗有影响的基础信息，建立可灵活调整的病例组合库。该病例组合库作为 ODS 资源库的组成部分，随时记录其变化和调整过程。

通过病例组合库，及时分析本院病例组合消耗与付费标准的差别，分析优势，找出差距。对经常超出标准的病例组合，分析其治疗路径，查找原因，有针对性的采取措施，降低治疗成本。为适应 DRGs 预付制，病例组合管理是医院管理的重点内容之一。

表 13.5 列出了部分病例组合住院费用情况。费用分布一般呈偏态，表中重点给出了中位数、四分位数及极值。为分析费用的构成提供线索。

在病例组合的研究中，对每个组合，可以考虑若干影响因素，如：是否有伴随疾病，有无发生院内感染，患者年龄等，限于篇幅，本文不再赘述。

表 13.5　部分病例组合住院费用

类别	病例组合名	例数	均数	最大值	P75	中位数	P25	最小值
特诊	冠状动脉支架植入术	62	76066	209047	91145	66918	56409	9526
特诊	冠状动脉搭桥术	38	58341	130992	65722	50776	45367	7243
肿瘤	肝、胆管、胰恶性肿瘤	98	25644	105077	37549	16871	6380	619
肿瘤	支气管和肺恶性肿瘤	128	22033	138910	36166	11532	5945	167
手术	扁桃腺和腺样增殖体的手术	90	2457	4144	3126	2442	1791	967
手术	骨折和脱位复位术	108	6667	21031	8562	5079	3359	1328
诊断	缺血性心脏病	125	15684	114370	11678	5354	2874	395
诊断	脑梗死	73	15120	77062	22650	7042	3487	282
诊断	急性上呼吸道感染	171	1375	12538	1574	926	603	169

13.3.4.3 质量控制与趋势分析主题

由于 ODS 资源库中的信息接近实时信息,相差不超过 1 天。对于统计指标的监控,其时间精度能够满足管理需要。如对超长住院日、待床天数、门急诊量、收容人次、手术例次等指标,均可制订相应控制标准,通过控制图进行质控。

另一方面,ODS 资源库又能够长期积累,在保留历史原貌的同时,也为数据的再利用奠定了基础。可以充分运用统计学方法、进行数据挖掘,从而揭示医院运营规律,探索影响因素,改进诊疗流程。

HIS 是不断发展的系统。ODS 除了适应这种变化外,其自身也是不断发展的。因为随着 HIS 内容的不断丰富,会提出新的管理需求,统计台账的内容自然会扩展、更新。要求 ODS 资源库的更新和扩展首先要满足历史的延续性。对历史统计指标和项目尽可能保持,在此基础上新增台账内容以满足新需求。

§13.4 医院统计决策支持系统的应用

13.4.1 统计查询

统计数据查询(static Query)是根据用户工作特点和实际需求,基于统计资源数据库,对数据库中的实时、过程个案数据信息设计和定义查询主题、查询条件、查询结果和输出格式,实现当日病人信息查询和任意统计区间内病人信息的查询。并提供实时、过程化的在线服务使用户能够快捷、方便地对所需数据记录进行检索、统计、输出等操作。目的是实现对医院的运营监测,选用总量指标和绝对数指标对每日工作效率、工作质量和经济效益等方面的基础数据进行分类描述和追踪查询。是用户主观信息需求的客观表现,也是信息检索监测管理服务质量的基本保证。其中基于统计资源数据库的个案数据是以病人为中心的主题数据集为基础的。主题数据集是可以进行描述的、由若干子集构成的数据集合。统计资源数据库包括了门诊病人主题数据集,住院病人主题数据集,手术病人主题数据集,卫生经济主题数据集,门诊挂号类别主题数据集,床位主题数据集,工作人员主题数据集,设备主题数据集,药品耗材主题数据集等。

13.4.1.1 基于服务主题的基本查询

根据用户需要以及医院管理常规工作,以各个主题个案数据集为基础建立了门诊病人、住院病人、手术病人、床位、工作人员、设备、药品耗材、手术间等主题的预定义查询,这些查询包括当日信息查询和累计信息查询。

1. 当日信息查询

当日信息查询主要对当天即时性的信息进行查询,查询方式设计如下:

查询内容：当日门急诊就诊病人、在院病人和出院病人的诊疗、费用信息以及医院其他业务信息和管理信息。

查询分类：门急诊信息、临床医疗信息、护理信息、辅诊信息、人员信息、药品信息、经济信息和设备信息等。

结果表达：统计表和绝对数、相对数结合的方式表达。结果可进行屏幕输出和打印输出。

操作发生点：院领导、医疗、护理业务管理部门工作站；网络中心、临床科、辅诊科及经管科、药剂科、设备科和统计病案室等业务管理职能部门。

查询方式：选择查询条件进行查询。

2. 累计信息查询

累计信息查询主要对一个设定时间段内（一般由用户选择）的信息进行查询，查询方式设计如下：

查询内容：任意区间门急诊就诊病人、在院病人和出院病人的诊疗、费用信息以及医院其他业务信息和管理信息。

查询分类：门急诊信息、临床医疗信息、护理信息、辅诊信息、人员信息、药品信息、经济信息和设备信息等。

结果表达：统计表和绝对数、相对数结合的方式表达。结果可进行屏幕输出和打印输出。

操作发生点：院领导、医疗、护理业务管理部门工作站；网络中心、临床科、辅诊科及经管科、药剂科、设备科和统计病案室等业务管理职能部门。

查询方式：确定查询时间区间，选择查询条件进行查询。

13.4.1.2　基于数据元的报表查询

在报表众多的管理决策系统中往往拥有非常丰富的查询设计，而面对内容划分非常细致、数量非常丰富的查询体系，用户反而会经常不知道如何精确地获得自己需要的信息。对此，可设计以数据元为线索的报表查询系统。

例如在某医院统计集成信息服务系统中，预定了很多满足用户管理需要的主题数据集，从设计的查询或报表中得到需要的数据元比较困难。如用户需要本月"出院人次"这个指标，就可以直接在数据元查询目录里填写"人次"，出现结果如同常用网络搜索工具（google，baidu 等工具）一样，出现所有关于"人次"的数据元，然后找到所需要的"出院人次"，出现条件框，再进一步设置统计区间，统计范围，就可得到相应的结果。

13.4.2　统计报表

统计报表是按统一规定的表格形式，统一的报送程序和报表时间，自下而上提供基础统计资料,具有法律性质的报表。医院统计报表是医院统计工作的一项重要工作,它是医院各项业务和管理工作所完成的数量、质量、安全和效益的直观地反映,可为医院各级管理部门和上级卫生部门制定计划、布置工作提供重要数据依据。

医院统计报表具有统一性、全面性、周期性和可靠性等特点。统一性体现在,一般医院统计报表都严格依据国家、卫生部门和医院制定的相关统计工作制度或相关调查制度、规范或要求,逐级报送。全面性体现在,医院统计报表应当涵盖医院业务、管理的各个方面,如果需要还要记录医院根据不同需要和目的而开展的各项专项调查数据,要兼顾横纵两个方面数据搜集,即不但要记录某一时间体现医院业务运营和管理各项指标的数据,还记录不同时期体现医院业务运营和管理各项指标的数据。周期性体现在,医院的统计报表根据主管部门的要求或需要按照规定的周期,如周、旬、月、季和年,定期上报,形成数据的历史积累。可靠性体现在,统计报表数据必须详实、可靠和准确,要求做到数据一个不少,指标要逐一填写或打印在统计表中,统计表上的项目不能空缺,不得遗漏以及出现统计数据残缺不全。

13.4.2.1 医院统计表的内容与作用

医院统计报表是医院运营过程中各项指标的常年数据的积淀。根据医院统计报表内容的依据其承载的信息和反映的工作而异,主要内容包括以反映医院卫生资源配置、医院医疗效率、医疗质量、医疗安全、医疗运营效益、医院管理、教学与科研等指标的数据记录;也可以是国家、卫生部门或者医院管理者根据需要,针对某个目的开展的专项调查数据的整理和汇总结果。医院统计报表是用数据来反映医院一定时期内医院资源配置情况、医疗运营情况和教学科研开展情况,是医院统计工作的原始资料的来源,其在医院运营和管理工作中发挥着至关重要的作用。主要表现在:①医院统计报表可为上级主管部门和领导提供详实数据、准确信息,为上级主管部门和领导制定医疗资源配置规划、重大改革和有效管理提供数据支持;②医院统计报表可为有关医疗管理部门对医院运营实施监督检查,落实政策执行情况提供依据;③医院统计报表可为医院管理部门对医院运营中的潜在问题进行预警、对干预措施的效果进行评价提供科学的数据。

13.4.2.2 医院统计报表的分类

不同医院设有不同的统计报表,涉及了各类数据,内容庞杂、数据众多。按照不同内容和标准医院统计报表可以分为不同类别。

按照统计表的发布单位分类,分为国家统计报表、业务部门统计报表、地方统计报表和各医院内统计报表。

按照统计报表的内容分类,分为反映医院规模配置报表,反映医疗业务开展情况报表,反映医院医疗管理报表,反映医院经济运营情况报表,反映医疗教学训练、科研开展情况的报表,以及反映医院重大事件的报表。

按照统计报表的上报周期分类,分为日报,旬报,月报,季报和年报。

按照医院统计报表的资料积累的方式分类,分为登记表,汇总表,统计表,统计台账,统计年鉴和统计汇编。

按照医院统计报表的存储形式分类,分为登记卡,纸质报表和电子报表。

13.4.3　统计评价案例

13.4.3.1　临床科室成本效益评价

1. 成本效益 KPI 设计

基于决策支持系统的医院临床科室成本效益评价,具有更重视资源的利用效率、更突出非财务指标的重要性及更明确评价主体和动因,突出导向性的特点。将大量复杂的数据加以采集整理,找出对临床科室成本效益影响最大的 KPI,并按决策者的需求,灵活地展现出来。决策者可以从多个角度、以多种不同的形式,如仪表盘及动态表格、动态图形或图表,连续地展现所需信息,供决策支持。

医院临床科室成本效益评价 KPI 分为一、二、三级指标。一级指标包含运营状况、运营结果和运营趋势;二级指标包括:人力资源利用效率、财务资源管理效率、物化资源利用效率、成本控制、收益状况、客户费用、经济增长状况、经济发展潜力等八项。三级指标包括二十二项。

表 13.6　医院临床科室成本效益评价 PKI

一级指标	二级指标	三级指标	计算公式	属性
运营状况	(1)人力资源利用效率	1.医生日均门诊量	科室年门诊人次/科室各级医生年出诊天数	中性
		2.医生人均每日担负住院床日	科室年实际占用总床日数/(科室医生人数 * 365)	中性
		3.床护比	科室年实际展开总床日数/科室年护士人数	中性
	(2)财务资产管理效率	4.坏账率	科室年医疗欠费总额/(科室年实际医疗收入+科室年医疗欠费总额)	低优
		5.医疗缺陷理赔率	科室年医疗缺陷理赔总额/科室年医疗业务收入	低优
		6.单病种超定额比例	科室单病种例均实际收入/科室单病种例均收费定额	低优
	(3)物化资源利用效率	7.床位周转次数	科室年出院人数/科室年日均占用床位数	中性
		8.医疗设备折旧占医疗收入比率	科室年万元以上设备折旧额/科室年医疗总收入	低优

一级指标	二级指标	三级指标	计算公式	属性
运营结果	（4）成本控制	9.变动成本增长率	（科室本年变动成本总额－上年度变动成本总额）/科室上年度变动成本总额	低优
		10.科室成本率	科室年成本总额/科室年医疗收入总额	低优
		11.单病种成本控制率	科室单病种例均标准成本/科室单病种例均实际成本	高优
		12.药品成本占总成本比例	科室年药品成本额/科室年成本总额	低优
		13.材料成本占总成本比例	科室年材料成本额/科室年成本总额	低优
	（5）收益状况	14.科室收益率	科室年医疗收益总额/科室年医疗总收入	高优
		15.人均收益	科室年医疗收益总额/科室总人数	高优
		16.床均收益	科室年医疗收益总额/科室年展开床位数	高优
	（6）病人费用	17.门诊诊次费用	科室年门诊收入/科室年门诊人次	低优
		18.住院床日费用	科室年住院病人总收入/科室年住院病人床日数	低优
	（7）经济增长情况	19.收入增长率	（科室本年度医疗收入－科室上年度医疗收入）/科室上年度医疗收入	高优
		20.收益增长率	（科室本年度医疗收益－科室上年度医疗收益）/科室上年度医疗收益	高优
运营趋势	（8）经济发展潜力	21.技术性服务收入增长率	（科室本年度技术性服务收入－科室上年度技术性服务收入）/科室上年度技术性服务收入	高优
		22.仪器设备投入增长率	（科室本年度仪器设备投入－科室上年度仪器设备投入）/科室上年度仪器设备投入	高优

2. 指标权重设置

一级指标权重的测定采用专家排序法；二级和三级指标权重的确定采用一种改进的层次分析法（AHP）－指数标度 AHP 法。在多指标的成本效益评价中，影响指标相对重要性的因素应包括社会、环境、经济等因素，这些因素对指标重要性的影响难以度量，以半定量法即专家咨询结合层次分析法，确定权重系数，由专家凭经验判断给出权重重要程度分值,再经过数学处理,去除偶然因素,可以保证结果的客观性。经计算专家对各级指标重要性判断结果的标准差均小于1、变异系数均小于0.2,说明咨询意见较集中,结果可信。

3. 结果分析

科室的"运营结果"是成本效益评价最重要因素,其权重系数为0.55,其中包含的成本控制、收益状况的三级指标中,科室收益率、人均收益、变动成本增长率、科室成本率是重中之重的指标。临床科室可据此看出是否还有成本降低、收益增长的空间。医生日均门诊量、床位周转次数、床均收益等反映科室工作效率的指标也是成本效益评价的重要指标,其权重系数也较高。另外科室成本效益评价KPI中,减轻病人经济负担的两个三级指标权重系数也较高。在科室经济发展潜力KPI中,技术性服务收入增长率也占较大比重,表明提高技术性服务收入也是科室在运营中需要重视的问题。

13.4.3.2　医师绩效评价结果展现

医师评价KPI设计涉及指标量化、指标无量纲化、指标归一化、指标权重确定与KPI综合量化值等统计学内容,本部分不再详述,直接介绍对医师评价结果的展示。

医师KPI展现是医院DSS综合展现的内容之一,其既起到显示不同区间内医师绩效评价结果展示的作用,还可以起到对医师管理所关注指标的预警作用,同时还提供对特殊指标的不同维度的钻取,乃至显示每位医师所负责的每一例患者详细信息。其追踪路径为:DSS人力资源绩效管理导航→各类人员绩效管理仪表盘→某类人员绩效多维度、多属性KPI概览→各层KPI结构与趋势过程结果展现→各位医师KPI指标→各位医师负责患者个案信息追踪查询。具体展现内容为:

首页概览显示:DSS首页导航系统提供医院人力资源管理导航仪表,该仪表可以显示全院人力资源总体绩效评价结果,医师绩效评价是其中一个部分。

各类人员绩效管理仪表盘:采用双指针仪表盘显示的方式实现对医师绩效KPI综合得分和对关注主要指标进行实时评价和监控。以红黄绿三色显示医师综合KPI得分警戒水平,红色为超限区、黄色代表警戒区、绿色代表正常区域。

某类人员绩效多维度、多属性的KPI概览:可以通过对各类人员绩效管理仪表盘点击,显示该类人员不同维度KPI得分情况。如欲对医师各维度指标进行显示,则可以点击医师绩效管理仪表盘,进入医师绩效KPI不同维度的显示。

各维度KPI结构与趋势过程结果展现:可以根据管理者的需要,展示医师不同维度指标结构构成情况和不同时间维度变化趋势等。

医师 KPI 指标:对每位医师 KPI 综合得分,以及各层次指标,不同维度、不同属性指标的显示,以便管理者掌握每位医师工作绩效情况,特别是在职称评审、评先和晋级时可以为管理者提供每位医师绩效指标。同时还有助于人力资源部门,有针对性地分析医师绩效情况,帮助医师发现问题,制定改进措施。

患者个案信息追踪查询:对 KPI 得分较高的医师,提取其管理患者个案信息,有助于总结其成功的经验,便于经验推广。对 KPI 得分较低医师,通过对其分管患者个案信息的提取和分析,可以发现其存在的问题。同时也提高了监控的力度,达到及早发现问题、解决问题的目的。

13.4.4　统计监测案例

13.4.4.1　医院目标完成进度监控

1. KPI 预警值设置

首先,需要对进度 KPI 指标制订预警界值。例如,在工作数量的目标跟踪中,规定完成值低于目标值的 5% 作为警示界值。由于确切的目标值是以月度制订的,在进行日和周的进度跟踪时,需要根据实际工作日数对目标进行再度分解。至跟踪点目标值可参考下式计算:

$$P = Q_w D_w + Q_h D_h$$

式中 D_w 和 D_h 分别为至跟踪点时正常工作日数和节假日数,Q_w 和 Q_h 分别为每个工作日和每个节假日应完成的量,可根据历史数据得到。当 $(A-P)/P * 100 < -5$ 时,即进入报警区域,A 为实际完成值。

2. KPI 展现与表达

KPI 跟踪分为时间、部门和进度三个纬度。时间纬度最小单位为日,根据不同区间分为日、周、旬、月、季、半年和年度。部门纬度根据医院的部门或者考评单位的设置进行分划,如:内科临床部、外科临床部、医技部和门诊部等。指标纬度是指需要跟踪的上述关键进度指标等,如门急诊量、收治量、手术量等。常被采用的关键绩效指标跟踪的展现形式有三种:

1)图形。借助决策支持系统以图形进行目标进度关键指标跟踪反馈(图13.5);

2)报表。按照时间分为日报表、周报表、月报表、季报表、半年报表和年度报表(略);

3)仪表盘。利用仪表盘的形式,展现目标进度落实情况,并通过下钻的方式跟踪各科室目标完成情况。

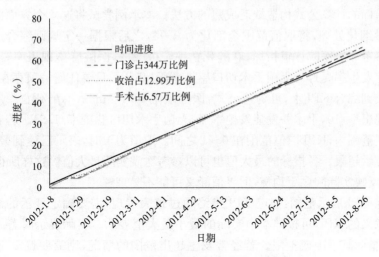

图 13.5 目标进度关键绩效指标网络日报

在进行以上决策支持系统展现服务时,为医院各级管理者建立目标进度关键绩效指标监测、跟踪、反馈机制,即可实现基于管理决策支持系统的有效监控与干预。

13.4.4.2 医院缺陷监控管理

医疗缺陷涉及医疗行为的各个方面,如诊断、手术、用药、抢救措施、病案书写、护理措施等等,每个环节均有可能因不符合操作规范导致医疗缺陷的发生。本示例重点对院内感染、手术并发症、无菌手术切口感染、麻醉死亡 4 个方面的缺陷进行讨论。

1. 缺陷管理 KPI 指标制订

明确影响 KPI 的因素:逐级确定 KPI 的影响因素。假定本文医疗缺陷 KPI 仅反映院内感染、手术并发症、无菌手术切口感染、麻醉死亡等 4 个方面的内容。这 4 个方面的发生率直接定为医疗缺陷 KPI 的影响因素。院内感染发生率作为 KPI 指标,识别院内感染的因素有:入院 24 小时后发热、血培养细菌检出、胸片或 CT 检查肺部有炎症、连续 3 天发热、入院 2 天后使用抗生素、手术后用抗生素超过 3 天、WBC 结果等。

确定 KPI 的计算公式:构造 KPI 计算公式可根据具体情况灵活掌握。对于涵义明确的简单 KPI,定量者可通过多元线性回归等方法,利用历史资料构造回归方程;定性者可通过 Logistic 回归进行回归分析。如,院内感染率作为 KPI 时,其涵义清楚,对完全符合院内感染定义的病例,得到实际的感染率。同时,对可疑者能够通过感染影响因素的 Logistic 模型进行预测,起到预警作用,更具实际监测意义。而医疗缺陷 KPI 由数个不同方面的指标综合而成,其取值的具体涵义不清,对这类指标的计算公式构造缺乏成熟的方法。本示例尝试将这 4 个方面的指标先进行无量纲化处理，将取值范围全部化为 0～1，之后根据一定规则综合成为 KPI 指标。参考三级医院评审指标，麻醉死亡率≤0.02％，医院感染现患率≤10％，手术并发症发生率≤1％，无菌手术切口感染率≤1.5％。只要任何一项存在问题，就应该反映到综合 KPI 上，可构造公式：医疗缺陷 KPI＝max（麻醉死亡率/0.02，医院感染现患率/10，手术并发症发生率/1，无菌手术切口感染率/1.5）。若各项指标均在控制范围内，KPI 取值范围在 0～1 之间。取值为 1 时，表示已达到警示界值，大于 1 表示超限。各指标的最大值也可以参考医院实际最大值。这样所得 KPI 值更敏感，反映实际问题更均衡，但界值涵义可能不易理解。

规定 KPI 展示范围：假定 KPI 最终通过仪表展现，需要确定展示的范围。对有实际意义的 KPI，可按样本中实际的最小最大值展示。实际展示时若超出该范围，指针指向其下限或上限。若经常发生超出范围的情况，则需要调整 KPI 指标的计算公式及范围。对于无明确意义的 KPI，可将其取值范围变换为 0～1 或 0～100。

2. KPI 指标界值的制订

KPI 指标制订完成后，还有一项工作就是划分色块区域，确定警示界值。一般情况下，需要确定两个界值，一个是提示性界值，用以区分绿色和黄色区域；一个是警示性界值，用以区分黄色与红色区域。如图 13.6 所示。

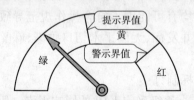

图 13.6　仪表展现方式示意图

这两个界值一般需要根据医院自身控制需求确定。在具体的展现系统中可以作为系统的配置参数进行预设或变更。KPI 指标确定后，先结合实际监控需求，给出其参考值。存在制度法规等要求，或有公认合理取值时，可直接用做界值，否则用统计学方法给出参考值。如对定量 KPI，可考虑用中位数或均数作为提示界值，用上 4 分位数或均数加 1 个标准差作为警示性界值。

对无明确涵义的 KPI，可将 60％作为提示界值，80％作为警示界值。

3. 基于医疗缺陷 KPI 的展现设计

一级仪表盘界面中表示医疗缺陷的仪表有一个，通过它反映医疗缺陷的整体状况。如上所述，只要一个缺陷项目出现异常，就应该在一级仪表上有所显现。因此，KPI 取为各项目标准化后的最大值。标准化方法是将实际值除以限制值，超过限制值时 KPI 取值超过 1,将警示界值定为 1,提示界值定为 0.8,仪表展示的最小值定为 0,最大值定为 1.2。

二级仪表盘有 4 个仪表,分别表示院内感染、手术并发症、无菌手术切口感染、麻醉死亡 4 个缺陷方面。若仅以填报结果作为监控指标,问题比较简单,直接将其标化值作为 KPI 即可,显示方式与一级仪表一致。然而,这样做难以达到监控目的,主要原因有:①这些指标均需在患者出院后进行编目才能取到,不能及时发现并达到监测目的;②出于各种原因,对缺陷指标经常发生漏报现象,完全靠医师填报的缺陷指标会造成低估。

本示例仅将医师填报值作为参考,在仪表上标识出来,而以预报值作为重点监控指标。预报值的计算方法与步骤为:明确各缺陷的影响因素,由历史资料拟合 Logistic 模型,将当前在院患者的各项指标代入模型,对各缺陷进行预测。如:院内感染的影响因素有入院 24 小时后连续发热 3 天或以上,胸片或 CT 提示肺部感染,血培养细菌阳性,其他细菌培养阳性,术后发热,联合实用抗生素种类超过 3 种,多次白细胞测定等等。手术并发症的影响因素有手术种类,手术方式,麻醉方式,术者资历,患者年龄,是否伴有糖尿病、心脑血管疾病,二进宫手术等等。无菌手术切口感染的影响因素有手术部位,手术种类,手术方式,护理等级,抗生素使用情况,术者资历,患者年龄,伴随疾病,危重情况等等。麻醉死亡的影响因素有手术类型,手术方式,麻醉方式,患者年龄,伴随疾病,药物过敏史,输血反应史,多次手术等等。在建模过程中,需要由专业人员对历史资料进行全面、正确的归类,作为建模的"金标准",而不是依赖医师的填报。

对二级仪表盘的进一步钻取,可以得到按不同特征分类统计结果,分类特征有:科室、医师、患者身份等等。根据分类统计结果,可以了解发生缺陷的集中趋势。并可进一步钻取,直至发生问题的个案。

本章小结

决策支持系统(decision support system,DSS)是 20 世纪 70 年代末期兴起的一种新型管理系统。它是计算机技术、人工智能技术与管理决策技术相结合的一种决策技术,涉及计算机软件和硬件、信息论、人工智能、信息经济学、管理科学、行为科学等学科,旨在支持半结构化决策问题的决策工作,帮助管理者提高决策能力与水平,实现提高决策的质量。

医院是信息化高度密集的机构。信息化、管理科学化的概念已渗透到医院管理之中,医院的管理模式必须实现由经验管理向信息管理的转变。随着信息化的发展、信息量的增加,决策的有效性和实效性要求越来越高。在医院没有建立决策支持系统前,各个部门有独立的数据信息和独立的信息处理系统,但因信息不能完全兼容,不能达到有效的信息共享,形成了所谓的信息孤岛,为医院管理者的决策带来了难度。如何能够有效地利用现有资源、给管理者提供有效地辅助决策,是医院信息化建设需要解决的一个问题。目前普遍使用的综合查询系统不能满足医院管理者的需要,管理者迫切需要一种决策支持工具来辅助决策。

基于 HIS 系统构建的医院管理决策系统,要求具有支持多平台、强大的可伸缩性及多样化等特点,可方便地与现有的医院信息系统集成。决策支持系统主要是以模型库系统为主体,通过定量分析进行辅助决策,所以在今后的发展中,可以用更多的算法提高决策支持的有效性,使决策者有更多的参考依据。可以预见,随着信息化的发展,决策支持系统会在医院更多的部门中得到应用。

管理工作时时面临决策问题,单纯提供丰富的原始数据资料是不能很好完成辅助决策的。需要根据不同的管理主题,获取相关数据进行深入、广泛的专题分析。在为决策者提供客观数据依据、科学的预测判断结论的同时,还需要将专业的术语和概念转换成易于理解、直观形象的表达方式,才能更好的发挥数据的作用。举一个简单的例子,对一个有 3000 张床位且病人来源充足的医院,如果仅仅告诉管理者若采取某些措施将使全院的平均住院日由 12 天缩短为 10 天这样一个简单结果,很难理解缩短这 2 天到底有什么现实意义。而如果换算成相当于全年新增了 600 张床位,不考虑节假日的影响,理想状态下一年能够多收治 2.16 万人次。相信经过这样的转换,能够更好地为管理者所接受,对决策的支持力度会更强。

思考与练习题

1. 电子统计台账具有历史性,原则上一旦产生便具有只读性,不能随意更改。但在质控、数据核查过程中,不可避免会发现问题,导致 HIS 业务系统的数据会发生改变,如何处理好与统计台账只读性的矛盾?

2. ODS 完成从 HIS 的数据抽取后,HIS 数据发生了改变,应通过何种方式反馈给 ODS 系统? 对统计结果的报告会造成何种影响?

3. 对关键绩效指标采用仪表盘工具展示时,界值的制定对指标监测与预警起到重要作用,通过实例设计几种直观、明了的界值确定方案。

4. 绩效评价时,应如何消除或减弱不同专业对指标的影响?

5. 构建决策支持系统时,结果的展现是重要组成部分,试举例说明不同使用目的、不同指标类型展现方式的选择原则和方法。

附 录

附录1 医疗卫生机构年报表

（医院类）

表　　号：卫计统 1-1 表
制表机关：国家卫生计生委
批准机关：国家统计局
批准文号：国统制〔　〕号

组织机构代码 □□□□□□□□－□　　　有效期至：

机构名称（签章）：　　　　　　　　　　___ 年

一、基本情况

1.1 机构属性代码（要求新设机构和属性代码变动机构填写）

1.1.1 登记注册类型代码　　　　□　　　1.1.2 医疗卫生机构类别代码　　□□□□

1.1.3 机构分类管理代码　　　　□　　　1.1.4 行政区划代码　　　　□□□□□□

1.1.5 单位所在乡镇街道名称_____　　1.1.5.1 乡镇街道代码　　　　□□□

1.1.6 设置/主办单位代码　　　　□　　　1.1.7 政府办卫生机构隶属关系代码　□

1.1.8 单位所在地是否民族自治地方□　　1.1.9 是否分支机构　　　　　□

1.2 基本信息

1.2.1 地址_____　　　　　　1.2.2 邮政编码　　　　□□□□□□

1.2.3 联系电话 □□□□□□□　　　　1.2.4 单位电子邮箱_____

1.2.5 单位网站域名_____　　　　1.2.6 单位成立时间□□□□年

1.2.7 法人代表（单位负责人）_____　　1.2.8 第二名称是否为社区卫生服务中心□

1.2.9 下设直属分站（院、所）个数 □□　1.2.9.1 其中：社区卫生服务站个数　□□

1.2.10 政府主管部门评定的医院级别：(1 一级　2 二级　3 三级　9 未定级)□

　　　　　　　　评定的医院等次：(1 甲等　2 乙等　3 丙等　9 未定等)□

1.2.11 是否政府主管部门认定的区域医疗中心□

　　　区域医疗中心类别(1 综合性　2 专科性)□　级别(1 国家 2 省级 3 市级)□

1.2.12 政府主管部门确定的临床重点专科个数：部级□□，省级□□，市级□□

1.2.13 年内政府投资的临床重点专科建设项目个数：部级□□，省级□□，市级□□

1.3 落实医改措施情况

1.3.1 是否达到建设标准□　　　　　　1.3.2 是否 120 急救网络覆盖医院□

1.3.3 是否政府确定的住院医师规范化培训基地医院（含全科医生临床培养基地）□

　　　当年招生人数□□□　其中：全科医生□□□　内：中医类别全科医生□□□

　　　当年在培人数□□□　其中：全科医生□□□　内：中医类别全科医生□□□

当年毕业人数□□□　其中:全科医生□□□　内:中医类别全科医生□□□

1.3.4 是否政府认定的全科医生实践基地(限第二名称为社区卫生服务中心填)□

1.3.5 医保定点医疗机构(1 基本医保定点机构　2 新农合定点机构　0 非定点机构)□

1.3.6 是否与医保经办机构直接结算□

1.3.7 是否与新农合经办机构直接结算□

1.3.8 信息系统建设情况(可多选)□,□,□,□

　　　　1 标准化电子病历　2 管理信息系统　3 医学影像(PACS)　4 实验室检验　0 无

指标名称	序号	计量单位	数量
二、年末人员数	—	—	—
编制人数	2.0	人	
在岗职工数	2.1	人	
卫生技术人员	2.1.1	人	
执业医师	2.1.1.1	人	
临床类别	2.1.1.1.1	人	
中医类别	2.1.1.1.2	人	
口腔类别	2.1.1.1.3	人	
公共卫生类别	2.1.1.1.4	人	
执业助理医师	2.1.1.2	人	
临床类别	2.1.1.2.1	人	
中医类别	2.1.1.2.2	人	
口腔类别	2.1.1.2.3	人	
公共卫生类别	2.1.1.2.4	人	
执业(助理)医师中:	2.1.1.2.5	—	
注册为全科医学专业的人数	2.1.1.2.5.1	人	
取得全科医生培训合格证书的人数	2.1.1.2.5.2	人	
注册多地点执业的医师数	2.1.1.2.5.3	人	
注册护士	2.1.1.3	人	
其中:助产士	2.1.1.3.1	人	
药师(士)	2.1.1.4	人	
西药师(士)	2.1.1.4.1	人	
中药师(士)	2.1.1.4.2	人	
检验技师(士)	2.1.1.5	人	
影像技师(士)	2.1.1.6	人	
其他卫生技术人员	2.1.1.9	人	
其中:见习医师	2.1.1.9.1	人	
其中:中医	2.1.1.9.1.1	人	
其他技术人员	2.1.2	人	

续表

指标名称	序号	计量单位	数量
管理人员	2.1.3	人	
工勤技能人员	2.1.4	人	
离退休人员	2.2	人	
其中:年内退休人员	2.2.1	人	
年内培训情况	2.3	人	
参加政府举办的岗位培训人次数	2.3.1	人	
接受继续医学教育人数	2.3.2	人	
进修半年以上人数	2.3.3	人	
三、年末床位数	—	—	—
编制床位	3.0	张	
实有床位	3.1	张	
其中:特需服务床位	3.1.1	张	
负压病房床位	3.1.2	张	
实际开放总床日数	3.2	日	
实际占用总床日数	3.3	日	
出院者占用总床日数	3.4	日	
观察床数	3.5	张	
全年开设家庭病床总数	3.6	张	
四、房屋及基本建设	—	—	—
年末房屋建筑面积	4.1	平方米	
其中:业务用房面积	4.1.1	平方米	
其中:危房面积	4.1.1.9	平方米	
年末租房面积	4.2	平方米	
其中:业务用房面积	4.2.1	平方米	
本年房屋租金	4.2.9	万元	
本年批准基建项目	4.3	个	
本年批准基建项目建筑面积	4.3.1	平方米	
本年实际完成投资额	4.3.2	万元	
其中:财政性投资	4.3.2.1	万元	
单位自有资金	4.3.2.2	万元	
银行贷款	4.3.2.3	万元	
本年房屋竣工面积	4.3.3	平方米	

续表

指标名称	序号	计量单位	数量
本年新增固定资产	4.3.4	万元	
本年因新扩建增加床位	4.3.5	张	
五、年末设备数	—	—	—
万元以上设备总价值	5.1	万元	
万元以上设备台数	5.2	台	
其中:10—49万元设备	5.2.1	台	
50—99万元设备	5.2.2	台	
100万元及以上设备	5.2.3	台	
六、本年度收入与费用	—	—	—
总收入	6.1	千元	
医疗收入	6.1.1	千元	
门诊收入	6.1.1.1	千元	
挂号收入	6.1.1.1.1	千元	
诊察收入	6.1.1.1.2	千元	
检查收入	6.1.1.1.3	千元	
化验收入	6.1.1.1.4	千元	
治疗收入	6.1.1.1.5	千元	
手术收入	6.1.1.1.6	千元	
卫生材料收入	6.1.1.1.7	千元	
药品收入	6.1.1.1.8	千元	
西药收入	6.1.1.1.8.1	千元	
中草药收入	6.1.1.1.8.2	千元	
中成药收入	6.1.1.1.8.3	千元	
药事服务费收入	6.1.1.1.9	千元	
其他门诊收入	6.1.1.1.10	千元	
住院收入	6.1.1.2	千元	
床位收入	6.1.1.2.1	千元	
诊察收入	6.1.1.2.2	千元	
检查收入	6.1.1.2.3	千元	
化验收入	6.1.1.2.4	千元	
治疗收入	6.1.1.2.5	千元	
手术收入	6.1.1.2.6	千元	

续表

指标名称	序号	计量单位	数量
护理收入	6.1.1.2.7	千元	
卫生材料收入	6.1.1.2.8	千元	
药品收入	6.1.1.2.9	千元	
西药收入	6.1.1.2.9.1	千元	
中草药收入	6.1.1.2.9.2	千元	
中成药收入	6.1.1.2.9.3	千元	
药事服务费收入	6.1.1.2.10	千元	
其他住院收入	6.1.1.2.11	千元	
门诊和住院药品收入中:基本药物收入	6.1.1.9	千元	
财政补助收入	6.1.2	千元	
其中:基本支出	6.1.2.1	千元	
项目支出	6.1.2.2	千元	
其中:基本建设资金	6.1.2.2.1	千元	
科教项目收入	6.1.3	千元	
其他收入	6.1.4	千元	
总收入中:城镇职工基本医疗保险	6.1.9.1	千元	
城镇居民基本医疗保险	6.1.9.2	千元	
新型农村合作医疗补偿收入	6.1.9.3	千元	
总费用/支出	6.2	千元	
医疗业务成本	6.2.1	千元	
其中:临床服务成本	6.2.1.1	千元	
医疗技术成本	6.2.1.2	千元	
医疗辅助成本	6.2.1.3	千元	
财政项目补助支出	6.2.2	千元	
科教项目支出	6.2.3	千元	
管理费用	6.2.4	千元	
其中:离退休费	6.2.4.1	千元	
其他支出	6.2.5	千元	
总费用中:人员经费	6.2.9.1	千元	
其中:基本工资	6.2.9.1.1	千元	
津贴补贴	6.2.9.1.2	千元	
奖金	6.2.9.1.3	千元	
绩效工资	6.2.9.1.4	千元	
卫生材料费	6.2.9.2	千元	

指标名称	序号	计量单位	数量
药品费	6.2.9.3	千元	
其中:基本药物支出	6.2.9.3.1	千元	
七、年末资产与负债	—	—	—
总资产	7.1	千元	
流动资产	7.1.1	千元	
非流动资产	7.1.2	千元	
其中:固定资产	7.1.2.1	千元	
在建工程	7.1.2.2	千元	
无形资产	7.1.2.3	千元	
负债与净资产	7.2	千元	
流动负债	7.2.1	千元	
非流动负债	7.2.2	千元	
净资产	7.2.3	千元	
其中:事业基金	7.2.3.1	千元	
专用基金	7.2.3.2	千元	
八、本年度医疗服务量	—	—	—
总诊疗人次数	8.1	人次	
其中:门诊人次数	8.1.1	人次	
急诊人次数	8.1.2	人次	
其中:死亡人数	8.1.2.1	人	
家庭卫生服务人次数	8.1.3	人次	
总诊疗人次中:预约诊疗人次数	8.1.9	人次	
观察室留观病例数	8.2	例	
其中:死亡人数	8.2.1	人	
健康检查人次数	8.3	人次	
入院人数	8.4	人	
出院人数	8.5	人	
其中:转往基层医疗卫生机构人数	8.5.1	人	
死亡人数	8.5.2	人	
住院病人手术人次数	8.6	人次	
门诊处方总数	8.7	张	
其中:使用抗生素处方数	8.7.1	张	
中医处方数	8.7.2	张	
肾透析人次数	8.8	人次	

续表

指标名称	序号	计量单位	数量
药物不良反应报告例数	8.9	例	
医疗纠纷例数	8.10.1	例	
其中:经司法途径解决	8.10.1.1	例	
经第三方调解解决	8.10.1.2	例	
卫生(计生)行政部门调解解决	8.10.1.3	例	
医疗纠纷赔付金额	8.10.2	元	
鉴定为医疗事故例数	8.10.3	例	
其中:一级甲等	8.10.3.1	例	
一级乙等	8.10.3.2	例	
二级	8.10.3.3	例	
三级	8.10.3.4	例	
医疗事故中:医方负完全责任	8.10.3.9.1	例	
医方负主要责任	8.10.3.9.2	例	
医疗事故赔付金额	8.10.4	元	
临床用血总量	8.11	U	
其中:全血量	8.11.1	U	
红细胞量	8.11.2	U	
血浆量	8.11.3	U	
血小板量	8.11.4	U	
九、基本公共卫生服务（限提供服务的单位填报）	—	—	—
年末服务(常住)人口数	9.1	人	
其中:0-6岁儿童数	9.1.1	人	
65岁及以上人口数	9.1.2	人	
年末居民健康档案累计建档人数	9.2	人	
其中:规范化电子建档人数	9.2.1	人	
年内接受健康教育人次数	9.3	人次	
年内0-6岁儿童预防接种人次数	9.4	人次	
年末0-6岁儿童健康管理人数	9.5	人	
年末孕产妇健康管理人数	9.6	人	
年末65岁以上老人健康管理人数	9.7	人	
年末高血压规范管理人数	9.8	人	
年末糖尿病规范管理人数	9.9	人	
年末重性精神病规范管理人数	9.10	人	
年内传染病和突发公共卫生事件报告例数	9.11	例	
卫生监督协管信息报告例数	9.12	例	

十、分科情况

1. 综合医院及专科医院等填报 　　　　　　　2. 中医医院、中西医结合医院、民族医医院填报

序号	科室名称	实有床位	门急诊人次	出院人数	序号	科室名称	实有床位	门急诊人次	出院人数
01	预防保健科				01	内科			
02	全科医疗科				02	外科			
03	内科				03	妇产科			
04	外科				04	儿科			
05	妇产科				05	皮肤科			
06	妇女保健科				06	眼科			
07	儿科				07	耳鼻咽喉科			
08	小儿外科				08	口腔科			
09	儿童保健科				09	肿瘤科			
10	眼科				10	骨伤科			
11	耳鼻咽喉科				11	肛肠科			
12	口腔科				12	老年病科			
13	皮肤科				13	针灸科			
14	医疗美容科				14	推拿科			
15	精神科				15	康复医学			
16	传染科				16	急诊科			
17	结核病科				17	预防保健科			
18	地方病科				18	其他中医科			
19	肿瘤科				19	维吾尔医学科			
20	急诊医学科				20	藏医学科			
21	康复医学科				21	蒙医学科			
22	运动医学科				22	彝医学科			
23	职业病科				23	傣医学科			
24	临终关怀科				24	其他民族医学科			
25	疼痛科				25	中西医结合科			
26	重症医学科								
27	中医科								
28	维吾尔医学科								
29	藏医学科								
30	蒙医学科								
31	彝医学科								
32	傣医学科								
33	其他民族医学科								
34	中西医结合科								
35	其他								

十一、中医特色指标（限中医医院、中西医结合医院、民族医医院填报）

指标名称	序号	计量单位	数量
年内中医治未病服务人次数	11.1	人次	
年末开展中医医疗技术总数	11.2	个	
年末中药制剂室面积	11.3	平方米	
年末中药制剂品种数	11.4	种	
年末 5000 元以上中医诊疗设备台数	11.5	台	
其中:电针治疗设备台数	11.5.1	台	
中药熏洗设备台数	11.5.2	台	
中医电疗设备台数	11.5.3	台	
中医磁疗设备台数	11.5.4	台	
中医康复训练设备台数	11.5.5	台	
煎药机台(套)数	11.5.6	台(套)	

单位负责人：＿＿统计负责人：＿＿填表人：＿＿联系电话：＿＿报出日期：＿＿年＿月＿日

填表说明：

1. 本表由医院、妇幼保健院(所、站)、专科疾病防治院(所、站)、疗养院、护理院(站)、临床检验中心填报。

2. 本表为年报,报送时间为次年 1 月 20 日前。通过国家卫生统计网络直报系统报送。

附录 2　医疗服务月报表

表　　号:卫计统 1-8 表

制表机关:国家卫生计生委

批准机关:国家统计局

批准文号:国统制[　]号

有效期至:

组织机构代码 □□□□□□□□-□

机构名称:　　　　　　　____ 年____ 月

指标名称	序号	计量单位	数量
一、月末人员及床位数	一		一
卫生技术人员	1.1	人	
其中:执业(助理)医师	1.1.1	人	
其中:全科医生	1.1.1.1	人	
其中:注册为全科医学专业的人数	1.1.1.1.1	人	
取得全科医生培训合格证的人数	1.1.1.1.2	人	
注册护士	1.1.2	人	
实有床位	1.2	张	
实际开放总床日数	1.3.1	日	
实际占用总床日数	1.3.2	日	
出院者占用总床日数	1.3.3	日	
二、本月收入与支出	一	一	一
医疗收入	2.1	千元	
门诊收入	2.1.1	千元	
其中:药品收入	2.1.1.1	千元	
住院收入	2.1.2	千元	
其中:药品收入	2.1.2.1	千元	
门诊和住院药品收入中:基本药物收入	2.1.3	千元	
中药收入	2.1.4	千元	
医疗支出(医疗业务成本)	2.2	千元	
其中:药品支出(药品费)	2.2.1	千元	
其中:中药支出	2.2.1.1	千元	
公共卫生支出(限基层医疗卫生机构填报)	2.3	千元	
三、本月医疗卫生服务量	一	一	一
总诊疗人次数	3.1	人次	

续表

指标名称	序号	计量单位	数量
其中:门诊和急诊人次数	3.1.1	人次	
其中:预约诊疗人次数	3.1.1.1	人次	
出院人数	3.2	人	
死亡人数	3.3	人	
四、卫生局指定机构代报以下项目（本月数）	—	—	—
代报诊所(医务室)诊疗人次数	4.1	人次	
代报村卫生室诊疗人次	4.2	人次	
代报社区卫生服务站诊疗人次	4.3	人次	
代报 3 类机构个数	4.4	个	
五、公立医院填报以下项目	—	—	—
是否公立医院改革试点医院(Y 是 N 否)	5.1	—	
药品加成情况(1 取消基本药物加成,2 取消全部药品加成,3 实行药品加成)	5.2	—	
是否建立理事会等法人治理结构(Y 是 N 否)	5.3	—	
是否实行同级医疗机构检查互认(Y 是 N 否)	5.4	—	
是否实行总会计师制度(Y 是 N 否)	5.5	—	
是否实行成本核算与控制(Y 是 N 否)	5.6	—	
是否投保医疗责任险(Y 是 N 否)	5.7	—	
是否建立规范化电子病历(Y 是 N 否)	5.8	—	
提供优质护理服务病房覆盖率	5.9	%	
开展临床路径管理的病种个数	5.10	个	
本月按临床路径管理的出院人数	5.10.1	个	
开展按病种付费的病种个数	5.11	个	

单位负责人:＿＿＿统计负责人:＿＿＿＿填表人:＿＿＿＿联系电话:＿＿＿报出日期:20＿年＿月＿日

填表说明:1. 本表第一项至三项要求医院、乡镇和街道卫生院、社区卫生服务中心(含分支机构)、妇幼保健和专科疾病防治机构、门诊部填报。分支机构不填报本表,其数字计入所属上级单位中。

2. 本表为月报(填本月数,12 月不报),填报单位于次月 20 日前通过国家卫生统计直报系统报送。

附录3　卫生人力基本信息调查表

表　　号:卫计统 2-1 表
制表机关:国家卫生计生委
批准机关:国家统计局
批准文号:国统制〔 〕号
有效期至:

组织机构代码 □□□□□□□□-□
机构名称(签章):

1.1 姓名_____

1.2 身份证件种类(1 身份证　2 军官证　3 港澳台居民通行证　4 护照)□

1.3 身份证件号码□□□□□□□□□□□□□□□□□□

1.4 出生日期□□□□年□□月□□日

1.5 性别代码(1 男,2 女)□

1.6 民族_____,代码□□

1.7 参加工作日期□□□□年□□月

1.8 办公室电话号码□□□□□□□□

1.9 手机号码(单位负责人及应急救治专家填写)□□□□□□□□□□□

2.0 所在科室_____,代码□□□□□□

2.1 科室实际名称_____

2.2 从事专业类别代码□□

　　11 执业医师　12 执业助理医师　13 见习医师　21 注册护士　22 助产士　31 西药师(士)

　　32 中药师(士)　41 检验技师(士)　42 影像技师(士)　50 卫生监督员　69 其他卫生技术人员

　　70 其他技术人员　80 管理人员　90 工勤技能人员

2.3 医师/卫生监督员执业证书编码□□□□□□□□□□□□□□□

2.4 医师执业类别代码(1 临床　2 口腔　3 公共卫生　4 中医)□

2.5 医师执业范围代码(可多选)　①□□,②□□,③□□

2.6 是否多地点执业医师(Y 是　N 否)　□

　　第 2 执业单位类别代码(1 医院　2 乡镇卫生院　3 社区卫生服务中心/站　9 其他医疗机构)□

　　第 3 执业单位类别代码(1 医院　2 乡镇卫生院　3 社区卫生服务中心/站　9 其他医疗机构)□

2.7 行政/业务管理职务代码(1 党委(副)书记　2 院(所、站)长　3 副院(所、站)长　4 科室主任

　　5 科室副主任)□

2.8 专业技术资格(评)名称_____,代码□□□

2.9 专业技术职务(聘)代码(1 正高　2 副高　3 中级　4 师级/助理　5 士级　9 待聘)□

3.0 学历代码(1 研究生　2 大学本科　3 大专　4 中专及中技　5 技校　6 高中　7 初中及以

　　下)□

3.1 学位代码(1 名誉博士　2 博士　3 硕士　4 学士)□

3.2 所学专业名称＿＿＿＿＿＿＿＿＿，代码□□□□

3.3 专科特长(仅要求医院主任、副主任医师填写):①＿＿＿＿，②＿＿＿＿，③＿＿＿＿

3.4 年内人员流动情况□□

　　调入:11 高中等院校毕业生　12 其他卫生机构调入　13 非卫生机构调入　14 军转人员
　　　　19 其他

　　调出:21 调往其他卫生机构　22 考取研究生　23 出国留学　24 退休　25 辞职(辞退)
　　　　26 自然减员　29 其他

3.5 调入/调出时间□□□□年□□月

3.6 编制情况(1 编制内　2 合同制　3 临聘人员　4 返聘)□

3.7 全科医生取得培训合格证书情况(限参加培训人员填写)□

　　1 住院医师规范化培训合格证(全科医生)　　　　2 全科医生转岗培训合格证

　　3 全科医生骨干培训合格证　　　　　　　　　　4 全科医生岗位培训合格证

3.8 是否由乡镇卫生院或社区卫生服务机构派驻村卫生室工作□

单位负责人:＿＿＿统计负责人:＿＿＿填表人:＿＿＿联系电话＿＿＿报出日期:＿＿＿年＿＿＿月＿＿＿日

填表说明:1. 本表要求各级各类医疗卫生机构在岗职工(村卫生室人员除外)填报。

　　　　2. 民族、所在科室、专业技术资格、所学专业只要求录入代码,名称仅供审核用。请核
　　　　　实由身份证产生的出生日期和性别代码。

　　　　3. 本表为实时报告。要求医疗卫生机构在人员调入(出)本单位 1 个月内上报增减人
　　　　　员信息,每年 7—9 月更新所有在岗职工变动信息。除卫生监督员通过国家卫生监
　　　　　督信息系统报送外,其他人员通过国家卫生统计网络直报系统报送。

附录4 医用设备调查表

表　　号:卫计统3表
制表机关:国家卫生计生委
批准机关:国家统计局
批准文号:国统制[ ]号
有效期至:

组织机构代码 □□□□□□□□-□

机构名称(签章):

---

1. 设备代号□□

2. 同批购进相同型号设备台数□□□

3. 设备名称＿＿＿＿＿＿＿＿＿＿＿

4. 产地(1 进口　2 国产/合资)　□

5. 生产厂家＿＿＿＿＿＿＿＿＿＿＿

6. 设备型号＿＿＿＿＿＿＿＿＿＿＿

7. 购买日期:□□□□年□□月

8. 购进时新旧情况(1 新设备　2 二手设备)□

9. 购买单价(千元,人民币)□□□□□

10. 理论设计寿命(年)□□

11. 使用情况(1 启用　2 未启用　3 报废)□

12. 急救车是否配备车载卫星定位系统(GPS)(Y 是 N 否)□

单位负责人:＿＿统计负责人:＿＿填表人:＿＿联系电话＿＿＿报出日期:＿＿年＿月＿日

填表说明:1. 本表由医院、妇幼保健院、专科疾病防治院、乡镇(街道)卫生院、社区卫生服务中心和急救中心(站)填报。

　　　　　2. 本表为实时报告,要求医疗机构在购进、调出或报废设备1个月内上报。通过国家卫生统计网络直报系统报送。

附录5　住院病案首页

___年___季　　　　　表　　　号:卫计统 4-1 表

制表机关:国家卫生计生委

批准机关:国家统计局

批准文号:国统制[ ]号

有效期至:

医疗机构_____(组织机构代码:_____)

医疗付费方式:□

健康卡号:　　　　　　　第　次住院　　　　　病案号:

姓名_____性别□1. 男 2. 女　出生日期_____年___月___日　年龄____国籍___

(年龄不足 1 周岁的)年龄____月　　新生儿出生体重____克　　新生儿入院体重____克

出生地_____省(区、市)_____市____县　籍贯_____省(区、市)___市　民族___

身份证号_____　职业_____

婚姻□1. 未婚 2. 已婚 3. 丧偶 4. 离婚 9. 其他

现住址_____省(区、市)___市____县_____电话_____邮编_____

户口地址_____省(区、市)___市____县_____邮编_____

工作单位及地址_____单位电话_____邮编_____

联系人姓名_____关系_____地址_____电话_____

入院途径□1. 急诊　2. 门诊　3. 其他医疗机构转入　9. 其他

入院时间_____年___月___日___时　入院科别_____病房_____转科科别_____

出院时间_____年___月___日___时　出院科别_____病房_____实际住院_____天

门(急)诊诊断_____疾病编码_____

出院诊断	疾病编码	入院病情	出院诊断	疾病编码	入院病情
主要诊断:			其他诊断:		
其他诊断:					

续表

入院病情:1. 有,2. 临床未确定,3. 情况不明,4. 无		

损伤、中毒的外部原因＿＿＿＿＿＿＿＿＿＿＿＿＿＿＿＿＿＿　疾病编码＿＿＿＿＿

病理诊断:＿＿＿＿＿＿＿＿＿＿＿＿＿＿＿＿＿＿＿＿　疾病编码＿＿＿＿＿

＿＿＿＿＿＿＿＿＿＿＿＿＿＿＿＿＿＿＿＿＿＿＿＿　病理号＿＿＿＿＿

药物过敏□1. 无 2. 有,过敏药物:＿＿＿＿＿＿＿＿＿＿＿　死亡患者尸检□1. 是　2. 否

血型□1. A　2. B　3. O　4. AB　5. 不详　6. 未查　Rh□　1. 阴 2. 阳 3. 不详 4. 未查

科主任＿＿＿＿＿　主任(副主任)医师＿＿＿＿＿　主治医师＿＿＿＿＿　住院医师＿＿＿＿＿

责任护士＿＿＿＿＿　进修医师＿＿＿＿＿　实习医师＿＿＿＿＿　编码员＿＿＿＿＿

病案质量□1. 甲　2. 乙　3. 丙　质控医师＿＿＿＿＿　质控护士＿＿＿＿＿

质控日期＿＿＿年＿＿月＿日

手术及操作编码	手术及操作日期	手术级别	手术及操作名称	手术及操作医师			切口愈合等级	麻醉方式	麻醉医师
				术者	Ⅰ助	Ⅱ助			
							/		
							/		
							/		
							/		
							/		
							/		
							/		
							/		
							/		
							/		

离院方式□1. 医嘱离院　2. 医嘱转院,拟接收医疗机构名称:＿＿＿＿＿＿＿＿＿

3. 医嘱转社区卫生服务机构/乡镇卫生院,拟接收医疗机构名称:＿＿＿＿＿＿＿

4. 非医嘱离院 5. 死亡 9. 其他

是否有出院 31 天内再住院计划□1. 无　2. 有,目的:＿＿＿＿＿＿＿＿＿

颅脑损伤患者昏迷时间:入院前＿＿＿天＿＿＿小时＿＿＿分钟　入院后＿＿＿天＿＿＿小时＿＿＿分钟

住院费用(元):总费用_____ (自付金额:_____)

1. 综合医疗服务类:(1)一般医疗服务费:____ (2)一般治疗操作费:____ (3)护理费:____

(4)其他费用:____

2. 诊断类:(5)病理诊断费:_____ (6)实验室诊断费:_____ (7)影像学诊断费:_____

(8)临床诊断项目费:_____

3. 治疗类:(9)非手术治疗项目费:_____ (临床物理治疗费:_____)

(10)手术治疗费:_____ (麻醉费:_____ 手术费:_____)

4. 康复类:(11)康复费:_____

5. 中医类:(12)中医治疗费:_____

6. 西药类:(13)西药费:_____ (抗菌药物费用:____)

7. 中药类:(14)中成药费:_____ (15)中草药费:_____

8. 血液和血液制品类:(16)血费:_____ (17)白蛋白类制品费:_____ (18)球蛋白类制品

费:_____ (19)凝血因子类制品费:_____ (20)细胞因子类制品费:_____

9. 耗材类:(21)检查用一次性医用材料费:_____

(22)治疗用一次性医用材料费:_____ (23)手术用一次性医用材料费:_____

10. 其他类:(24)其他费:_____

单位负责人:____ 统计负责人:____ 填表人:____ 联系电话:____ 报出日期:____年__月__日

填表说明:

1. 本表要求二级以上(含500张床位以上的未定级)综合医院及专科医院填报出院病人个案数据。

2. 本表为季报,季后1个月内报送本季度数据。通过国家卫生统计网络直报系统报送。

附录6　高血压患者随访服务记录表

姓名：＿＿＿＿　　　　　　　　　　　　　　　　编号□□□－□□□□□

随访日期		年 月 日	年 月 日	年 月 日	年 月 日
随访方式		1门诊2家庭3电话□	1门诊2家庭3电话□	1门诊2家庭3电话□	1门诊2家庭3电话□
症状	1无症状 2头痛头晕 3恶心呕吐 4眼花耳鸣 5呼吸困难 6心悸胸闷 7鼻衄出血不止 8四肢发麻 9下肢水肿	□/□/□/□/□/□ 其他：	□/□/□/□/□/□ 其他：	□/□/□/□/□/□ 其他：	□/□/□/□/□/□ 其他：
体征	血压(mmHg)				
	体重(kg)	/	/	/	/
	体质指数	/	/	/	/
	心 率				
	其 他				
生活方式指导	日吸烟量(支)	/	/	/	/
	日饮酒量(两)	/	/	/	/
	运 动	次/周　分钟/次 次/周　分钟/次	次/周　分钟/次 次/周　分钟/次	次/周　分钟/次 次/周　分钟/次	次/周　分钟/次 次/周　分钟/次
	摄盐情况(咸淡)	轻/中/重　/轻/中/重	轻/中/重　/轻/中/重	轻/中/重　/轻/中/重	轻/中/重　/轻/中/重
	心理调整	1良好2一般3差□	1良好2一般3差□	1良好2一般3差□	1良好2一般3差□
	遵医行为	1良好2一般3差□	1良好2一般3差□	1良好2一般3差□	1良好2一般3差□
辅助检查*					
服药依从性		1规律2间断 3不服药□	1规律2间断 3不服药□	1规律2间断 3不服药□	1规律2间断 3不服药□
药物不良反应		1无2有＿＿＿＿□	1无2有＿＿＿＿□	1无2有＿＿＿＿□	1无2有＿＿＿＿□
此次随访分类		1控制满意 2控制不满意 3不良反应 4并发症□	1控制满意 2控制不满意 3不良反应 4并发症□	1控制满意 2控制不满意 3不良反应 4并发症□	1控制满意 2控制不满意 3不良反应 4并发症□

续表

用药情况	药物名称1												
	用法用量	每日	次	每次	mg	每日	次	每次	mg	每日	次	每次	mg
	药物名称2												
	用法用量	每日	次	每次	mg	每日	次	每次	mg	每日	次	每次	mg
	药物名称3												
	用法用量	每日	次	每次	mg	每日	次	每次	mg	每日	次	每次	mg
	其他药物												
	用法用量	每日	次	每次	mg	每日	次	每次	mg	每日	次	每次	mg
转诊	原因												
	机构及科别												
下次随访日期													
随访医生签名													

附录7 产后访视记录表

姓名：   编号□□□-□□□□□

随访日期	年　　月　　日
体温	℃
一般健康情况	
一般心理状况	
血压	/　　　　　mmHg
乳房	1未见异常　2异常＿＿＿＿＿＿＿＿＿＿　□
恶露	1未见异常　2异常＿＿＿＿＿＿＿＿＿＿　□
子宫	1未见异常　2异常＿＿＿＿＿＿＿＿＿＿　□
伤口	1未见异常　2异常＿＿＿＿＿＿＿＿＿＿　□
其他	
分类	1未见异常　2异常＿＿＿＿＿＿＿＿＿＿　□
指导	1个人卫生 2心理 3营养 4母乳喂养 5新生儿护理与喂养 6其他＿＿＿＿＿＿＿＿＿＿　□/□/□/□/□
转　诊	1无　2有　□ 原因：＿＿＿＿＿＿＿＿＿＿ 机构及科室：＿＿＿＿＿＿＿＿＿＿
下次随访日期	
随访医生签名	

参考文献

1. 方积乾. 卫生统计学[M]. 7版. 北京:人民卫生出版社,2012.

2. 张丹,吴清平. 医院统计基础与应用[M]. 武汉:武汉大学出版社,2008.

3. 徐天和,苏颀龄. 中国医学统计百科全书统计管理与健康统计分册[M]. 北京:人民卫生出版社,2004.

4. 杨瑞璋,胡克震. 卫生管理统计学[M]. 哈尔滨:中国医院管理杂志社,1988.

5. 阮桂海,蔡建琼,等. 统计分析应用教程[M]. 北京:清华大学出版社,2003.

6. 郭子恒. 医院管理学[M]. 第三版. 北京:人民卫生出版社,1992.

7. 蔡辉. 卫生资源利用综合效益及其评价方法[M]. 上海:上海医科大学出版社,1999:66-90.

8. 田凤调. 秩和比法及其应用[M]. 北京:中国统计出版社,1993.

9. 蔡辉. 卫生资源利用综合效益及其评价方法[M]. 上海:上海医科大学出版社,1999.

10. 倪宗瓒. 医学统计学[M]. 北京:人民卫生出版社,1990.

11. 熊巨全,董军. 医院管理与医学统计[M]. 北京:人民军医出版社,2001.

12. 闵卫东. 医院统计与病案管理[M]. 合肥:安徽医学院卫生管理系,1986.

13. 周炜彤. 实用医院统计[M]. 广州:花城出版社,1996.

14. 中华人民共和国卫生部. 综合医院分级管理标准(试行草案). 1989年.

15. 中华人民共和国卫生部. 三级综合医院评审标准实施细则(2011年版).

16. 中华人民共和国卫生部. 全国卫生资源与医疗服务调查制度. 2012.

17. 广东省卫生厅政务服务中心. 广东省医疗机构统计报表制度(2012年版).

18. 董景五,译. 疾病和有关健康问题的国际统计分类(第十次修订本)(ICD-10)[M]. 第二版. 北京:人民卫生出版社,2008.

19. 刘爱民. 病案信息学[M]. 北京:人民卫生出版社,2009.

20. 江捍平,赵卉生. 手术与操作分级指南[M]. 广州:广东科技出版社,2006.

21. 李占风,洪传海. 经济预测与决策[M]. 武汉:湖北人民出版社,1997.

22. 易丹辉. 统计预测-方法与应用[M]. 北京:中国统计出版社,2001.

23. BoxGEP, Jenkins GM. 顾岚译. 时间序列分析:预测与控制[M]. 第3版. 北京:中国统计出版社,1997.

24. 邓聚龙. 灰色预测与决策[M]. 武汉:华中理工大学出版社,1986.

25. 刘思峰,等. 灰色系统理论及其应用[M]. 第三版. 北京:科学出版社,2004.

26. 傅华. 社区预防与保健[M]. 北京:人民卫生出版社,2001.

27. 石川馨. 质量管理入门[M]. 刘灯宝,译. 北京:机械工业出版社,1979.

28. 张凤荣. 质量管理与控制[M]. 北京:机械工业出版社,2011.

29. 武汉钢铁公司教育委员会编. 质量管理的七种方法[M]. 北京:科学出版社,1990.

30. Chow SC, Liu JP. Design and analysis of clinical trial: Concepts and methodologies[M]. 2nd ed. Hoboken: John Wiley & Sons, 2004.

31. Pocock SJ. Clinical Trials[M]. Chichester:John Wiley & Sons, 1983.

32. 李俊民. 精通 SQL—结构化查询语言详解[M]. 北京:人民邮电出版社,2008.

33. 卫生部医管司. HQMS 数据对接接口校验规则(2013).

34. 梁跃武. 全增量因素分析法在医院统计中的应用[J]. 中国医院统计,1998,5(3):131-133.

35. 郭代红,张志萍,刘屏. 5 种常用抗感染药预防手术感染的成本效果分析[J]. 中国药学杂志,2000,35(7):485-486.

36. 邢文荣,邵元福,陈盛新,等. 两种非甾体抗炎药物方案治疗类风湿关节炎的成本—效用分析[J]. 中国卫生事业管理,2002,18(4):205-206.

37. 曹丽琴. 大型医疗设备成本效益分析[J]. 行政事业资产与财务,2012,(8):54-55.

38. 王园,吴建龙,吴清平. 住院病人抗感染药物应用的统计分析[J]. 中国医院统计,2001;8(2):88-90.

39. 洪嘉铭. 科室病床利用情况分析图的制作和使用[J]. 医学信息,2000,13(8):441.

40. 田凤调. 秩和比法在医院统计中的应用[J]. 中国医院统计,1994;1(1).41-46.

41. 唐军,徐天和,祁爱琴,等. 卫生综合评价研究现状[J]. 中国医院统计,2000,7(3):166-167.

42. 吴清平,张璐,滕国召,等. 医院内各病区医疗质量横向分析比较探讨[J]. 中华医院管理杂志,1999,15(2):78-79.

43. 吴清平,张丹,阎德文. 住院部各科室医疗质量月报表评价子系统研究[J]. 中国医院统计,2000,7(2):75-78.

44. 肖建德,吴清平,孙安琼,等. 住院科室医疗质量环节评价子系统研究[J]. 中国医院管理,2001,21(5):27-28.

45. 吴清平,张丹,肖建德. 住院科室医疗工作质量综合月评价研究[J]. 中国医院统计,2001,8(4):195-198.

46. 吴清平. 临床科室工作量评价方法及其应用[J]. 中国医院管理,2003,23(6):19-20.

47. 吴清平. 临床科室风险系数的确定方法及其应用[J]. 中国医院统计,2005,12(4):19-20.

48. 吴清平. 临床科室工作量目标值的合理制定与应用[J]. 中国医院统计,2007,14(3):203-205.

49. 吴清平. 医院目标管理与绩效评价[J]. 中国卫生经济,2008,84(8):84-86.

50. 吴清平,严吉祥,郭志武,等. 医院主要临床工作量同一化计算方法的探讨[J]. 中国医院统计,2010,17(4):339-341.

51. 吴清平,郭志武,张乃新,等. 在编与临聘人员对医院主要临床工作量贡献比的估算[J]. 中国医院统计,2010,17(3):193-195.

52. 李杨,孙玉安,宣世英,等. 临床科室医疗质量管理模式研究[J]. 中国医院管理,2001,21(7):28-30.

53. 张鹭鹭. 医疗质量评价的发展[J]. 中国医院管理,1997,17(11):38-39.

54. 马谢民. 医疗服务质量基本慨念及观念更新[J]. 中华医院管理杂志,1996,12(9):559.

55. 马骏. 医院质量体系认证与跨世纪医院质量工程的设想[J]. 中国医院管理,1997,17(6):19-21.

56. 张罗漫,黄丽娟,贺佳等. 综合评价中指标值标准化方法的探讨[J]. 中国卫生统计,1995,12(1):1-4.

57. 罗明奎,蔡昌启,雷玉杰等. 等级资料 Ridit 方法及正确应用[J]. 中国卫生统计,2003,20(4):252-254.

58. Dornan TL, Heller SR, Peck GM, et al. Double-blind evaluation of efficacy and tolerability of Metformin in NIDDM[J]. Diabet. Care, 1991, 14: 342-344.

59. Chan JC, Tomlinson B, Critchley JA, et al. Metabolic and hemodynamic effects of Metformin and Glibenclamide in normotensive NIDDM patients[J]. Diabet. Care, 1993, 16:1035-1038.

60. 彭红波,蔡宏伟,韩晟等. 医院数据存储及容灾系统建设及经验[J]. 医疗卫生装备 2011,32(4):40-48.

61. 文笃石. 数据集市技术浅析[J]. 西安邮电学院学报,2009,19(5):90-92.

62. 李艳,杨永健,李树秋. 基于数据集市的电信经营分析系统模型[J]. 山东大学学报:理学版,2007,42(11):62-65.

63. 刘志敏,董军,曹秀堂. 数据集市—医院数据仓库应用中的选择[J]. 医疗卫生装备,2005,26(8):38-39.

64. 沈澐. 水晶报表在 B/S 模式设备管理系统中的应用[J]. 黑龙江科技信息,2008,(34):86-86.

65. 朱岁松. ODBC 在医院统计中的应用[J]. 中国医院统计,2007,14(3):285-287.

66. 朱岁松. 如何利用 Microsoft Query 查询数据库表结构[J]. 数理医药学杂志,2007,20(6):845-847.

67. 朱岁松. 病案数据库的网络备份[J]. 中国病案,2010,11(9):57-59.

68. 朱岁松. 医院数据集市的规划与设计[J]. 中国医院统计,2011,18(1):81-83.

69. 朱岁松. 基于 Bayes 判别方法的医院财务风险分析[J]. 中国卫生经济,2011,30(12):75-76.

70. 朱岁松. 基于效益与疗效二个维度的最佳住院日研究[J]. 中国病案,2012,13(9):53-54.

71. http://zh. wikipedia. org/wiki/Wikipedia.

72. http://www-01. ibm. com/software/cn/websphere/.

73. http://www-01. ibm. com/software/analytics/cognos/.

74. http://www. oracle. com/us/solutions/business-analytics/business-intelligence/enterprise-edition/overview/index. html.

75. http://www. oracle. com/technetwork/middleware/essbase/overview/index. html.

76. http://www. sap. com/index. epx.

77. http://www. microsoft. com/china/sql/2008/.

78. http://www. sas. com/technologies/bi/entbiserver/index. html.

79. 奉国和,陈秋晓. 基于 J2EE 和 SAS 的医院数据挖掘支持系统[J]. 广东药学院学报,2006,22(6):683-686.

80. 杨力. 构建数据仓库对军队医院的重要性. 医学信息,2006,19(5):787.

81. 曹秀堂,刘丽华,高筠. 医院综合统计信息服务系统技术方案设计. 中国医院,2007,11(12):5-7.

82. 曹秀堂,代伟,郝璐. 医院信息利用系统中的数据转储方法探讨[J]. 中国医院,2007,11(12):13-14.

83. 杨凤娟. 基于数据仓库技术的医疗质量数据模型设计[J]. 情报探索,

2008，(10):72-74.

84. 曹秀堂,郝璐,刘丽华. ODS 统计信息资源库的功能与应用[J]. 中国医院, 2008,12(12):12-14.

85. 曹秀堂,刘建超,刘丽华. HIS 统计信息集成与管理决策支持系统中电子台账的应用[J]. 中国医院, 2008,12(12):18-20.

86. 刘丽华,曹秀堂,胡凯等. 基本信息仪表盘的 DSS 展现设计[J]. 中国医院, 2009，13(10):5-8.

87. 冯丹,曹秀堂,刘丽华. 医师绩效管理 KPI 设计与实现[J]. 中国医院, 2009，13(10):16-19.

88. 郑万松,黄志中,杜战伟等. 基于 HIS 的医院管理决策支持系统设计研究 [J]. 医疗卫生装备,2009，30(9):53-54.

89. 何彩升,彭望清,章向宏. 基于数据仓库技术的医院管理决策支持系统的研究[J]. 现代医院, 2010，10(2):1-4.

90. 唐晓东,李顺飞,罗娟. 决策支持系统在医院应用中存在的问题分析[J]. 解放军医院管理杂志，2011，18(6):533-534